江苏如皋
常见中草药
图　　鉴

2023年
江苏省中医药文化项目

JIANGSU

RUGAO
CHANGJIAN ZHONGCAOYAO
TUJIAN

主编

贾 运 张 瑜 贲彩红

海峡出版发行集团 | 福建科学技术出版社
THE STRAITS PUBLISHING & DISTRIBUTING GROUP | FUJIAN SCIENCE & TECHNOLOGY PUBLISHING HOUSE

图书在版编目（CIP）数据

江苏如皋常见中草药图鉴 / 贾运, 张瑜, 贲彩红主编. -- 福州 : 福建科学技术出版社, 2024.12.
ISBN 978-7-5335-7408-6

Ⅰ. R282-64

中国国家版本馆CIP数据核字第20246EP443号

审图号：GS（2019）3333号

出版人　郭　武
责任编辑　沈贤娟　陈冬磊
装帧设计　刘　丽
责任校对　林锦春

江苏如皋常见中草药图鉴

主　　编　贾　运　张　瑜　贲彩红
出版发行　福建科学技术出版社
社　　址　福州市东水路76号（邮编350001）
网　　址　www.fjstp.com
经　　销　福建新华发行（集团）有限责任公司
印　　刷　福州德安彩色印刷有限公司
开　　本　787毫米×1092毫米　1/16
印　　张　20
字　　数　335千字
版　　次　2024年12月第1版
印　　次　2024年12月第1次印刷
书　　号　ISBN 978-7-5335-7408-6
定　　价　168.00元

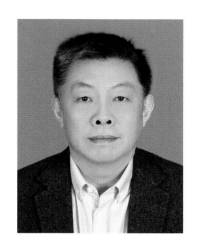

贾 运

　　如皋市中医院党委书记，南通市人大代表，如皋市政协委员。兼任世界中医药学会联合会医疗机构管理专业委员会第一届理事会理事、江苏省中医药学会第十二届理事会理事、南通市中医药学会第十一届理事会副会长、南通市医院协会理事会理事等。从事医院管理工作20余年，在县级公立中医医院综合改革、中医医院高质量发展、中医药文化建设等方面具有丰富的理论和实践经验，参研科研课题多项，参与第四次全国（如皋地区）中药资源普查。

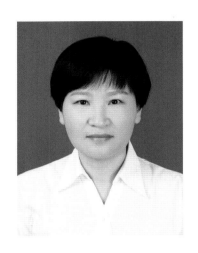

张 瑜

　　南京中医药大学药学院副教授，中国民族医药学会健康产业分会常务理事，中国民族医药学会科普分会理事，中国未来研究会中医药一体化发展分会专家委员会常务委员，中国资源学会天然药物资源专业委员会会员，江苏省药膳研究会副秘书长，《湖南农业大学学报》评审专家。长期从事药用植物学和中药资源学的教学研究与实践，参加第四次全国中药资源普查，完成江苏无锡（宜兴）、泰州（兴化）、南通（如皋、海安、崇川、港闸）的中药资源调查工作。参与国家自然科学基金或部省级、厅局级等多项课题的研究工作，参编《中华医学百科全书·药用植物学》《中国中药资源大典（江苏卷）》《中国中药材种子原色图典》《中药大辞典》《江苏中药志》《宜兴中草药》《名贵中药谱》等。

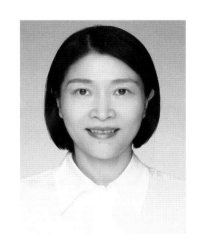

贲彩红

　　如皋市中医院药剂科主任，主任中药师，全国中药特色技术传承人才。兼任中华中医药学会药膳分会委员，江苏省中医药学会中药饮片研究专业委员会常务委员，江苏省中医医院中药药事质控中心委员会委员，江苏省药师协会中药师分会委员，江苏省中西医结合学会医院制剂专业委员会委员，南通市药学会第十届理事会理事、中药专业委员会副主任委员，南通市药事协会理事会理事、中药师专业委员会副主任委员，南通市抗癌药物专业委员会常务委员，南通市医学会临床药学分会常务委员等。先后从事医院制剂、中药调剂、药事管理等工作，参与第四次全国（如皋地区）中药资源普查。参与科研课题多项，发表专业论文 10 余篇。参编《医疗机构中成药品种遴选与临床应用评价指标体系构建江苏专家共识》。

编委会

主　审

陈建伟　谈献和

主　编

贾　运　张　瑜　贲彩红

副主编

吕　军　严　辉　李小飞　李小荣

编　委
（按姓氏音序排列）

陈　菲　陈佩东　蒋红霞　吕　艳　冒有平　苏　园
王金泉　王圣泉　吴宏匀　吴丽萍　尹利民　于　毅
袁嘉嘉　宗晓磊　邹立思

序

PREFACE

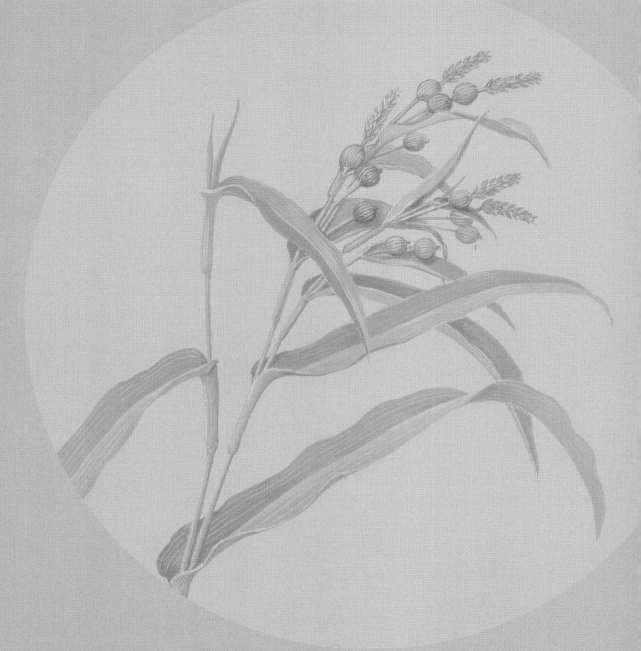

中医药学是迄今公认得到传承和发展且拥有完整理论体系的世界三大传统医学之一，2014 年被列入世界卫生组织（WHO）发展战略。2016 年，国务院印发《中医药发展战略规划纲要（2016—2030 年）》，把中医药发展上升为国家战略。为了保障人民群众日益增长的健康需求，2019 年国务院印发了《国务院关于实施健康中国行动的意见》，明确提出实施合理膳食等 15 个专项行动。中医药具有天然的健康养生属性，不仅在治疗方面独具优势，更在预防和"治未病"方面具有突出效果。

如皋是长江三角洲最早见诸史册的古邑，自东晋义熙七年（411）建县以来已有 1600 多年的历史。境内历史文化遗迹众多，现存如皋古迎春桥东北塊的"药王庙"遗迹，据《如皋县志》记载，"药王庙，唐代建，祀黄农岐扁，为民养和癞疗"。崇尚道德、文化、自然、医药、卫生是如皋 145 万人民千年以来的养性修身之道，2011 年如皋百岁以上的长寿老人总数居全国之首，被国际自然医学会评为全球第六个"世界长寿乡"。

如皋滨江临海，地势低平，土壤肥沃，属北亚热带湿润性气候区，光、热、水源条件优越，物产丰富。据嘉庆十三年（1808）《如皋县志》卷六记载，如皋各类物产共计 619 种，其中具药用价值的物产 340 种，约占总物产的 54.93%，粗略划分为谷、枲（麻）、蔬、薯、蓏、果、木、竹、花、卉、蔓、草、毛、羽、鳞、介、虫、药、酒、货等 20 类。其中，中药计 117 种（含动物类 28 种），半夏、瓜蒌、莱菔子、薏苡仁、浮小麦、谷芽、麦芽、陈曲、薄荷、僵蚕、龟甲、鳖甲、蟾酥、猬皮等颇具地域特色；食药兼用的谷、蔬、薯、蓏、果计 101 种，萝卜、银杏、冬瓜、南瓜、山药、香芋、胡桃、枣、莲、菱、荸荠等为如皋餐桌喜食的健康养生之物，尤以萝卜为胜，俗语"秋吃萝卜胜良药""萝卜条咯嘣脆，吃了能活百来岁"道出了如皋萝卜与长寿健康的关系。

中药资源是中医药事业传承和发展的物质基础，是关系国计民生的战略性资源。第四次全国中药资源普查于 2011 年正式启动，迄今基本摸清了包括如皋在内的全国 2702 个县域的中药资源家底。2018 年，以南京中医药大学张瑜副教授为队长的如皋中药资源普查工作队在如皋市中医院的密切配合和指导下，历时两年，足迹遍及如皋乡村、园区，采集、制作了药用植物腊叶标本、药材标本，记录了民间应用的相关资源信息，拍摄了原色药用植物照片。之后，在资料整理的基础上，精选 200 余种如皋常见地产野生、栽培中草药，编著而成《江苏如皋常见中草药图鉴》。

《江苏如皋常见中草药图鉴》以第四次全国中药资源普查和《中国植物志》（1959—2004）的分类系统和学名作为参考依据，收录如皋常见中草药 200 种，每种中草药介绍中文名、拉丁学名、别名、识别要点、生境、采收加工、药用部位、化学成分、性味、功用、用法用量、使用注意、营养成分、地方食用习俗及食用注意等，是首部凸显如皋长寿之乡特色的纪实性中草药典籍，也是雅俗共赏、通俗易懂的药食同源本草类科普读物，兼具科学性、实用性、可读性，可供临床中医药工作者及中药生产、经营、科研、教学、特色文旅工作者闲暇时阅读和参考。本书的出版将助推如皋长寿健康产业的蓬勃发展。

　　本书初稿，幸得先睹，受益匪浅，感悟良多，诚以为序。望编者和读者携手为中医药大健康事业做出更多的贡献。

陈建伟

2023 年 12 月 5 日

编写说明

INTRODUCTION

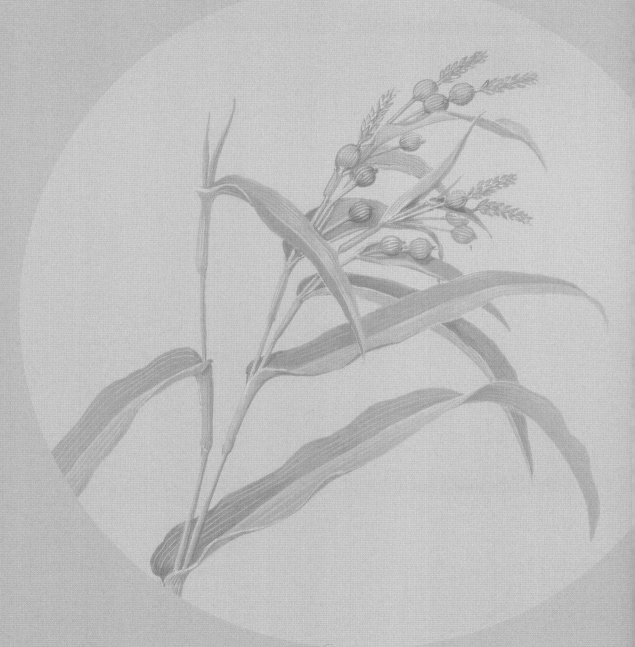

《江苏如皋常见中草药图鉴》收录200种如皋常见地产野生、栽培中草药，以第四次全国中药资源普查名录与《中国植物志》（1959~2004）为分类和学名确定依据，每种中草药介绍中文名、拉丁学名、别名、识别要点、生境、采收加工、药用部位、化学成分、性味、功用、用法用量、使用注意、营养成分及地方食用习俗及食用注意等条目。各条目简介如下：

　　（1）别名：列举2~3个，如皋地区特有别名亦在此项列出。

　　（2）识别要点：主要描述植物的形态特征。

　　（3）生境：主要介绍植物的生态环境及在如皋的分布特点。

　　（4）采收加工：主要介绍各药用部位的采收时间与加工方法。

　　（5）药用部位：主要介绍植物的药用部位及药材名。

　　（6）化学成分：主要介绍植物的主要化学成分。

　　（7）性味：主要说明各药材的药性与药味。

　　（8）功用：主要说明各药材的功用及主治。

　　（9）用法用量：主要说明各药材的使用方法及使用量。

　　（10）使用注意：主要说明药材的作用禁忌。

　　（11）营养成分：主要说明可食用药材的主要营养成分。

　　（12）地方食用习俗：主要说明植物的可食用部位、主要食用方法及常见菜品。

　　（13）食用注意：主要说明植物食用时的一些特殊要求，无特殊要求的此项从略。

目 录
CONTENTS

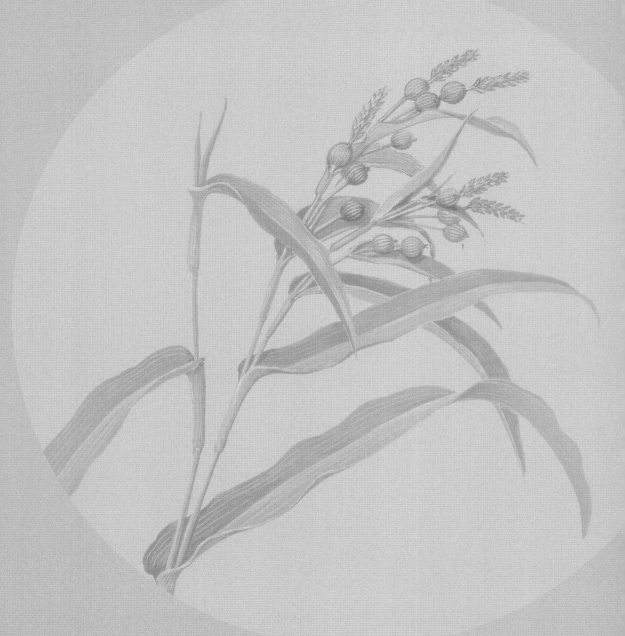

绪　论

　　我国幅员辽阔、物种繁多，是世界上生物多样性大国之一，有着极为丰富的天然药物资源。历经数千年的实践与探索，人们积累了与疾病作斗争的丰富经验，形成了独具特色而又博大精深的中医药理论体系，逐步完善了利用中药防病、治病、保健、养生的科学认知。中药主要来源于植物、动物和矿物，因中药绝大多数来源于植物，所以自古以来中药也被称为本草或中草药。

▌ 一、如皋的自然环境与中药资源概况

　　如皋位于江苏中部，地处长江三角洲北翼，南通、泰州、苏州三市交界处，北纬 32°00′~32°30′、东经 120°20′~120°50′。南与苏州张家港隔江相望，北与南通海安、东与南通如东连接、东南与南通通州毗邻，西与泰州泰兴、西南与泰州靖江接壤。全市总面积 1477km^2（不含长江水面），长江水面 99km^2，长江岸线全长 48km，可直接利用的长江深水岸线有 18.6km。

　　如皋位于扬子准地台的下扬子台褶带上，地势由西北向东南略有倾斜，地域酷似桑叶，地形如覆釜。耕地土壤主要有潮土、水稻土两大土类。如皋为冬季低温少雨、夏季高温多雨、四季分明的亚热带季风气候，气温的日较差和年较差都较小。如皋境内河网稠密、湖荡众多，全市水系皆属于长江水系。地下资源主要有煤和沼气。

　　基于第四次全国中药资源普查工作，如皋调查到药用植物 213 种，重点中药资源 95 种。本书收录药用植物 200 种，隶属 74 科，尤其是结合如皋长寿之乡的特点，对一些如皋常见食药同源的中草药，进行了收集整理和编辑加工。

▌ 二、中草药的鉴别

　　中草药大多数来源于植物，应主要观察其生活型（乔木、灌木、草本、藤本等）、植株状态（直立、缠绕、攀缘、匍匐等）、器官特征（根、茎、叶、花、果实、种子等）、表面附属物（棘刺、刺毛、毛茸等）、颜色、质地等，有的还需要关注其特殊的气味，必要时还要核对相关书籍和资料。

　　根、茎、叶为植物的营养器官。根多生于地下，分为直根系和须根系。直根系有明显的主根，根上多有分枝。部分植物的根可膨大形成块根。茎一般生长在地上，具节和节间，节上有芽，长叶开花；另有生长在地下的茎，常为中草药的重要入药部位。木本植物具有坚硬木质的茎，草本植物的茎质地柔软，肉质植物的茎肥厚多汁。叶为绿色的扁平体，是植物进行光合作用的场所，有单叶与复叶之分，着生方式为互生、对生、轮生、簇生等。

　　花、果实和种子为植物的繁殖器官。植物的花形态各异、色彩艳丽，鉴别时主要观察其组成、形状、颜色、排列等特征。完整的花、花序、花被、雄蕊、花柱、花托

及花粉粒等均可入药。果实包括果皮和种子两部分，有单果、聚合果、聚花果之分。鉴别时应观察其大小、形状，重点注意果皮的色泽和表面特征；种子主要观察大小、种皮、胚等特征。

三、中草药的采收加工

正确掌握中草药的采收时节、采收方法和初加工技术，才能真正做到采好药、制好药、用好药。

根和根茎类，在秋季地上部分逐渐枯萎或早春植株尚未发芽或初抽苗时养分最为集中，故采收适宜时间通常在秋季或早春发芽前，也有些品种根据其生长特性在夏季采收为宜。完整挖取后可直接清洁干燥或刮皮、切片后干燥。干燥的方法有晒干或烘干。

皮类，包括茎皮和根皮，茎皮于春夏间生长旺盛，浆液较多，有效成分含量最高，容易剥离，在此时采收最佳；根皮通常在秋冬植株枯萎后采收。茎皮可采用环状剥皮、条状剥皮或砍树剥皮等方法剥取；根皮一般挖出根后剥取。茎皮或根皮采收后趁鲜切成块或片，直接晒干，部分品种"发汗"后晒干或烘干。

全草类，大多在夏、秋季植株充分成长、茎叶茂盛、刚开花时或结果时采收。地上部分常割取，全株需带根用的则连根拔起，晒干或置于通风干燥处阴干。有的肉质全草因叶肥厚，含水量较高，需先用沸水焯烫后再干燥。

花类，采收时间根据具体品种而定。花蕾在花未开放或刚开放时采集，花序、雄蕊、花柱、花粉粒及完全开放花入药的在花完全开放时采收。通常在晴天早晨采收，采后迅速置于通风干燥处摊开阴干，一般不暴晒，少数需要蒸后干燥。

果实种子类，通常在果实或种子成熟时采收，也有的在果实未成熟或幼果期采收，或在果实成熟而未开裂时采收。采后直接晒干、脱粒，果实较大的先切片后再晒干；或按药用部位除去果核，或剥皮、去瓤，然后晒干。

四、中草药的应用

人们在应用中草药防治疾病、养生保健的长期实践中，积累了丰富的经验，逐步形成独特的中草药应用理论。随着中草药种类的日益增多和对疾病认识的逐渐深化，人们掌握了更为丰富的配伍经验，中草药的使用也从单味应用发展到多味配合应用，同时尽量避免了不良反应的发生，大大提升了治疗效果，确保用药安全、有效。

中草药的作用来源于各种药物的偏性。中草药的药性包括四气五味、升降浮沉、归经、有毒无毒等。"四气"指中草药的寒、热、温、凉四种特性；"五味"指中草药的辛、甘、酸、苦、咸五种味道，五味之外还有淡味及涩味；"归经"表示中草药的作用部位，"归"为归属，"经"为脏腑经络，所依据的是用药后的机体效应所在，而不是指药物成分在体内的分布；"毒性"一般指中草药对机体所产生的不良影响及损害性，包括急性、亚急性、慢性、亚慢性毒性和致癌、致畸、成瘾等。"毒性"与"副作用"是不同的概念，副作用是指在常用剂量时出现与治疗需要无关的不适反应，一般比较轻微，对机体危害不大，停药后可自行消失。

多味药在配伍应用的情况下，药物与药物之间会出现相互作用，有些因协同作用而增进疗效，有些因对抗作用而抵消、削弱原有的功效，有些因相互配用而减轻、消除了毒性或副作用，也有些则使作用减弱或发生不利人体的毒副作用，形成了以"十八反"和"十九畏"为代表的中药配伍禁忌等用药原则。

中草药的应用存在"禁忌"，旨在告诫或提醒用药者必须重视用药安全。中草药的使用禁忌在文字表述时常出现"禁用""忌用""慎用"3种形式，"禁"程度最重，有禁止、制止之义；"忌"程度较次，有畏忌、顾忌之义；"慎"程度最轻，有谨慎、慎重之义。服用中草药时亦存在饮食禁忌（食忌），在服药期间，凡属生冷、黏腻、腥臭等不易消化及有特殊刺激性的食物，都应根据需要予以避免。

中草药可外用和内服。外用一般是用于外科、伤科、针灸科，以及眼、耳、口腔等疾病，有灸法、敷药法、洗浴法、吹喉法、点眼法、温烫法、坐药法等。内服法适应范围较广，常用的剂型有汤、丸、散、膏、露、酒等，尤其以传统的汤剂应用最广泛。制备汤剂时应注意部分药物需"先煎""后下""包煎"等；通常需煎煮15~20min；一般每天1剂，每剂药物一般煎2次，分2~3次服用，通常饭后2h左右服用较好。

中草药在临床上应用的分量称为剂量，指每1味药的成人1日量。剂量的单位包括重量（两、钱、分、厘）、数量（只、片）、容量（毫升）等。我国对临床处方中草药的剂量采用公制，以g（克）为单位，历代医书大多为两、钱、分等。为了处方和调剂计算方便，规定可按1市两（16进位制）＝30克、1钱＝3克、1分＝0.3克、1厘＝0.03克的近似值进行换算。

地钱科

地　钱

别名：巴骨龙、脓痂草

Marchantia polymorpha L.

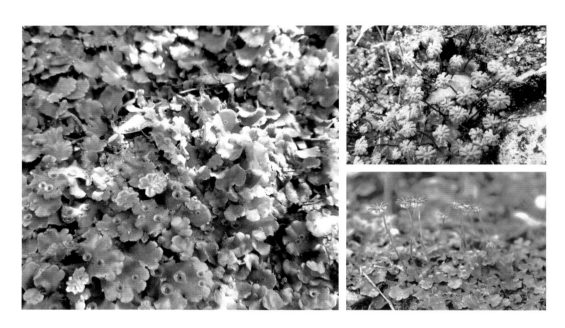

【识 别 要 点】叶状体暗绿色，宽带状，多回二歧分叉，边缘微波状。假根平滑或带花纹。雌雄异株；雄托盘状，波状浅裂；雌托扁平，先端指状深裂；孢蒴着生托的腹面。叶状体背面前端常生有杯状的无性胞芽杯，内生胚芽，行无性生殖。

【生　　　境】生于阴湿的土坡或湿石，以及潮湿墙基。

【采 收 加 工】夏、秋季采收，洗净，鲜用或晒干。

【药 用 部 位】叶状体（地钱）。

【化 学 成 分】含黄酮类、挥发油、萜类等成分。

【性　　　味】淡，凉。

【功　　　用】清热利湿，解毒敛疮。主治湿热黄疸，疮痈肿毒，毒蛇咬伤，水火烫伤，骨折，刀伤。

【用 法 用 量】煎汤，5~15g；或入丸、散剂。外用适量，捣敷或研末调敷。

【营 养 成 分】富含蛋白质、维生素、钙、锌等多种营养成分，以钙为多。

【地方食用习俗】地钱茎叶开水焯烫后可以炒食、做汤或者凉拌食用。常见菜品有地钱炒韭菜、地钱炒双丝、地钱炒蛋。

节节草

别名：节节木贼、土木贼

Equisetum ramosissimum Desf.

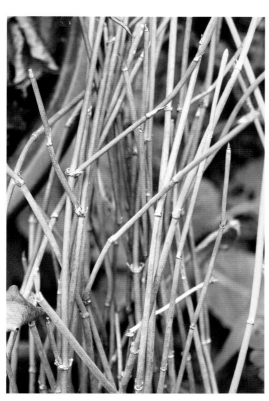 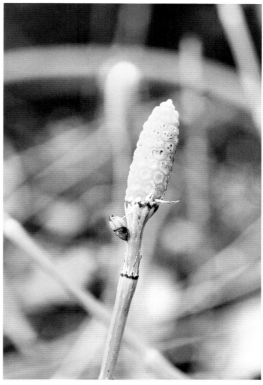

【识别要点】多年生常绿草本。地上茎表面有棱脊。叶退化，轮生，下部联合成
筒状鞘，鞘齿短三角形，黑色。孢子囊穗长圆形；孢子叶六角形；
孢子囊长形；孢子同型，圆球状。孢子期 8~10 月。

【生　　　境】生于潮湿路旁、溪边及沙地。

【采 收 加 工】夏、秋季采收，鲜用或晾于通风处阴干。

【药 用 部 位】全草（笔筒草）。

【化 学 成 分】含黄酮类、有机酸类、萜类等成分。

【性　　　味】甘、苦，微寒。

【功　　　用】清热，明目，止血，利尿。主治风热感冒，咳嗽，目赤肿痛，云翳，
鼻出血，尿血，肠风下血，淋证，黄疸，带下病，骨折。

【用 法 用 量】煎汤，9~30g。外用适量，研末撒或鲜品捣敷。

凤尾蕨科

井栏边草

别名：凤尾草、凤尾蕨

Pteris multifida Poir.

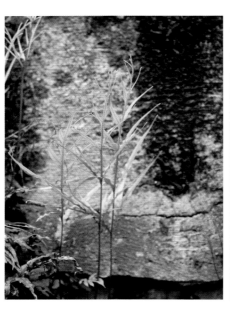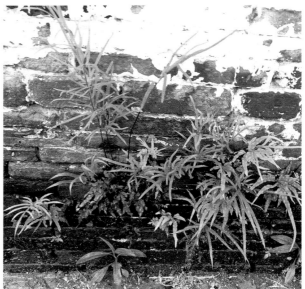

【识别要点】陆生蕨类植物。根茎短，密被钻形棕色鳞片。叶草质，二型，簇生；叶片椭圆形，单数一回羽状；羽片对生；叶轴两侧具翅。孢囊群线形，生于羽片边缘的边脉上；囊群盖线形。

【生　　　境】生于墙壁、井边及石灰岩缝隙或灌丛下。

【采收加工】全年可采，洗净。

【药用部位】全草或根茎（凤尾草）。

【化学成分】含黄酮类、倍半萜类、二萜类、苯丙素类、挥发油类等成分。

【性　　　味】淡、微苦，寒。

【功　　　用】清热利湿，凉血止血，消肿解毒。主治痢疾，泄泻，淋浊，带下病，黄疸，疔疮肿毒，喉痹乳蛾，淋巴结结核，腮腺炎，乳腺炎，高热抽搐，蛇虫咬伤，吐血，衄血，尿血，便血，外伤出血。

【用法用量】煎汤，9~15g，鲜品 30~60g；或捣汁。外用适量，捣敷。

【使用注意】虚寒泻痢及孕妇禁服。

银 杏

别名：白果树、公孙树

Ginkgo biloba L.

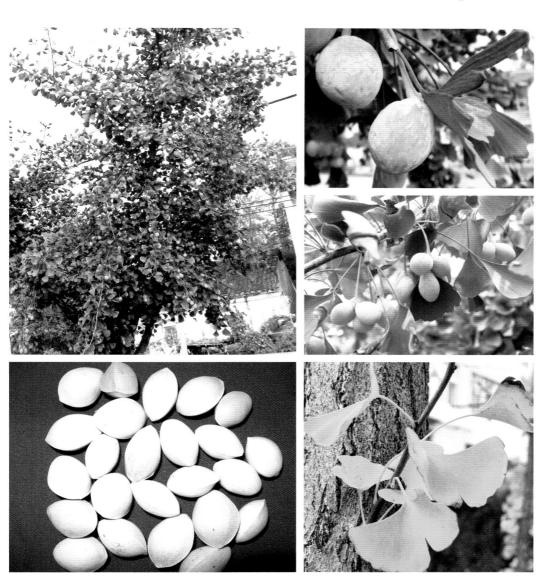

【识别要点】落叶乔木。枝有长枝与短枝。叶在长枝上螺旋状散生，在短枝上簇生；叶片扇形。雌雄异株；雄球花成柔荑花序状；雌球花梗端常分2叉。种子核果状；外种皮肉质，熟时淡黄色或橙黄色；中种皮骨质，白色；内种皮膜质。花期 3~4 月，种子成熟期 9~10 月。

【生　　　境】多为栽培。

【药 用 部 位】种子（白果）、叶（白果叶）、根和根皮（白果根）。

【采 收 加 工】秋末种子成熟后采收，除去肉质外种皮，晒干，用时打碎取种仁。秋季采叶，晒干或鲜用。根全年可采，切片，晒干。

【化 学 成 分】含黄酮类、萜类、有机酸类、脂肪酸类、银杏内脂类等成分。

【性　　　味】（1）白果：甘、苦、涩，平。有小毒。

（2）白果叶：苦、甘、涩，平。有小毒。

（3）白果根：甘，温。

【功　　　用】（1）白果：敛肺定喘，止带缩尿。主治哮喘痰嗽，白带异常，白浊，遗精，尿频，无名肿毒，皶鼻，癣疮。

（2）白果叶：活血养心，敛肺涩肠。主治胸痹心痛，喘咳痰嗽，泄泻，痢疾，白带异常。

（3）白果根：益气补虚。主治遗精，遗尿，夜尿频多，白带异常，石淋。

【用 法 用 量】（1）白果：煎汤，3~9g；或捣汁。外用适量，捣敷或切片涂。

（2）白果叶：煎汤，3~9g；或用提取物做片剂；或入丸、散剂。外用适量，捣敷或搽，或煎汤外洗。

（3）白果根：煎汤，15~60g。

【使 用 注 意】白果有实邪者禁服，生食或炒食过量可致中毒。白果根有实邪者禁服。

【营 养 成 分】含蛋白质、脂肪、糖类、维生素、胡萝卜素、花青素、矿物质等营养成分。

【地方食用习俗】种仁可炒食、煨食、煮食。常见菜品有白果炖鸡、椒盐白果、白果炒虾仁等。

【食 用 注 意】不可过量食用。

侧　柏

别名：香树、扁柏

Platycladus orientalis (L.) Franco

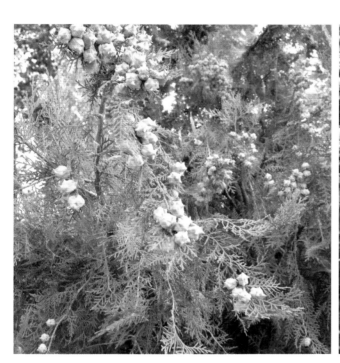 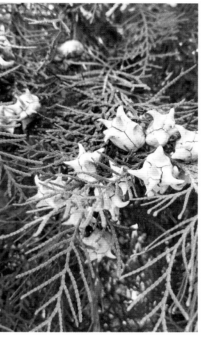

【识别要点】常绿乔木。小枝扁平，直展，排成一平面。叶鳞形，交互对生。雌雄同株；雄球花黄色，卵圆形；雌球花近球形，蓝绿色。球果近卵圆形；种鳞 4 对。种子卵圆形或长卵形。花期 3~4 月，球果 10 月成熟。

【生　　　境】生于湿润肥沃地，石灰岩山地也有生长。

【采收加工】枝梢和叶全年均可采收，以夏、秋季采收者为佳。剪下大枝，干燥后取其小枝叶，扎成小把，置通风处风干，不宜暴晒。秋、冬二季采收成熟球果，晒干，收集种子，碾去种皮，取种仁，簸净。冬季采挖根，洗净，趁新鲜时刮去栓皮，纵向剖开，以木槌轻击，使皮部与木心分离，剥取白皮，晒干。枝条全年均可采收，以夏、秋季采收者为佳。剪取树枝，置通风处风干用。树干或树枝经燃烧后，沥取油。

【药 用 部 位】枝梢和叶（侧柏叶）、成熟种仁（柏子仁）、根皮（柏根白皮）、枝条（柏枝节）、树脂（柏脂）。

【化 学 成 分】含挥发油、黄酮类、鞣质、树脂、脂肪油、皂苷等成分。

【性　　　味】（1）**侧柏叶**：苦、涩，寒。

（2）**柏子仁**：甘，平。

（3）**柏根白皮**：苦，平。

（4）**柏枝节**：苦，辛，温。

（5）**柏脂**：甘，平。

【功　　　用】（1）**侧柏叶**：凉血止血，化痰止咳，生发乌发。主治吐血，衄血，咯血，便血，崩漏下血，肺热咳嗽，血热脱发，须发早白。

（2）**柏子仁**：养心安神，润肠通便，止汗。主治阴血不足，虚烦失眠，心悸怔忡，肠燥便秘，阴虚盗汗。

（3）**柏根白皮**：凉血，解毒，敛疮，生发。主治烫伤，灸疮，疮疡溃烂，毛发脱落。

（4）**柏枝节**：祛风除湿，解毒疗疮。主治风寒湿痹，历节风，霍乱转筋，牙齿肿痛，恶疮，疥癞。

（5）**柏脂**：除湿清热，解毒杀虫。主治疥癣，癞疮，秃疮，黄水疮，丹毒，赘疣。

【用 法 用 量】（1）**侧柏叶**：煎汤，6~12g；或入丸、散剂。外用适量，煎汤外洗，捣敷或研末调敷。

（2）**柏子仁**：煎汤，3~10g；便溏者制霜用；或入丸、散剂。外用适量，研末调敷或鲜品捣敷。

（3）**柏根白皮**：煎汤，6~12g；或入丸、散剂。外用适量，入猪油或犬油内煎枯去渣，涂搽。

（4）**柏枝节**：内服，研末，3~6g。外用适量，捣敷，研末调敷，或煎汤外洗。

（5）**柏脂**：外用适量，涂敷或熬膏搽。

【使 用 注 意】侧柏叶久服、多服，易致胃脘不适及食欲减退。柏子仁便溏及痰多者慎服。

圆 柏

别名：桧、刺柏

Sabina chinensis (L.) Ant.

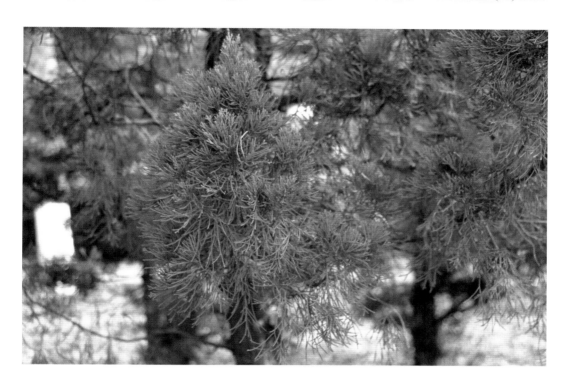

【识 别 要 点】乔木。老树树冠广圆形。叶有鳞叶及刺叶二型，生鳞叶的小枝近四
棱形，刺叶 3 叶交叉轮生。雌雄异株，稀同株；雄球花黄色。球果
近圆形。种子卵圆形。

【生　　　　境】多为栽培。

【采 收 加 工】全年可采，鲜用或晒干。

【药 用 部 位】叶（桧叶）。

【化 学 成 分】含树脂、挥发油、黄酮类等成分。

【性　　　　味】苦、辛，温。有小毒。

【功　　　　用】祛风散寒，活血解毒。主治风寒感冒，风湿关节痛，荨麻疹，阴疽
肿毒初起，尿路感染。

【用 法 用 量】煎汤，鲜品 15~30g。外用适量，捣敷，煎水熏洗或烧烟熏。

枫 杨

别名：麻柳、小鸡树

Pterocarya stenoptera C. DC.

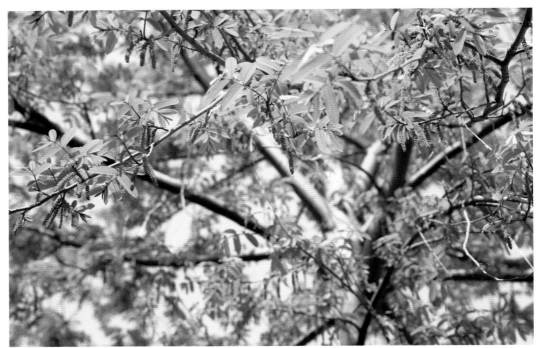

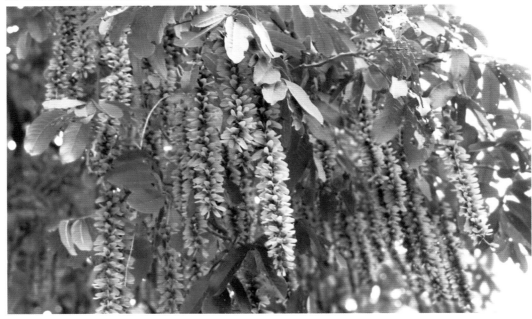

【识 别 要 点】落叶乔木。冬芽被锈褐色毛。羽状复叶互生，叶轴有狭翅，小叶长圆形至长椭圆状披针形。柔荑花序；花单性，雌雄同株；雌花花被片4。小坚果两侧有果翅。花期4~5月，果期8~9月。

【生　　　　境】生于溪涧河滩、阴湿山坡地的林中。

【采 收 加 工】夏、秋季剥取树皮，鲜用或晒干。夏、秋季果实近成熟时采收，鲜用或晒干。全年均可采挖或结合伐木采挖根，或趁鲜时剥取根皮，晒干。春、夏、秋季均可采收叶，鲜用或晒干。

【药 用 部 位】树皮（枫柳皮）、果实（麻柳果）、根或根皮（麻柳树根）、叶（麻柳叶）。

【化 学 成 分】含醌类、萜类、甾体类、二芳基庚烷类、黄酮类、鞣质、脂肪油等成分。

【性　　　　味】**（1）枫柳皮：**辛、苦，温。有小毒。

（2）麻柳果：苦，温。

（3）麻柳树根：苦、辛，热。有毒。

（4）麻柳叶：辛、苦，温。有毒。

【功　　　　用】**（1）枫柳皮：**祛风止痛，杀虫，敛疮。主治风湿麻木，寒湿骨痛，头颅伤痛，疥癣，浮肿，痔疮，烫伤，溃疡日久不敛。

（2）麻柳果：温肺止咳，解毒敛疮。主治风寒咳嗽，疮疡肿毒，天疱疮。

（3）麻柳树根：祛风止痛，杀虫止痒，解毒敛疮。主治风湿痹痛，牙痛，疥癣，疮疡肿毒，溃疡日久不敛，汤火烫伤，咳嗽。

（4）麻柳叶：祛风止痛，杀虫止痒，解毒敛疮。主治风湿痹痛，牙痛，膝关节痛，疥癣，湿疹，滴虫阴道炎，烫伤，创伤，溃疡不敛，血吸虫病，咳嗽气喘。

【用 法 用 量】**（1）枫柳皮：**外用适量，煎水含漱或熏洗，或乙醇浸搽。

（2）麻柳果：煎汤，9~25g。外用适量，煎汤外洗。

（3）麻柳树根：煎汤，3~6g；或浸酒。外用适量，研末调敷或捣敷。

（4）麻柳叶：煎汤，6~15g。外用适量，煎汤外洗，乙醇浸搽，或捣敷。

【使 用 注 意】枫柳皮有毒，不宜内服。麻柳树根体虚者内服量不宜过大。麻柳叶孕妇禁服。

杜仲科

杜 仲

Eucommia ulmoides Oliv.

江苏如皋
常见中草药图鉴

14

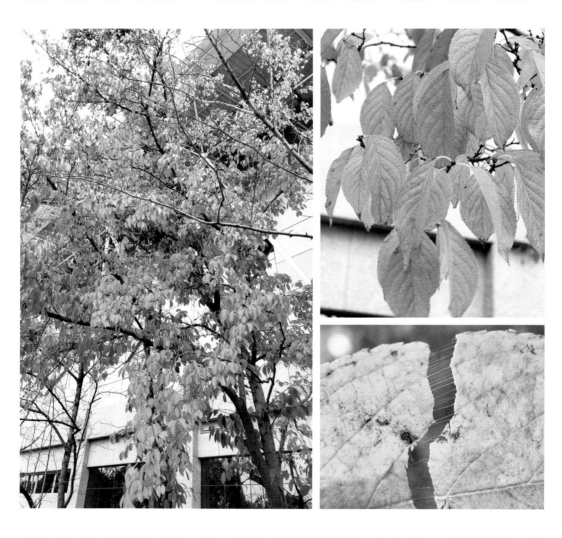

【识别要点】落叶乔木。树皮折断拉开有多数细丝。单叶互生；叶片椭圆形、卵
形或长圆形。花单性，雌雄异株；雄花无花被；雌花单生。翅果扁
平，长椭圆形，周围具薄翅；坚果位于中央，与果梗相接处有关节。
早春开花，秋后果实成熟。

【生　　　境】生长在低山、谷地或低坡的疏林中。多栽培。

【采 收 加 工】4~6月剥取树皮，刮去粗皮，堆置"发汗"至内皮呈紫褐色，晒干。

春季嫩叶初生时采摘嫩叶，鲜用或晒干。夏、秋季枝叶茂盛时采收叶，晒干或低温烘干。

【药用部位】树皮（杜仲）、嫩叶（檰芽）、叶（杜仲叶）。

【化学成分】含环烯醚萜类、木脂素类、黄酮类、苯丙素类等成分，主要含杜仲胶。

【性　　味】（1）杜仲：甘，温。

（2）檰芽：甘，平。

（3）杜仲叶：微辛，温。

【功　　用】（1）杜仲：补肝肾，强筋骨，安胎。主治肝肾不足，腰膝酸痛，筋骨无力，头晕目眩，尿频，小便余沥，风湿痹痛，妊娠漏血，胎动不安。

（2）檰芽：补虚生津，解毒，止血。主治身体虚弱，口渴，脚气病，痔疮肿痛，便血。

（3）杜仲叶：补肝肾，强筋骨。主治肝肾不足，头晕目眩，腰膝酸痛，筋骨痿软。

【用法用量】（1）杜仲：煎汤，6~10g；或浸酒；或入丸、散剂。

（2）檰芽：煎汤，3~10g；或研末，1~3g。

（3）杜仲叶：煎汤，10~15g。

【使用注意】杜仲阴虚火旺者慎服。

【营养成分】含蛋白质、脂肪、糖类、维生素 C、钙、铁及丰富的膳食纤维等。

【地方食用习俗】常用杜仲皮泡酒。以杜仲初春芽叶为原料制作杜仲茶，饮用时，取杜仲茶 5~15g，用 85℃左右 500ml 开水冲泡，加盖闷泡 5min，效果最佳。常见菜品有杜仲乌鸡粥、杜仲鹌鹑汤、杜仲核桃猪腰汤。

桑 科

构 树

别名：楮树、沙纸树

Broussonetia papyrifera (L.) L'Hér. ex Vent.

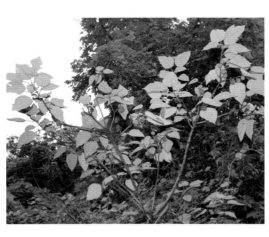
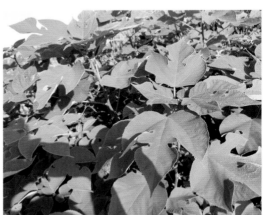

【识别要点】落叶乔木。有乳汁。小枝密生绒毛。单叶互生；密被柔毛；叶片阔卵形至长圆状卵形，不分裂或 3~5 裂。花单性，雌雄异株；雄花序为柔荑花序，雌花序为头状花序。聚花果肉质，球形，成熟时橙红色。花期 4~7 月，果期 7~9 月。

【生　　　境】生于山坡林缘或村寨道旁。

【采 收 加 工】9 月果实变红时采摘，除去灰白色膜状宿萼及杂质，晒干。春季采收枝条，晒干。春、秋季剥取树皮，除去外皮，晒干。春季挖嫩根，或秋季挖根，剥取根皮，鲜用或晒干。春、秋季割开树皮，流出乳汁干后取下。全年均可采收叶，鲜用或晒干。

【药 用 部 位】果实（楮实）、枝条（楮茎）、除去外皮的内皮（楮树白皮）、嫩根或根皮（楮树根）、茎皮部的乳汁（楮皮间白汁）、叶（楮叶）。

【化 学 成 分】含生物碱、多糖、红色素等成分。

【性　　　味】（1）楮实：甘，寒。

　　　　　　　（2）楮茎：甘，凉。

　　　　　　　（3）楮树白皮：甘，平。

　　　　　　　（4）楮树根：甘，微寒。

　　　　　　　（5）楮皮间白汁：甘，平。

　　　　　　　（6）楮叶：甘，凉。

【功　　　用】（1）**楮实**：滋肾益阴，清肝明目，健脾利水。主治肾虚腰膝酸软，阳痿，目昏，目翳，水肿，尿少。

（2）**楮茎**：祛风，明目，利尿。主治风疹，目赤肿痛，小便不利。

（3）**楮树白皮**：利水，止血。主治小便不利，水肿胀痛，便血，崩漏。

（4）**楮树根**：凉血散瘀，清热利湿。主治咳嗽吐血，崩漏，水肿，跌打损伤。

（5）**楮皮间白汁**：利尿，杀虫解毒。主治水肿，疮癣，虫咬。

（6）**楮叶**：凉血止血，利尿，解毒。主治吐血，衄血，崩漏，金疮出血，水肿，疝气，痢疾，毒疮。

【用法用量】（1）**楮实**：煎汤，6~10g；或入丸、散剂。外用适量，捣敷。

（2）**楮茎**：煎汤，6~9g；或捣汁饮。外用适量，煎汤外洗。

（3）**楮树白皮**：煎汤，6~9g；酿酒；或入丸、散剂。外用适量，煎汤外洗，或烧存性研末点眼。

（4）**楮树根**：煎汤，30~60g。

（5）**楮皮间白汁**：冲服适量。外用适量，涂。

（6）**楮叶**：煎汤，3~6g；捣汁，或入丸、散剂。外用适量，捣敷。

【使用注意】楮实脾胃虚寒、大便溏泻者慎服。

无花果

别名：红心果、文先果

Ficus carica L.

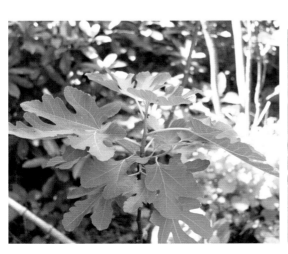 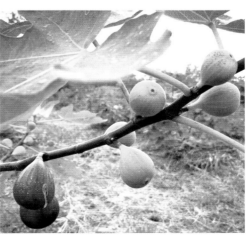

【识 别 要 点】落叶灌木或小乔木。全株具乳汁。叶互生；托叶卵状披针形；叶片厚膜质，宽卵形或卵圆形。雌雄异株，隐头花序，雄花和瘿花生于同一花序托内。榕果（花序托）梨形，熟时紫红色或黄绿色，肉质。花、果期 8~11 月。

【生　　　境】多为栽培。

【采 收 加 工】7~10 月果实呈绿色时，分批采摘；或拾取落地的未成熟果实，用开水烫后，晒干或烘干。夏、秋季采收叶，鲜用或晒干。全年均可采收根，鲜用或晒干。

【药 用 部 位】果实（无花果）、叶（无花果叶）、根（无花果根）。

【化 学 成 分】含多糖、黄酮类、酚类、挥发油等成分。

【性　　　味】**（1）无花果：** 甘、酸，平。

　　　　　　　　（2）无花果叶： 甘、微辛，平。有小毒。

　　　　　　　　（3）无花果根： 甘，平。

【功　　　用】**（1）无花果：** 清热润肺，开胃养津，理肠止泻。主治咽痛，喘咳，泻痢，痔疮。

　　　　　　　　（2）无花果叶： 清湿热，解疮毒，消肿止痛。主治湿热泄泻，带下病，痔疮，痈肿疼痛，瘰疬。

　　　　　　　　（3）无花果根： 清热解毒，散瘀消肿。主治肺热咳嗽，咽喉肿痛，痔疮，痈疽，瘰疬，筋骨疼痛。

【用 法 用 量】**（1）无花果：** 煎汤，9~15g，大剂量可用至 30~60g；或生食鲜果 1~2 枚。外用适量，煎汤外洗，研末调敷或吹喉。

　　　　　　　　（2）无花果叶： 煎汤，9~15g。外用适量，煎水熏洗。

　　　　　　　　（3）无花果根： 煎汤，9~15g。外用适量，煎汤外洗。

【使 用 注 意】无花果脾胃虚寒者慎服。

【营 养 成 分】含蛋白质、脂肪、膳食纤维、糖类。

【地方食用习俗】成熟果实可鲜食或烹饪煮食、煎汤，或加工成各种产品。常见菜品有无花果茶、无花果粥、无花果猪蹄汤。

葎　草

别名：拉拉藤、割人藤

Humulus scandens (Lour.) Merr.

【识 别 要 点】一年或多年生蔓性草本。茎枝和叶柄上密生短倒向钩刺。单叶对生；

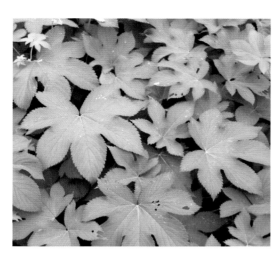
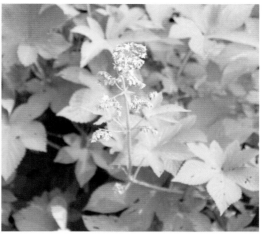

叶柄有倒向短钩刺；叶 5~7 深裂，边缘有锯齿，上面有粗刚毛。花单性，雌雄异株；雄花序为圆锥花序，雌花序为短穗状花序；雄花黄绿色；雌花花被片灰白色。果穗近球形，瘦果扁球形。花期 6~10 月，果期 8~11 月。

【生　　　境】生于沟边、路旁、荒地。

【采 收 加 工】9~10 月选晴天收割地上部分，晒干。

【药 用 部 位】全草（葎草）。

【化 学 成 分】含黄酮类、蒽醌类、挥发油、香豆素类、甾体类、萜类等成分。

【性　　　味】甘、苦，寒。

【功　　　用】清热除蒸，解毒通淋。主治发热烦渴，潮热骨蒸，尿频尿急；外治皮肤瘙痒。

【用 法 用 量】煎汤，10~15g，鲜品 30~60g；或捣汁。外用适量，捣敷，或煎水熏洗。

桑

别名：家桑、蚕桑

Morus alba L.

【识 别 要 点】落叶灌木或小乔木。树皮有条状浅裂；根皮纤维性强。单叶互生；叶片卵形或宽卵形。花单性，雌雄异株；雌、雄花序均排列成穗状柔荑花序；雄、雌花具花被片 4。瘦果，密集成卵圆形或长圆形聚合果，成熟后变肉质、黑紫色或红色。种子小。花期 4~5 月，果期 5~6 月。

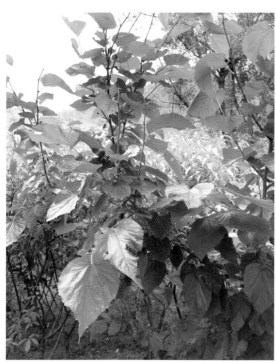
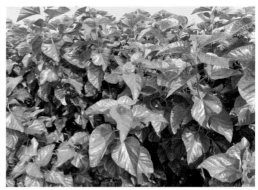
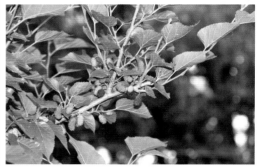

【生　　　境】生于丘陵、山坡、村旁、田野等处。

【采 收 加 工】10~11月霜降后采收经霜之叶，除去细枝及杂质，晒干。将桑叶摘
下，滴取桑叶白色乳汁于容器中，鲜用。春、秋、冬季挖取根部，
趁鲜时刮去黄棕色粗皮，用刀纵向剖开皮部，以木槌轻击，使皮部
与木部分离，除去木心，晒干。初夏剪取桑枝，晒干后，烧火取灰。
全年均可挖取根，除去泥土和须根，鲜用或晒干。取较粗枝条，将
两端架起，中间加火烤，收集两端滴出的液汁。用刀划破桑树枝皮，
立即有白色乳汁流出，用洁净容器收取。春末、夏初采收嫩枝，去
叶，略晒，趁新鲜时切成长段或斜片，晒干。5~6月当桑的果穗变
红色时采收，晒干或蒸后晒干。

【制　　　法】取鲜桑叶和清水置于蒸馏器中，加热蒸馏，收取蒸馏液，分装于玻
璃瓶中，封口，灭菌，得桑叶露。取桑柴灰，用热水浸泡，适当搅
拌，静置，取上清液过滤，滤液再经加热蒸干，收取干燥的结晶状
物，装入瓶（罐）中，加盖，得桑霜。

【药 用 部 位】叶（桑叶）、叶的蒸馏液（桑叶露）、鲜叶的乳汁（桑叶汁）、根皮
（桑白皮）、茎枝烧成的灰（桑柴灰）、根（桑根）、枝条经烧灼后
沥出的液汁（桑沥）、树皮中之白色液汁（桑皮汁）、柴灰汁经过滤
蒸发所得的结晶状物（桑霜）、嫩枝（桑枝）、果穗（桑椹子）。

【化 学 成 分】含黄酮类、多糖、酚酸类、多酚等成分。

【性　　　味】（1）桑叶：甘、苦，寒。

（2）桑叶露：苦，微寒。

（3）桑叶汁：苦，微寒。

（4）桑白皮：甘、辛，寒。

（5）桑柴灰：辛，寒。

（6）桑根：微苦，寒。

（7）桑沥：甘，凉。

（8）桑皮汁：苦，微寒。

（9）桑霜：甘，凉。

（10）桑枝：苦，平。

（11）桑椹子：甘、酸，寒。

【功　　　用】（1）桑叶：疏散风热，清肺，明目。主治风热感冒，风温初起，发热头痛，汗出恶风，咳嗽胸痛，肺燥干咳无痰，咽干口渴，风热及肝阳上扰，目赤肿痛。

（2）桑叶露：清热明目。主治目赤肿痛。

（3）桑叶汁：清肝明目，消肿解毒。主治目赤肿痛，痈疖，瘿瘤，蜈蚣咬伤。

（4）桑白皮：泻肺平喘，利水消肿。主治肺热喘咳，水饮停肺，胀满喘急，水肿，脚气病，小便不利。

（5）桑柴灰：利水，止血，蚀恶肉。主治水肿，金疮出血，面上痣疵。

（6）桑根：清热定惊，祛风通络。主治惊痫，目赤，牙痛，筋骨疼痛。

（7）桑沥：祛风止痉，清热解毒。主治破伤风，皮肤疖疮。

（8）桑皮汁：清热解毒，止血。主治口舌生疮，外伤出血，蛇虫咬伤。

（9）桑霜：解毒消肿，散积。主治痈疽疔疮，噎食积块。

（10）桑枝：祛风湿，通经络，行水气。主治风湿痹痛，中风半身不遂，水肿脚气，肌体风痒。

（11）桑椹子：滋阴养血，生津，润肠。主治肝肾不足和血虚精亏的头晕目眩，腰酸耳鸣，须发早白，失眠多梦，津伤口渴，消渴，肠燥便秘。

【用 法 用 量】（1）桑叶：煎汤，4.5~9g；或入丸、散剂。外用适量，煎汤外洗，或捣敷。

（2）桑叶露：内服，15~30ml。

（3）桑叶汁：外用，适量，涂敷或点眼。

（4）桑白皮：煎汤，9~15g；或入散剂。外用适量，捣汁涂，或煎汤外洗。泻肺、利水生用；治肺虚咳嗽蜜炙用。

（5）桑柴灰：淋汁代水煎药。外用适量，研末敷，或以沸水淋汁浸洗。

（6）桑根：煎汤，15~30g。外用，煎汤外洗。

（7）桑沥：内服，5~10ml。外用，涂搽。

（8）桑皮汁：外用适量，涂搽。

（9）桑霜：内服，3~6g，冲烊入汤剂。外用适量，涂敷。

（10）桑枝：煎汤，15~30g。外用适量，煎水熏洗。

（11）桑椹子：煎汤，10~15g；或熬膏、浸酒、生啖；或入丸、散剂。外用适量，浸水洗。

【使用注意】桑叶肝燥者禁用。桑白皮肺寒无火及风寒咳嗽者禁服。桑椹脾胃虚寒便溏者禁服，应少食生桑椹或盐渍后食用。

【营养成分】含氨基酸、纤维素、维生素、矿物质、胡萝卜素、挥发油等。

【地方食用习俗】嫩叶焯熟后用清水浸泡去除异味，可凉拌、炒食。桑叶亦可作茶饮。成熟果实可直接食用，亦可加工成饮料、果冻、冰激凌等。果汁发酵加工成桑椹酒。成熟果实可提取食用天然色素和果胶，用作食品添加剂。桑椹籽可提取食用油和药用油等。常见菜品有桑叶炖鲫鱼汤、桑芽菜、凉拌桑叶、桑叶菜饼、桑叶面点、桑叶蛋花汤。

大叶苎麻

别名：野苎麻、野线麻

Boehmeria longispica Steud.

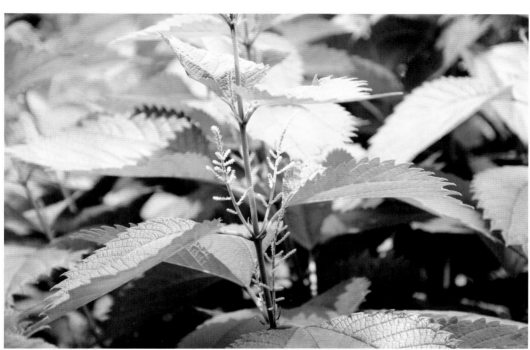

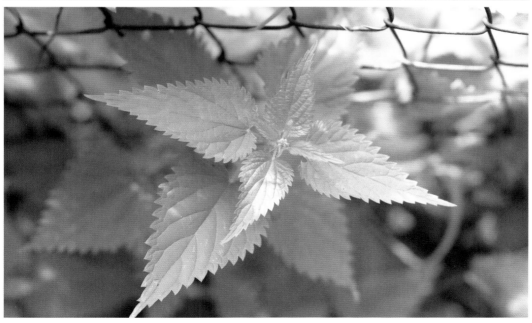

【识 别 要 点】亚灌木或多年生草本。茎被白色短伏毛。叶对生；叶柄长；叶片宽卵形或近圆形，边缘生粗锯齿；生短糙伏毛。穗状花序，雄花序位于雌花序之下。瘦果狭倒卵形，被白色细毛。花期6月，果期9月。

【生　　　境】生于山坡、沟边或林缘。

【采 收 加 工】夏、秋季采收，鲜用或晒干。

【药 用 部 位】根或全草（水禾麻）。

【化 学 成 分】根中含大黄素、β-谷甾醇、β-谷甾醇-3-D-葡萄糖苷、熊果酸及不饱和脂肪醇等成分。瘦果的油中含以亚油酸为主的脂肪酸类。

【性　　　味】甘、辛，平。

【功　　　用】清热祛风，解毒杀虫，化瘀消肿。主治风热感冒，麻疹，痈肿，毒蛇咬伤，皮肤瘙痒，疥疮，风湿痹痛，跌打伤肿，骨折。

【用 法 用 量】煎汤，6~15g。外用适量，捣敷，或煎汤洗。

【使 用 注 意】忌生冷食物。

【营 养 成 分】含蛋白质等。

【地方食用习俗】摘取新鲜嫩叶，和适量粳米、糯米于石臼中捣烂、黏合，形成青翠欲滴的饭团，然后把饭团捏成小块，放在蒸笼中蒸熟，也可以油炸。新鲜嫩苎麻叶煮熟后打成汁，1∶1加入黏米粉或糯米粉，白糖适量，揉搓好，可蒸或煎熟。常见菜品有苎麻青团、苎麻叶饭团。

荞 麦

别名：甜荞、乌麦

Fagopyrum esculentum Moench

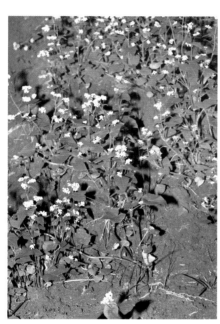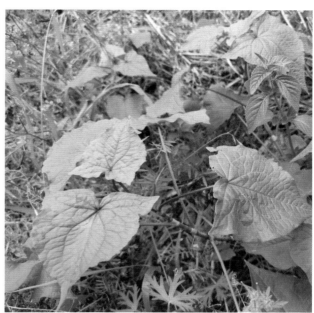

【识 别 要 点】一年生草本。叶互生；托叶鞘短筒状；叶片三角形或卵状三角形，基部心形或戟形。总状或伞房状花序，花淡红色或白色。瘦果卵形，有三锐棱。花、果期 7~10 月。

【生　　　境】生于荒地、路边。

【采 收 加 工】霜降前后种子成熟时收割，打下种子后晒干。夏、秋季采收茎叶，鲜用或晒干。夏、秋季采收叶，鲜用或晒干。

【药 用 部 位】种子（荞麦）、茎叶（荞麦秸）、叶（荞麦叶）。

【化 学 成 分】含黄酮类、甾体类、萜类、蒽醌类、荞麦糖醇等成分。

【性　　　味】（1）荞麦：甘、微酸，寒。

　　　　　　　（2）荞麦秸：酸，寒。

　　　　　　　（3）荞麦叶：酸，寒。

【功　　　用】（1）荞麦：健脾消积，下气宽肠，解毒敛疮。主治肠胃积滞，泄泻，痢疾，绞肠痧，白浊，带下病，自汗，盗汗，疱疹，丹毒，痈疽，发背，瘰疬，烫火伤。

（2）**荞麦秸**：下气消积，清热解毒，止血，降血压。主治噎食，消化不良，痢疾，白带异常，痈肿，烫伤，咯血，紫癜，高血压，糖尿病并发视网膜炎。

（3）**荞麦叶**：利耳目，下气，止血，降血压。主治眼目昏糊，耳鸣重听，嗳气，紫癜，高血压。

【用 法 用 量】（1）**荞麦**：内服，入丸、散剂或制面食服。外用适量，研末掺或调敷。

（2）**荞麦秸**：煎汤，10~15g。外用适量，烧灰淋汁熬膏涂或研末调敷。

（3）**荞麦叶**：煎汤，5~10g，鲜品 30~60g。

【使 用 注 意】荞麦不宜久服，脾胃虚寒者禁服。荞麦秸脾胃虚寒者慎服。荞麦叶不宜生食、多食，脾胃虚寒者慎服。

【营 养 成 分】含蛋白质、矿物质、维生素、淀粉、膳食纤维等。

【地方食用习俗】荞麦加工成荞麦粉，可做馒头、面、饼等。常见菜品有荞麦粥、荞麦馒头、荞麦面。

萹 蓄

别名：扁竹、大蚂蚁草

Polygonum aviculare L.

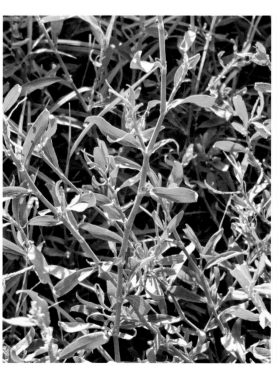
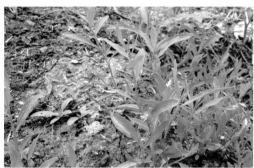
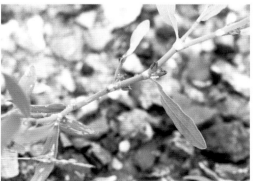

【识别要点】一年生草本。茎自基部多分枝。叶椭圆形。花单生或簇生于叶腋；花被片椭圆形，绿色，边缘白色或淡红色。瘦果卵形，具 3 棱，黑褐色。花期 5~7 月，果期 6~8 月。

【生　　　境】生于山坡、田野、路旁。

【采 收 加 工】夏季叶茂盛时采收，除去根和杂质，晒干。

【药 用 部 位】地上部分（萹蓄）。

【化 学 成 分】含黄酮类、苯丙素类、酚酸类、萜类、甾醇类、醌类等成分。

【性　　　味】苦，微寒。

【功　　　用】利尿通淋，杀虫，止痒。主治热淋涩痛，小便短赤，虫积腹痛，皮肤湿疹，阴痒带下。

【用 法 用 量】煎汤，10~15g；或入丸、散剂；杀虫单用 30~60g，鲜品捣汁饮 50~100g。外用适量，煎汤外洗，捣烂敷或捣汁搽。

【使 用 注 意】脾胃虚弱及阴虚患者慎服。

【营 养 成 分】含蛋白质、糖类、多种维生素及钾、钙、镁等多种矿物质。

【地方食用习俗】幼苗及嫩茎叶用沸水焯后，可熬粥、凉拌、炒菜、做汤、做馅。常见菜品有萹蓄粥、凉拌萹蓄、萹蓄炒肉。

水 蓼

别名：辣蓼、水红花

Polygonum hydropiper L.

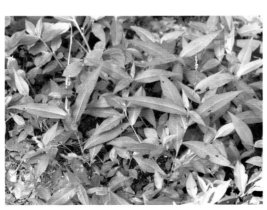
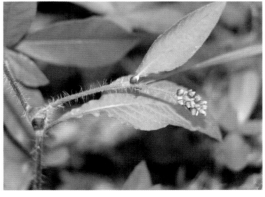

【识别要点】一年生草本。单叶互生，托叶鞘筒形，叶片披针形。总状花序，苞片漏斗状，花被淡绿色或淡红色。瘦果卵形，暗褐色。花、果期 6~10 月。

【生　　　境】生于水边、路旁湿地。

【采 收 加 工】7~8月花期，割取地上部分，铺地晒干或鲜用。秋季果实成熟时采收，阴干。秋季开花时挖根，鲜用或晒干。

【药 用 部 位】地上部分（水蓼）、果实（蓼实）、根（水蓼根）。

【化 学 成 分】含黄酮类、有机酸类、萜类、挥发油等成分。

【性　　　味】（1）**水蓼**：辛、苦，平。

　　　　　　　（2）**蓼实**：辛，温。

　　　　　　　（3）**水蓼根**：辛，温。

【功　　　用】（1）**水蓼**：行滞化湿，散瘀止血，祛风止痒，解毒。主治湿滞内阻，脘闷腹痛，泄泻，痢疾，小儿疳积，崩漏，血滞经闭，痛经，跌打损伤，风湿痹痛，便血，外伤出血，皮肤瘙痒，湿疹，风疹，足癣，痈肿，毒蛇咬伤。

　　　　　　　（2）**蓼实**：化湿利水，破瘀散结，解毒。主治吐泻腹痛，水肿，小便不利，癥积痞胀，痈肿疮疡，瘰疬。

　　　　　　　（3）**水蓼根**：活血调经，健脾利湿，解毒消肿。主治月经不调，小儿疳积，痢疾，肠炎，疟疾，跌打肿痛，蛇虫咬伤。

【用 法 用 量】（1）**水蓼**：煎汤，15~30g，鲜品30~60g。外用适量，煎水浸洗，或捣烂敷患处。

　　　　　　　（2）**蓼实**：煎汤，6~15g；或研末，或绞汁。外用适量，煎汤浸洗，或研末调敷。

　　　　　　　（3）**水蓼根**：煎汤，15~20g；或泡酒。外用，鲜品适量，捣敷，或煎汤外洗。

【使 用 注 意】水蓼食过多有毒，发心痛，久食令人寒热。蓼实体虚气弱及孕妇禁服。

【营 养 成 分】含胡萝卜素、维生素和微量元素等。

【地方食用习俗】嫩苗、嫩叶开水焯后可拌食、炒食。常见菜品有凉拌水蓼叶、辣炒水蓼等。

扛板归

别名：蛇倒退、杠板归

Polygonum perfoliatum L.

【识 别 要 点】一年生蔓生草本。茎有棱，棱上有倒钩刺。叶互生；叶柄盾状着生；托叶鞘叶状，抱茎；叶片近三角形，下面叶脉疏生钩刺。短穗状花

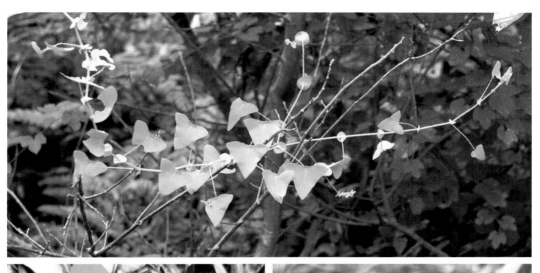

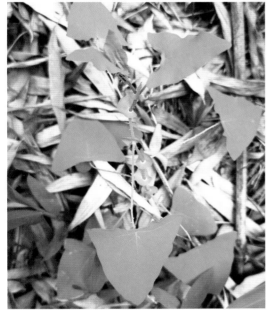

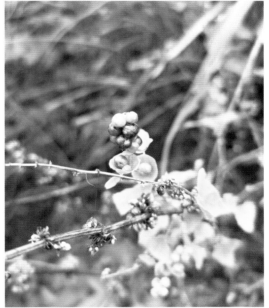

序；两性花；花被白色或淡红色，果时增大变为深蓝色。瘦果球形。花期6~8月，果期9~10月。

【生　　　境】生于山谷、灌木丛中或水沟旁。

【采收加工】夏季开花时割取地上部分、采挖根部，鲜用或晾干。

【药用部位】地上部分（扛板归）、根（扛板归根）。

【化学成分】含黄酮及其苷类、醌类、萜类、酚羧酸类、苯丙素类、酰胺类等成分。

【性　　　味】（1）扛板归：酸、苦，平。

　　　　　　　（2）扛板归根：酸、苦，平。

【功　　　用】（1）扛板归：清热解毒，利湿消肿，散瘀止血。主治疔疮痈肿，丹毒，痄腮，乳腺炎，聤耳，喉蛾，感冒发热，肺热咳嗽，百日咳，瘰疬，痔疾，横痃，泻痢，黄疸，臌胀，水肿，淋浊，带下病，疟疾，风火赤眼，跌打肿痛，吐血，便血，蛇虫咬伤。

（2）**扛板归根**：解毒消肿。主治对口疮，痔疮，肛瘘。

【用法用量】（1）**扛板归**：煎汤，10~15g，鲜品20~45g。外用适量，捣敷，研末调敷，或煎水熏洗。

（2）**扛板归根**：煎汤，9~15g，鲜品15~30g。外用适量，捣敷。

【使用注意】扛板归体质虚弱者及孕妇慎服。

【营养成分】含蛋白质等。

【地方食用习俗】幼苗和嫩叶可凉拌、炒食、做汤。夏季的叶子可嚼食，似口香糖。果实亦可食用。

酸 模

别名：遏蓝菜、酸溜溜

Rumex acetosa L.

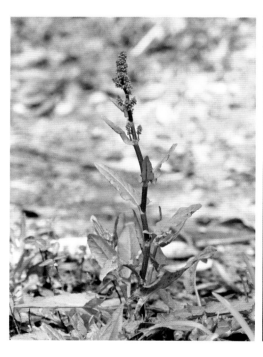 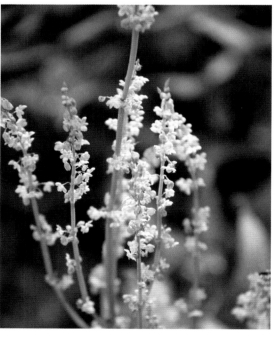

【识别要点】多年生草本。茎具深沟槽。基生叶和茎下部叶箭形，茎上部叶较小；托叶鞘膜质，易破裂。花序狭圆锥状；花单性，雌雄异株。瘦果椭圆形，具 3 锐棱。花期 5~7 月，果期 6~8 月。

【生　　　境】生于山坡、林缘、沟边、路旁。

【采 收 加 工】夏、秋季采收根，晒干或鲜用。夏季采收叶，晒干或鲜用。

【药 用 部 位】根（酸模）、茎叶（酸模叶）。

【化 学 成 分】含蒽醌类、黄酮类、萘及萘醌类、二苯乙烯类、蒽酮类、木质素类等成分。

【性　　　味】酸、微苦，寒。

【功　　　用】（1）酸模：凉血止血，泄热通便，利尿，杀虫。主治吐血，便血，月经过多，热痢，目赤，便秘，小便不通，淋浊，恶疮，疥癣，湿疹。

　　　　　　　（2）酸模叶：泄热通秘，利尿，凉血止血，解毒。主治便秘，小便不利，内痔出血，疮疡，丹毒，疥癣，湿疹，烫伤。

【用 法 用 量】（1）酸模：煎汤，9~15g；或捣汁。外用适量，捣敷。

　　　　　　　（2）酸模叶：煎汤，15~30g。外用适量，捣敷或研末调涂。

【营 养 成 分】含维生素、蛋白质、脂肪、糖类、矿物质、膳食纤维等。

【地方食用习俗】嫩茎叶开水略焯后可凉拌、炒菜。根亦可炒菜用。常见菜品有凉拌酸模叶、土豆酸模。

羊　蹄

别名：土大黄、牛舌根

Rumex japonicus Houtt.

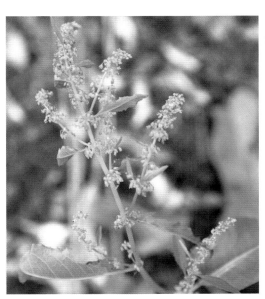
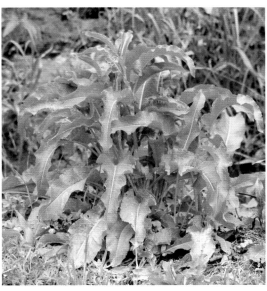

【识 别 要 点】多年生草本。根断面黄色。单叶互生，叶片长圆形至长圆状披针形。圆锥花序；花两性；花被片淡绿色，内轮3片成果被。瘦果宽卵形，有3棱。花期4月，果期5月。

【生　　　境】生于田边路旁、河滩、沟边湿地。

【采 收 加 工】秋季当地上叶变黄时，挖出根部，鲜用或切片晒干。春季果实成熟时采摘，晒干。夏、秋季采收叶，鲜用或晒干。

【药 用 部 位】根（羊蹄）、果实（羊蹄实）、叶（羊蹄叶）。

【化 学 成 分】含挥发油、黄酮及其苷类、蒽醌及其苷类等成分。

【性　　　味】（1）羊蹄：苦，寒。有小毒。
（2）羊蹄实：苦，平。
（3）羊蹄叶：甘，寒。

【功　　　用】（1）羊蹄：清热通便，凉血止血，杀虫止痒。主治大便秘结，吐血衄血，肠风便血，痔血，崩漏，疥癣，白秃疮，疮痈肿毒，跌打损伤。
（2）羊蹄实：凉血止血，通便。主治赤白痢疾，漏下，便秘。
（3）羊蹄叶：凉血止血，通便，解毒消肿，杀虫止痒。主治肠风便血，便秘，小儿疳积，疮痈肿毒，疥癣。

【用 法 用 量】（1）羊蹄：煎汤，9~15g；捣汁；或熬膏。外用适量，捣敷，磨汁涂，或煎汤外洗。
（2）羊蹄实：煎汤，3~6g。
（3）羊蹄叶：煎汤，10~15g。外用适量，捣敷，或煎水含漱。

【使 用 注 意】羊蹄脾胃虚寒者禁服。羊蹄叶脾虚泄泻者慎服。

【营 养 成 分】含维生素、氨基酸、蛋白质、纤维素、胡萝卜素、矿物质等。

【地方食用习俗】叶沸水焯后可凉拌、加面粉蒸食。常见菜品有凉拌羊蹄叶、羊蹄叶鸡蛋汤、蒸羊蹄叶。

紫茉莉

别名：晚饭花、状元花

Mirabilis jalapa L.

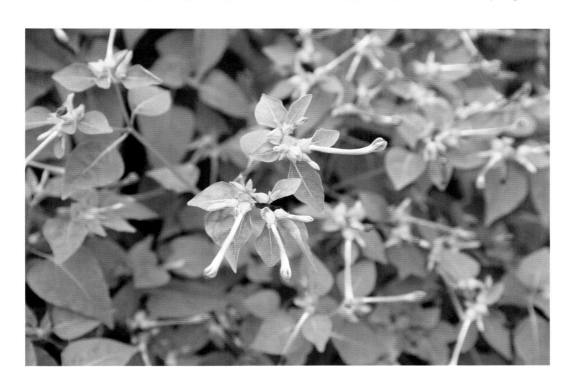

【识别要点】一年生或多年生草本。肉质根圆锥形或纺锤形。茎节膨大。叶对生，有长柄，叶片卵形或卵状三角形。花红色、粉红色、白色或黄色，花被筒圆柱状。瘦果近球形，黑色，有宿存苞片。花期7~9月，果期9~10月。

【生　　　境】生于水沟边、房前屋后墙角下或庭院中。

【采收加工】10~11月挖根，鲜用；或去尽芦头及须根，刮去粗皮，去尽黑色斑点，切片，立即晒干或烘干，以免变黑。叶生长茂盛花未开时采摘叶，鲜用。9~10月果实成熟时采收，晒干。7~9月花盛开时采收，鲜用，或晒干。

【药用部位】根（紫茉莉根）、叶（紫茉莉叶）、果实（紫茉莉子）、花（紫茉莉花）。

【化学成分】含甾醇类、脂肪酸类、黄色素等成分。

【性　　　味】（1）**紫茉莉根**：甘、淡，微寒。

　　　　　　　（2）**紫茉莉叶**：甘、淡，微寒。

　　　　　　　（3）**紫茉莉子**：甘，微寒。

　　　　　　　（4）**紫茉莉花**：微甘，凉。

【功　　　用】（1）**紫茉莉根**：清热利湿，解毒活血。主治热淋，白浊，水肿，赤白带下，关节肿痛，疮痈肿毒，乳痈，跌打损伤。

　　　　　　　（2）**紫茉莉叶**：清热解毒，祛风渗湿，活血。主治痈肿疮毒，疥癣，跌打损伤。

　　　　　　　（3）**紫茉莉子**：清热化斑，利湿解毒。主治面生斑痣，脓疱疮。

　　　　　　　（4）**紫茉莉花**：润肺，活血。主治咯血。

【用 法 用 量】（1）**紫茉莉根**：煎汤，15~30g，鲜品 30~60g。外用适量，鲜品捣敷。

　　　　　　　（2）**紫茉莉叶**：外用适量，鲜品捣敷或取汁外搽。

　　　　　　　（3）**紫茉莉子**：外用适量，去外壳研末搽，或煎汤外洗。

　　　　　　　（4）**紫茉莉花**：60~120g，鲜品捣汁服用。

【使 用 注 意】紫茉莉根脾胃虚寒者慎服，孕妇禁服。

【营 养 成 分】含氨基酸、淀粉等。

【地方食用习俗】花干后可泡茶饮。根可熬粥。常见菜品有紫茉莉粥。

马齿苋

别名：马齿菜、长命菜

Portulaca oleracea L.

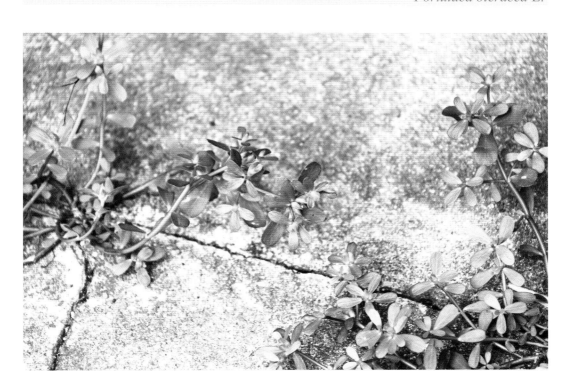

【识别要点】一年生草本。茎伏地铺散。叶互生；叶片扁平，肥厚，倒卵形，似马齿状。花无梗；萼片2；花瓣5，黄色，倒卵形。蒴果卵球形。种子偏斜球形。花期5~8月，果期6~9月。

【生　　境】生于田野路边及庭院废墟等向阳处。

【采收加工】8~9月割取全草，用开水稍烫（煮）一下或蒸，上气后，取出晒或烘干；亦可鲜用。夏、秋季果实成熟时，割取地上部分，收集种子，干燥。

【药用部位】全草（马齿苋）、种子（马齿苋子）。

【化学成分】含生物碱类、萜类、香豆素类、黄酮类、有机酸类、挥发油和多糖等成分。

【性　　味】（1）马齿苋：酸，寒。

（2）马齿苋子：甘，寒。

【功　　　　用】（1）马齿苋：清热解毒，凉血止血，止痢。主治热毒血痢，痈肿疔疮，湿疹，丹毒，蛇虫咬伤，便血，痔血，崩漏下血。

（2）马齿苋子：清肝，化湿，明目。主治青盲白翳，泪囊炎。

【用　法　用　量】（1）马齿苋：煎汤，10~15g，鲜品 30~60g；或绞汁。外用适量，捣敷，烧灰研末调敷，或煎汤外洗。

（2）马齿苋子：煎汤，9~15g。外用适量，煎汤熏洗。

【使　用　注　意】马齿苋脾虚便溏者及孕妇慎服，不可以与鳖甲同用。

【营　养　成　分】含蛋白质、脂肪、糖类、维生素，以及钙、铁等微量元素。

【地方食用习俗】嫩茎叶开水烫后可拌食或炒食，可晒干制成干菜。常见菜品有鲜马齿苋白蜜饮、黄花菜马齿苋饮、马齿苋芡实瘦肉汤、马齿苋粥、马齿苋炒鸡蛋、鲜马齿苋凉菜、马齿苋煎饼、马齿苋水饺。

落 葵

别名：潺菜、木耳菜

Basella alba L.

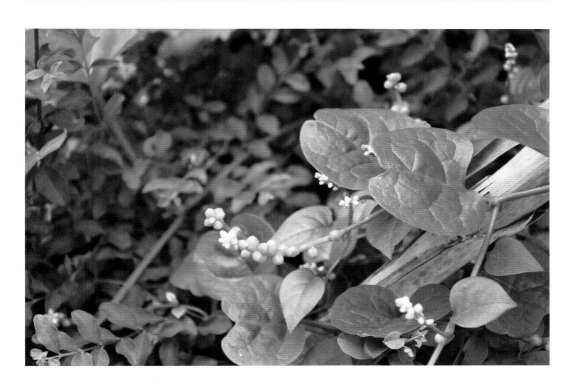

【识 别 要 点】一年生缠绕草本。茎肉质。叶片卵形或近圆形。穗状花序，小苞片
宿存，花被片淡红色或淡紫色。果实球形，红色至深红色或黑色，
多汁液，外包宿存小苞片及花被。花期 5~9 月，果期 7~10 月。

【生　　　境】多于长江以南栽培。

【采 收 加 工】夏、秋季采收叶或全草，鲜用或晒干。7~10 月果实成熟后采收，晒
干。春、夏季花开时采摘，鲜用。

【药 用 部 位】叶或全草（落葵）、果实（落葵子）、花（落葵花）。

【化 学 成 分】含多糖、黄酮类等成分。

【性　　　味】**（1）落葵：**甘、酸，寒。

　　　　　　　　（2）落葵子：辛、酸，平。

　　　　　　　　（3）落葵花：苦，寒。

【功　　　用】**（1）落葵：**滑肠通便，清热利湿，凉血解毒，活血。主治大便秘

结，小便短涩，痢疾，热毒疮疡，跌打损伤。

    （2）落葵子：润泽肌肤，美容。

    （3）落葵花：凉血解毒。主治痘疹，乳头破裂。

【用 法 用 量】（1）**落葵：**煎汤，10~15g，鲜品 30~60g。外用适量，鲜品捣敷或捣汁涂。

    （2）落葵子：外用适量，研末调敷，作面脂。

    （3）落葵花：外用适量，鲜品捣汁涂。

【使 用 注 意】落葵脾胃虚寒者慎服。

【营 养 成 分】含蛋白质、维生素等。

【地方食用习俗】嫩苗沸水焯熟后可与其他菜品一起炒食，也可凉拌或与肉类一起做汤。常见菜品有清炒落葵、凉拌落葵、落葵咸蛋汤、蒜泥木耳菜、鲜甜潺菜汤、木耳菜蛋汤。

无心菜

别名：蚤缀、灯笼草

Arenaria serpyllifolia Linn.

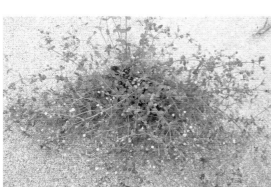
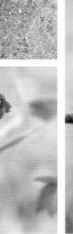
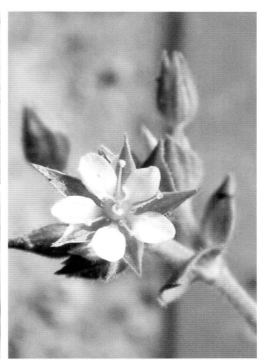

【识别要点】一年生或二年生草本。全株具短柔毛。根细长须状。茎多数簇生，稍铺散。叶对生，无柄，叶片卵形。聚伞花序；花瓣倒卵形，白色。蒴果卵形。种子肾形。花期4~5月，果期5~7月。

【生　　境】生于山坡路旁荒地或田野中。

【采收加工】初夏采集，晒干或鲜用。

【药用部位】全草（小无心菜）。

【化学成分】含黄酮类等成分。

【性　　味】苦、辛，凉。

【功　　用】清热，明目，止咳。主治肝热目赤，翳膜遮睛，肺痨咳嗽，咽喉肿痛，牙龈炎。

【用法用量】煎汤，15~30g；或浸酒。外用适量，捣敷或塞鼻孔。

球序卷耳

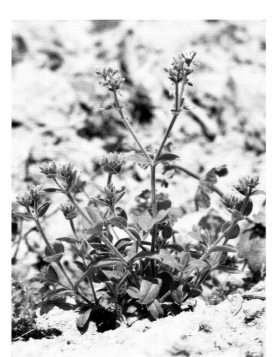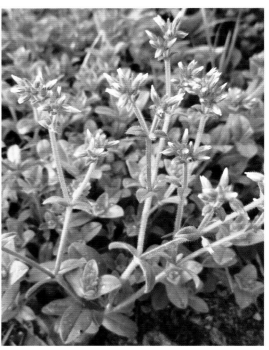

【识别要点】一年生草本。全株被灰黄色软毛。单叶对生，基生叶匙形或广披针形，茎生叶窄长椭圆形至宽卵形。二歧聚伞花序；花瓣5，白色，先端2浅裂。蒴果圆柱状。种子三角形。花期3~5月，果期4~6月。

【生　　境】生于田野路边山坡草丛中。

【采收加工】春、夏季采集，晒干或鲜用。

【药用部位】全草（婆婆指甲菜）。

【化学成分】含脂质等成分。

【性　　味】甘、微苦，凉。

【功　　用】清热，利湿，凉血解毒。主治感冒发热，湿热泄泻，肠风下血，乳痈，疔疮，高血压。

【用法用量】煎汤，15~30g。外用适量，捣敷，或煎水熏洗。

【营养成分】含糖类、钾盐等。

【地方食用习俗】未开花的嫩苗用沸水焯熟后凉拌，也可炒食。常见菜品有凉拌婆婆指甲菜、清炒婆婆指甲菜。

石 竹

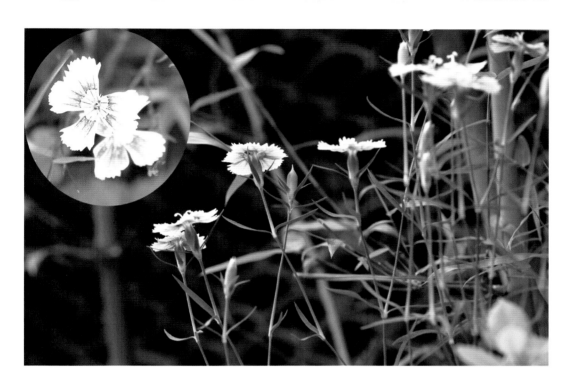

【识 别 要 点】多年生草本。茎丛生，节明显。叶对生，线形或线状披针形，基部
成短鞘状包茎。两性花；聚伞花序；花萼淡紫红色；花瓣紫红色，
先端浅裂成锯齿状。蒴果长圆形。种子黑色。花期4~8月，果期
5~9月。

【生　　　境】生于山坡草丛中，庭院亦有栽培。

【采 收 加 工】夏、秋季花、果期割取全草，切段或不切段，晒干。

【药 用 部 位】地上部分（瞿麦）。

【化 学 成 分】含皂苷、黄酮类、蒽醌类、挥发油和环肽类等成分。

【性　　　味】苦，寒。

【功　　　用】利小便，清湿热，活血通经。主治小便不通，热淋，血淋，石淋，
闭经，目赤肿痛，痈肿疮毒，湿疮瘙痒。

【用 法 用 量】煎汤，3~10g；或入丸、散剂。外用适量，煎汤洗，或研末撒。

【使 用 注 意】下焦虚寒，小便不利，以及妊娠、新产患者禁服。

【营 养 成 分】含糖类和维生素等。

【地方食用习俗】多加工成茶饮。

【食 用 注 意】石竹因味苦、性偏寒，有破胎堕子的功效，孕妇和脾胃虚寒者不宜
服用。

鹅肠草

别名：牛繁缕、抽筋草

Stellaria aquatica (L.) Scop.

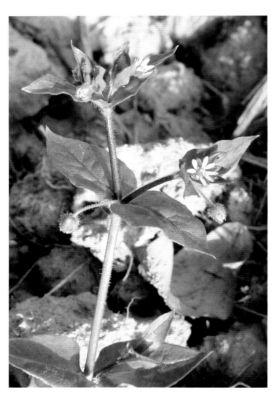
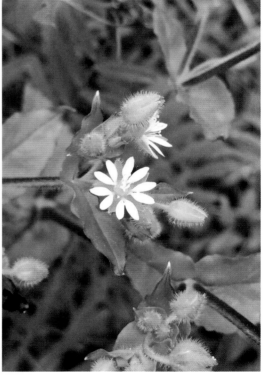

【识 别 要 点】二年生或多年生草本。茎节膨大。叶对生，叶片卵形或卵状心形。
二歧聚伞花序；花瓣5，白色，2深裂至基部。蒴果卵形。种子扁圆
形，有瘤状突起。花期5~8月，果期6~9月。

【生　　　　境】生于山野阴湿处或路旁田间草地。

【采 收 加 工】春季生长旺盛时采收，鲜用或晒干。

【药 用 部 位】全草（鹅肠草）。

【化 学 成 分】含皂苷类、黄酮类、酚酸类等成分。

【性　　　　味】甘、酸，平。

【功　　　　用】清热解毒，散瘀消肿。主治肺热喘咳，痢疾，痈疽，痔疮，牙痛，
月经不调，小儿疳积。
【用 法 用 量】煎汤，15~30g；或鲜品 60g 捣汁。外用适量，鲜品捣敷，或煎汤熏洗。
【营 养 成 分】含蛋白质、脂肪、粗纤维、维生素及多种微量元素。
【地方食用习俗】嫩叶或嫩苗开水焯后炒食、煮食、做汤均可。常见菜品有鹅肠菜
炒蛋、凉拌鹅肠菜。

孩儿参

别名：异叶假繁缕、童参

Pseudostellaria heterophylla (Miq.) Pax

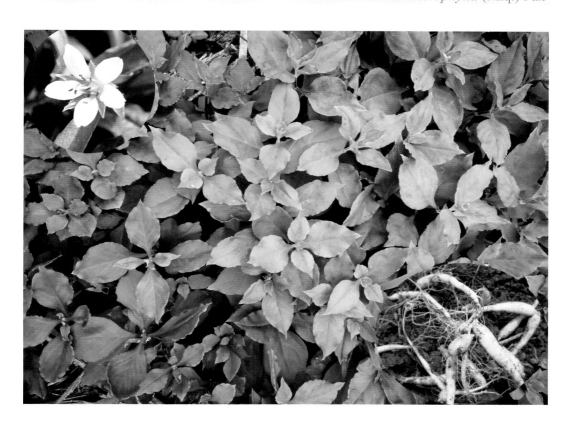

【识 别 要 点】多年生草本。块根肉质长纺锤形。茎节明显膨大。单叶对生，茎顶
叶通常 2 对密接成 4 叶轮生状。花二型；近地面为闭锁花，无花瓣；
茎顶花为开放花，萼片 5，花瓣 5，白色，先端 2 裂。蒴果近球形。
种子褐色。花期 4 月，果期 5~6 月。
【生　　　　境】生于山坡林下和岩石缝中。

【采 收 加 工】6~7月茎叶大部分枯萎时挖掘根部（以根呈黄色为宜，过早未成熟，过晚浆汁易渗出，遇暴雨易造成腐烂），洗净，放100℃开水锅中焯1~3min，捞起，摊晒至干足；或不经开水焯，直接晒至7~8成干，搓去须根，使参根光滑无毛，再晒至干足。

【药 用 部 位】块根（太子参）。

【化 学 成 分】含环肽类、苷类、磷脂类、挥发油、脂肪酸类、油脂类、甾醇类等成分。

【性　　　味】甘、微苦，微寒。

【功　　　用】益气健脾，生津润肺。主治脾虚体倦，食欲不振，病后虚弱，气阴不足，自汗口渴，肺燥干咳。

【用 法 用 量】煎汤，9~30g。

【使 用 注 意】凡邪实之证禁服。

【营 养 成 分】含糖类、磷脂、氨基酸、微量元素等。

【地方食用习俗】块根常用作炖汤料，亦可泡茶饮。常见菜品有莴笋太子参炒鳝丝、太子参铁皮石斛粥。

漆姑草

别名：珍珠草、瓜槌草

Sagina japonica (Sw.) Ohwi

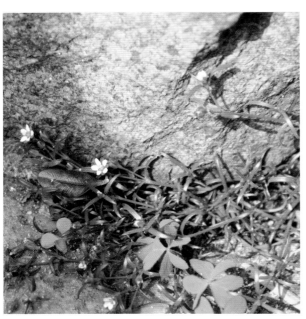 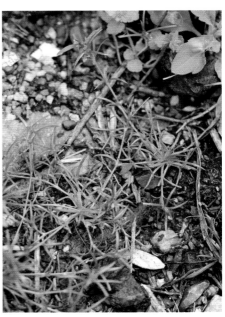

【识别要点】一年生小草本。茎纤细，由基部丛生。单叶对生；叶片线形，基部抱茎。花小型；花萼宿存；花瓣5，白色卵形。蒴果广椭圆状卵球形。种子微圆肾形，密生瘤状凸起。花期5~6月，果期6~8月。

【生　　　境】生于河岸沙质地、撂荒地或路旁草地。

【采 收 加 工】4~5月间采集，晒干或鲜用。

【药 用 部 位】全草（漆姑草）。

【化 学 成 分】含黄酮类、三萜皂苷类、还原糖、有机酸类、油脂、内酯和生物碱类等成分。

【性　　　味】苦、辛，凉。

【功　　　用】凉血解毒，杀虫止痒。主治漆疮，秃疮，湿疹，丹毒，瘰疬，无名肿毒，毒蛇咬伤，鼻渊，龋齿痛，跌打内伤。

【用 法 用 量】煎汤，10~30g；研末或绞汁。外用适量，捣敷，或绞汁涂。

繁　缕

别名：鸡儿肠、鹅耳伸筋

Stellaria media (L.) Villars

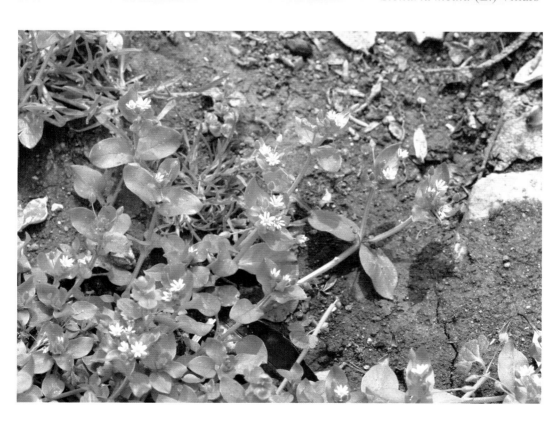

【识 别 要 点】一年生或二年生草本。茎肉质多汁而脆，折断中空。单叶对生，叶
片卵圆形或卵形，光滑无毛。聚伞花序；萼片5；花瓣5，白色。蒴
果卵形。种子黑褐色，表面密生疣状小突点。南方花期2~5月，果
期5~6月；北方花期7~8月，果期8~9月。

【生　　　境】生于田间路边或溪旁草地。

【采 收 加 工】春、夏、秋季花开时采集，晒干。

【药 用 部 位】全草（繁缕）。

【化 学 成 分】含糖苷类、蒽醌类、皂苷类、黄酮类和酚酸类等成分。

【性　　　味】微苦、甘、酸，凉。

【功　　　用】清热解毒，凉血消痈，活血止痛，下乳。主治痢疾，肠痈，肺痈，
乳痈，疔疮肿毒，痔疮肿痛，出血，跌打伤痛，产后瘀滞腹痛，乳
汁不下。

【用 法 用 量】煎汤，15~30g，鲜品30~60g；或捣汁。外用适量，捣敷或烧存性研
末调敷。

【使 用 注 意】孕妇忌服。

【营 养 成 分】含氨基酸、多种维生素和矿物质，尤其是钙、钾、维生素C的含量高。

【地方食用习俗】3月左右采摘嫩梢和幼苗，可炒食、做汤、凉拌、熬粥等，亦作火锅
菜料。常见菜品有炒繁缕、凉拌繁缕。

麦蓝菜

别名：麦蓝子、王不留行

Vaccaria segetalis (Neck.) Garcke ex Asch.

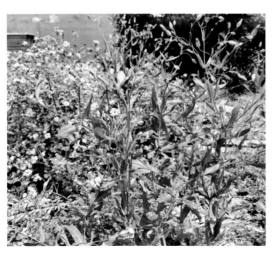
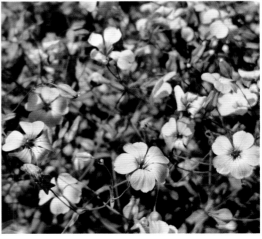

【识 别 要 点】一年生或二年生草本。茎节处略膨大。单叶对生；叶片卵状披针形或线状披针形，全缘。聚伞花序；萼筒有5条绿色棱翘；花瓣5，淡红色，倒卵形。蒴果广卵形，包在萼筒内。花期4~5月，果熟期6月。

【生　　　　境】生于田边或耕地附近的丘陵地，尤以麦田中最为普遍。

【采 收 加 工】夏季果实成熟且果皮尚未开裂时采割植株，晒干，打下种子，晒干。

【药 用 部 位】种子（王不留行）。

【化 学 成 分】含甾体类、黄酮类、苯丙素类、挥发油等成分。

【性　　　　味】苦，平。

【功　　　　用】活血通经，下乳消肿，利尿通淋。主治闭经，痛经，乳汁不下，乳痈肿痛，淋证涩痛。

【用 法 用 量】煎汤，6~10g。

【使 用 注 意】孕妇、血虚无瘀滞者均禁服。

【营 养 成 分】含蛋白质、纤维素、维生素和矿物质等。

【地方食用习俗】嫩叶热水焯熟后可食用。种子可制酒、醋。常见菜品有凉拌麦蓝菜、炒麦蓝菜、麦蓝菜汤。

藜 科

厚皮菜

别名：甜菜、冬菜

Beta vulgaris L. var. *cicla* L.

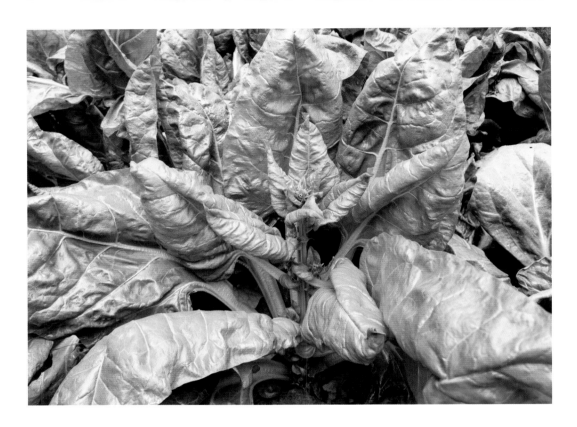

【识别要点】一年生或二年生草本。茎至开花时抽出。叶互生；有长柄；叶片肉质光滑，绿色。花两性，单生或聚生为圆锥花序；花被片5，果时包覆果实，变硬革质；花盘肥厚。种子圆形或肾形。花期5~6月，果期7月。

【生　　　境】多有栽培。

【采 收 加 工】茎、叶夏、秋季均可采收，鲜用或晒干。7月果实成熟时采收，晒干。

【药 用 部 位】茎叶（莙荙菜）、果实（莙荙子）。

【化 学 成 分】含阿魏酸、β–胡萝卜素、叶绿素、酶等成分。

【性　　　味】甘、苦，寒。

【功　　　用】（1）**莙荙菜**：清热解毒，行瘀止血。主治时行热病，痔疮，麻疹透发不畅，吐血，热毒下痢，闭经，淋浊，痈肿，跌打损伤，蛇虫咬伤。

（2）菾菜子：清热解毒，凉血止血。主治小儿发热，痔瘘下血。

【用法用量】（1）菾菜：煎汤，15~30g，鲜品 60~120g；或捣汁。外用，捣敷或研末敷。

（2）菾菜子：煎汤，6~9g；或研末。外用，醋浸涂擦。

【使用注意】脾虚泄泻者禁服。

【营养成分】含粗蛋白、脂肪、膳食纤维、多种维生素及微量元素等。

【地方食用习俗】根多生吃，也可切块拌沙拉、切丝凉拌等。常见菜品有凉拌甜菜根、炒甜菜根、甜菜根牛肉汤。

【食用注意】根生吃时最好切小块，避免味道过重。

藜

别名：灰藋、灰菜

Chenopodium album L.

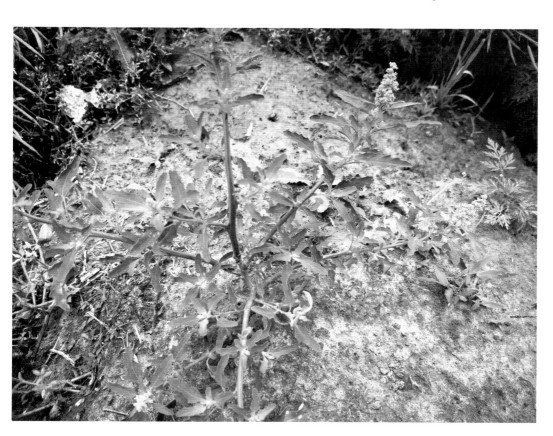

【识 别 要 点】一年生草本。叶互生；叶柄与叶片近等长；下部叶片菱状卵形或卵状三角形，上部叶片披针形。圆锥状花序；花小，黄绿色。胞果近圆形，包于花被内。种子黑色，有光泽。花期8~9月，果期9~10月。

【生　　　境】生于荒地、路旁及山坡。

【采 收 加 工】春、夏季割取全草，鲜用或晒干备用。秋季果实成熟时，割取全草，打下果实和种子，晒干或鲜用。

【药 用 部 位】幼嫩全草（藜）、果实或种子（藜实）。

【化 学 成 分】含黄酮类、皂苷类、甾醇类、脂肪酸类和挥发油等成分。

【性　　　味】（1）藜：甘，平。有小毒。

　　　　　　　（2）藜实：苦、微甘，寒。有小毒。

【功　　　用】（1）藜：清热祛湿，解毒消肿，杀虫止痒。主治发热，咳嗽，痢疾，腹泻，腹痛，疝气，龋齿痛，湿疹，疥癣，白癜风，疮疡肿痛，毒虫咬伤。

　　　　　　　（2）藜实：清热祛湿，杀虫止痒。主治小便不利，水肿，皮肤湿疮，头疮，耳聋。

【用 法 用 量】（1）藜：煎汤，15~30g。外用，煎水漱口或熏洗，或捣涂。

　　　　　　　（2）藜实：煎汤，10~15g。外用适量，水煎洗，或烧灰调敷。

【营 养 成 分】含蛋白质、脂肪、糖类、粗纤维、微量元素、胡萝卜素、维生素等。

【地方食用习俗】幼苗和嫩茎叶沸水焯后换清水浸泡半日，可炒食、凉拌、做汤。阴干后可贮存。常见菜品有凉拌灰菜、灰菜炒肉丝。

菠　菜

别名：菠棱菜、鹦鹉菜

Spinacia oleracea L.

【识 别 要 点】一年生草本。幼根带红色。茎通常不分枝，柔嫩多汁。叶互生，具长柄；基部和茎下部叶较大，向上渐小。花单性，雌雄异株；雄花排成穗状圆锥花序，花被片黄绿色；雌花无花被。胞果，有2角刺。种子直立。花期4~6月，果熟期6月。

【生　　　境】栽培，为极常见的蔬菜之一。

【采 收 加 工】全草冬、春季采收，除去泥土、杂质，洗净鲜用。6~7月种子成熟时，割取地上部分，打下果实，晒干或鲜用。

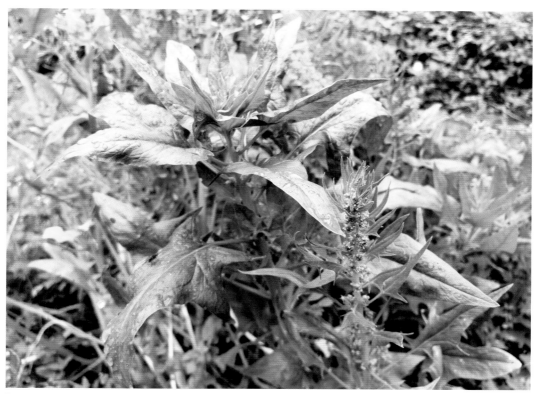

江苏如皋
常见中草药图鉴

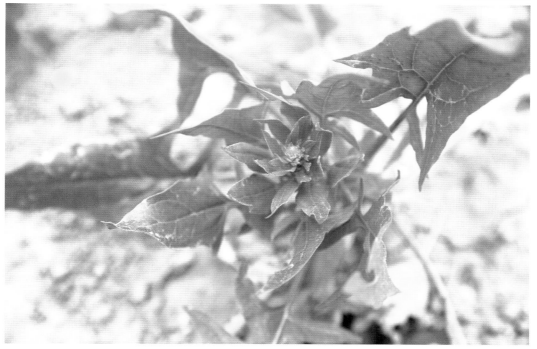

【药 用 部 位】全草（菠菜）、种子（菠菜子）。

【化 学 成 分】含黄酮类、酚类、甾体类、生物碱类、皂苷类等成分。根中含菠菜皂苷 A、菠菜皂苷 B，种子含小龙骨素 B、蜕皮甾酮等成分。

【性　　　味】甘，平。

【功　　　用】（1）菠菜：养血，止血，平肝，润燥。主治衄血，便血，头痛，目眩、目赤，夜盲症，消渴引饮，便闭，痔疮。

（2）菠菜子：清肝明目，止咳平喘。主治风火目赤肿痛，咳喘。

【用 法 用 量】（1）菠菜：适量煮食，或捣汁。

（2）菠菜子：煎汤，9~15g；或研末。

【使 用 注 意】菠菜不可多食。

【营 养 成 分】含蛋白质、脂肪、粗纤维、糖类、胡萝卜素、维生素及微量元素等。

【地方食用习俗】菠菜可以整用，也可只用其叶或只用根茎。其经霜雪后有甜味，风味更佳。菠菜经开水焯后，如皋人喜加炒熟芝麻末凉拌。菠菜还可荤素搭配烧煮、清炒、挂面炸食、汆汤等；也可做馅，或配用于面、粥等主食，或作为冷热菜的围边、垫底或点缀；叶可制泥，可榨汁配色应用。菠菜烫后晾干，可以贮存，用时温水泡发，色泽鲜明如生。常见菜品有芝麻拌菠菜、清炒菠菜，菠菜鸡蛋汤、菠菜猪肝汤、菠菜粥等。

【食 用 注 意】菠菜含有草酸，是其涩味的来源，圆叶品种含量尤多，食后会影响人体对钙的吸收，因此食用此种菠菜时宜先焯过，去掉菜水，以减少草酸含量。生菠菜不宜与豆腐等豆制品共煮，否则会影响消化，共煮前应先用沸水焯烫。

牛　膝

别名：牛磕膝、倒扣草

Achyranthes bidentata Blume

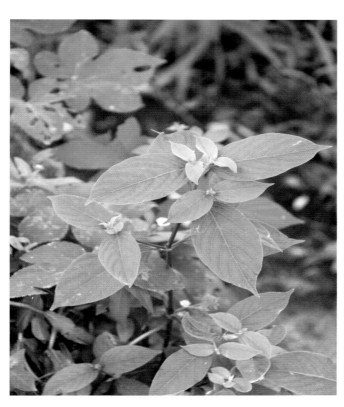
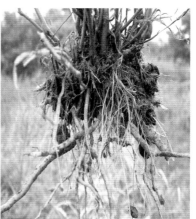
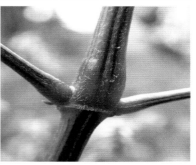

【识 别 要 点】多年生草本。根圆柱形。茎有棱角或四方形。单叶对生，叶椭圆形
或椭圆披针形。穗状花序；花多数，密生；花被片披针形。胞果矩
圆形。种子矩圆形。花期 7~9 月，果期 9~10 月。

【生　　　境】生于山坡林下。

【采 收 加 工】冬季茎叶枯萎时采挖根，除去须根和泥沙，捆成小把，晒至干皱后，
将顶端切齐，晒干。春、夏、秋季采收茎叶，鲜用。

【药 用 部 位】根（牛膝）、茎叶（牛膝茎叶）。

【化 学 成 分】含皂苷类、甾酮类、多糖、脂肪酸类、有机酸类等成分。枝条含生
物碱类等成分。

【性　　　味】（1）牛膝：苦、甘、酸，平。

（2）牛膝茎叶：苦、酸，平。

【功　　　用】（1）牛膝：逐瘀通经，补肝肾，强筋骨，利尿通淋，引血下行。主治闭经，痛经，腰膝酸痛，筋骨无力，淋证，水肿，头痛，眩晕，牙痛，口疮，吐血，衄血。

（2）牛膝茎叶：祛寒湿，强筋骨，活血利尿。主治寒湿痿痹，腰膝疼痛，淋闭，久疟。

【用 法 用 量】（1）牛膝：煎汤，5~15g；或浸酒；或入丸、散剂。外用适量，捣敷，捣汁滴鼻，或研末撒入牙缝。

（2）牛膝茎叶：煎汤，3~9g；或浸酒；外用适量，捣敷或捣汁点服。

【使 用 注 意】牛膝凡中气下陷，脾虚泄泻，下元不固，梦遗滑精，月经过多及孕妇均禁服。

【营 养 成 分】含蛋白质、脂肪、维生素、矿物质等。

【地方食用习俗】根可以泡酒、煮粥、煲汤、泡茶等。常见菜品有牛膝粥、牛膝炒莴笋、牛膝烧蹄筋。

喜旱莲子草

别名：水花生、空心莲子草

Alternanthera philoxeroides (Mart.) Griseb.

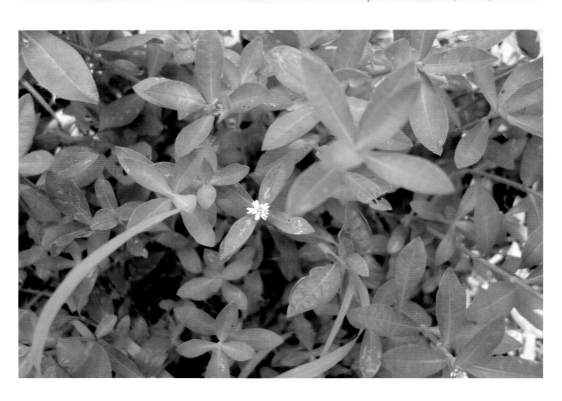

【识 别 要 点】多年生草本。茎基部匍匐，中空。叶对生，叶片倒卵形或倒卵状披针形。头状花序；苞片和小苞片干膜质，白色，宿存；花被片白色，长圆形。果实未见。花期5~10月。

【生　　　境】生于池沼、水沟。

【采 收 加 工】春、夏、秋季均可采收，除去杂草，鲜用或晒干。

【药 用 部 位】全草（空心苋）。

【化 学 成 分】含萜类、糖苷等成分。

【性　　　味】苦、甘，寒。

【功　　　用】清热凉血，解毒，利尿。主治咳血，尿血，感冒发热，麻疹，乙型脑炎，黄疸，淋浊，痄腮，湿疹，痈肿疔疮，毒蛇咬伤。

【用 法 用 量】煎汤，30~60g，鲜品加倍；或捣汁。外用适量，捣敷或捣汁涂。

鸡冠花

别名：鸡公花、鸡角枪

Celosia cristata L.

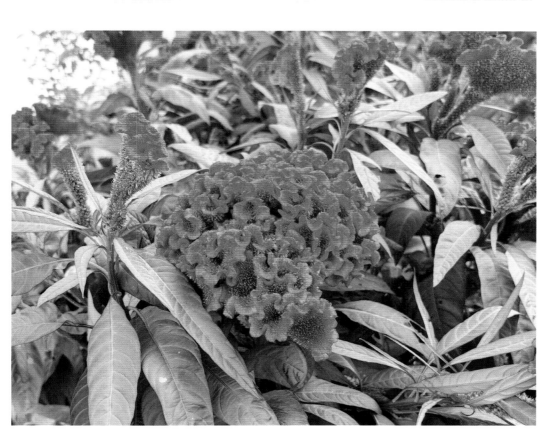

【识 别 要 点】一年生草本。单叶互生，叶片长椭圆形至卵状披针形。穗状花序常呈鸡冠状，色有紫、红、淡红、黄或杂色；花密生；花被 5，干膜质透明。胞果。花期 7~9 月，果期 9~10 月。

【生　　　境】多为栽培。

【采 收 加 工】当年 8~9 月把花序连一部分茎秆割下，捆成小把晒或晾干后，剪去茎秆即成。夏、秋季种子成熟时割取果序，日晒，取净种子，晒干。夏季采收茎叶或全草，鲜用或晒干。

【药 用 部 位】花序（鸡冠花）、种子（鸡冠子）、茎叶或全草（鸡冠苗）。

【化 学 成 分】含黄酮类、皂苷类、甾类、有机酸类和萜类等成分。

【性　　　味】（1）鸡冠花：甘、涩，凉。

（2）鸡冠子：甘，凉。

（3）鸡冠苗：甘，凉。

【功　　　用】（1）鸡冠花：凉血止血，止带，止痢。主治诸出血证，带下病，泄泻，痢疾。

（2）鸡冠子：凉血止血，清肝明目。主治便血，崩漏，赤白痢，目赤肿痛。

（3）鸡冠苗：清热凉血，解毒。主治吐血，衄血，崩漏，痔疮，痢疾，荨麻疹。

【用 法 用 量】（1）鸡冠花：煎汤，9~15g；或入丸、散剂。外用适量，煎汤熏洗，或研末调敷。

（2）鸡冠子：煎汤，4.5~9g；或入丸、散剂。

（3）鸡冠苗：煎汤，9~15g。外用适量，捣敷，或煎汤外洗。

【营 养 成 分】含蛋白质、微量元素等。

【地方食用习俗】鲜花序可煎汤、清炒、凉拌、煲汤、清蒸等。常见菜品有鸡冠花炒虾仁、鸡冠花炖猪肝、鸡冠花蚌肉汤、龟胶鸡冠花蛋汤。

鹅掌楸

别名：马褂木、双飘树

Liriodendron chinense (Hemsl.) Sarg.

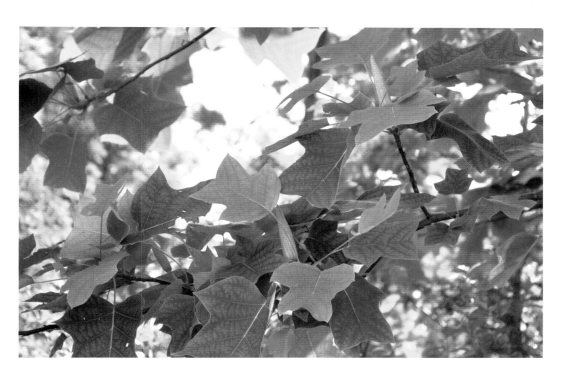

【识别要点】乔木。叶马褂状。花杯状；花被片9；外轮3片，绿色萼片状；内两轮6片花瓣状，绿色，具黄色纵条纹。聚合果，具翅小坚果。花期5月，果期9~10月。

【生　　　境】生于山地林中，或成小片纯林。常栽培供观赏。

【采 收 加 工】夏、秋采收树皮，晒干。秋季采挖根，除尽泥土，鲜用或晒干。

【药 用 部 位】皮（凹朴皮）、根（鹅掌楸根）。

【化 学 成 分】叶含美鹅掌楸内酯、表美鹅掌楸内酯。皮含鹅掌楸苷。木质部含鹅掌楸碱、海罂粟碱、去氢海罂粟碱等成分。

【性　　　味】辛，温。

【功　　　用】（1）凹朴皮：祛风除湿，散寒止咳。主治风湿痹痛，风寒咳嗽。

（2）鹅掌楸根：祛风湿，强筋骨。主治风湿关节痛，肌肉痿软。

【用 法 用 量】（1）凹朴皮：煎汤，9~15g。

（2）鹅掌楸根：煎汤，15~30g；或浸酒。

荷花玉兰

Magnolia grandiflora L.

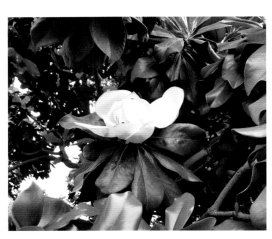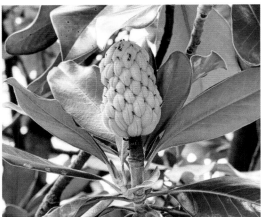

【识别要点】常绿乔木。叶厚革质，椭圆形、长圆状椭圆形或倒卵状椭圆形。花白色，有芳香；花被片9~12，厚肉质，倒卵形。聚合蓇葖果圆柱状长圆形或卵圆形。种子近卵圆形或卵形。花期5~6月，果期9~10月。

【生　　　境】多栽培。

【采 收 加 工】春季采收未开放的花蕾，白天暴晒，晚上发汗，五成干时，堆放1~2d，再晒至全干。树皮随时可采。

【药 用 部 位】花和树皮（广玉兰）。

【化 学 成 分】含倍半萜类、挥发油、黄酮类、木脂素类、脂肪酸类、香豆素类等成分。

【性　　　味】辛，温。

【功　　　用】祛风散寒，行气止痛。主治外感风寒，头痛鼻塞，脘腹胀痛，呕吐腹泻，高血压，偏头痛。

【用 法 用 量】煎汤，花3~10g，树皮6~12g。外用适量，捣敷。

【营 养 成 分】含维生素、蛋白质、糖类、微量元素等。

【地方食用习俗】花被和花蕾可做沙拉或蘸酱料生食，亦可做汤、炒菜等。

樟

别名：小叶樟、香樟

Cinnamomum camphora (L.) Presl.

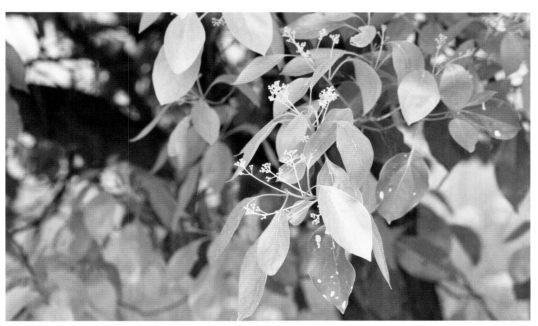

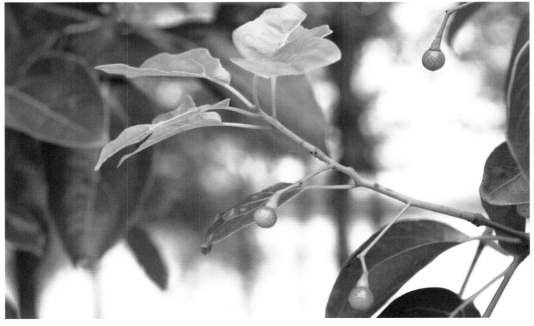

【识 别 要 点】常绿大乔木。枝、叶及木材均有樟脑气味。叶互生；叶片卵形或卵状椭圆形；离基三出脉。圆锥花序；花两性，绿白色或黄绿色；花被筒倒锥形。果实近球形或卵球形，紫黑色。花期4~5月，果期8~11月。

【生　　　　境】生于山坡或沟谷中。多栽培。

【采 收 加 工】冬季砍收树干，锯段，劈成小块，晒干即为樟木。春、秋季采挖根，切片，晒干；不宜火烘，以免香气挥发。全年可剥取树皮，切段，鲜用或晒干。3月下旬以前及5月上旬后含油多时采叶，鲜用或晾干。11~12月间采摘成熟果实，晒干。秋、冬季摘取或拾取自落果梨，晒干即得樟梨子。

【制　　　　法】9~12月砍伐50年以上的老树，取其树根、树干、树枝，锯劈成碎片（树叶亦可用），置蒸馏器中蒸馏，樟木中含有的樟脑及挥发油即随水蒸气馏出，冷却后即得粗制樟脑。粗制樟脑再经升华精制，即得精制樟脑粉。将樟脑粉入模型中压榨，则成透明的樟脑块。密闭瓷器中，放干燥处。

【药 用 部 位】木材（樟木）、根（香樟根）、树皮（樟树皮）、叶或枝叶（樟树叶）、成熟果实（樟木子）、病态果实（樟梨子）、根干枝叶经蒸馏精制而成的颗粒状物（樟脑）。

【化 学 成 分】含挥发油、生物碱类、脂肪油类等成分，主要成分为樟脑。

【性　　　　味】（1）**樟木**：辛，温。

（2）**香樟根**：辛，温。

（3）**樟树皮**：辛、苦，温。

（4）**樟树叶**：辛，温。

（5）**樟木子**：辛，温。

（6）**樟梨子**：辛，温。

（7）**樟脑**：辛，热。有小毒。

【功　　　　用】（1）**樟木**：祛风散寒，温中理气，活血通络。主治风寒感冒，胃寒胀痛，寒湿吐泻，风湿痹痛，脚气病，跌打伤痛，疥癣风痒。

（2）**香樟根**：温中止痛，辟秽和中，祛风除湿。主治胃脘疼痛，霍乱吐泻，风湿痹痛，皮肤瘙痒等。

（3）**樟树皮**：祛风除湿，暖胃和中，杀虫疗疮。主治风湿痹痛，胃脘疼痛，呕吐泄泻，脚气肿痛，跌打损伤，疥癣疮毒，毒虫蜇伤。

（4）**樟树叶**：祛风，除湿，杀虫，解毒。主治风湿痹痛，胃痛，水火烫伤，疮疡肿毒，慢性下肢溃疡，疥癣，皮肤瘙痒，毒虫咬伤。

（5）樟木子：祛风散寒，温胃和中，理气止痛。主治脘腹冷痛，寒湿吐泻，气滞腹胀，脚气病。

（6）樟梨子：健胃温中，理气止痛。主治胃寒脘腹疼痛，食滞腹胀，呕吐腹泻；外治疮肿。

（7）樟脑：通关窍，利滞气，辟秽浊，杀虫止痒，消肿止痛。主治热病神昏，中恶猝倒，痧胀，吐泻腹痛，寒湿脚气，疥疮顽癣，秃疮，冻疮，臁疮，水火烫伤，跌打伤痛，牙痛，风火赤眼。

【用 法 用 量】（1）樟木：煎汤，10~20g；研末，3~6g；或泡酒饮。外用适量，煎汤外洗。

（2）香樟根：煎汤，3~10g；或研末调服。外用适量，煎汤外洗。

（3）樟树皮：煎汤或浸酒，10~15g。外用适量，煎汤外洗。

（4）樟树叶：煎汤，3~10g；或捣汁、研末。外用适量，煎汤外洗，或捣敷。

（5）樟木子：煎汤，10~15g。外用适量，煎汤洗，或研末以水调敷患处。

（6）樟梨子：煎汤，6~12g。外用适量，磨汁涂患处。

（7）樟脑：内服，入丸、散剂，0.06~0.15g，不入煎剂。外用适量，研末，或溶于酒中，或入软膏敷搽。

【使 用 注 意】樟木孕妇禁服。香樟根凡气虚有内热者禁服。樟树叶孕妇禁服。樟脑内服不宜过量，气虚及孕妇禁服，皮肤过敏者慎用。

芍 药

别名：土白芍、芍药花

Paeonia lactiflora Pall.

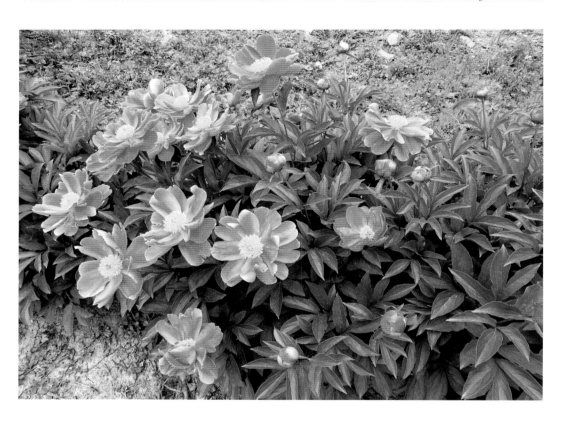

【识 别 要 点】多年生草本。根粗壮。下部茎生叶为二回三出复叶，上部茎生叶为
三出复叶；小叶狭卵形，椭圆形或披针形。花数朵；花瓣倒卵形，
白色或紫红色，有时基部具深紫色斑块。蓇葖果顶端具喙。花期
5~6 月，果期 8 月。

【生　　　境】生于山坡、山谷的灌木丛或草丛中。多栽培。

【采 收 加 工】9~10 月采挖栽培三、四年生的根，除去地上茎及泥土，水洗，放入
开水中煮 5~15min 至无硬心，用竹刀刮去外皮，晒干或切片晒干后
得"白芍"。春、秋两季采挖根，除去根茎、须根及泥沙，晒干后
得"赤芍"。

【药 用 部 位】根（白芍、赤芍）。

【化 学 成 分】含苷类、萜类、黄酮类、鞣质、挥发油、酚类等成分。

【性　　　味】（1）**白芍**：苦、酸，微寒。

（2）**赤芍**：苦，微寒。

【功　　　用】（1）**白芍**：养血调经，敛阴止汗，柔肝止痛，平抑肝阳。主治血虚萎黄，月经不调，自汗，盗汗，胁痛，腹痛，四肢挛痛，头痛眩晕。

（2）**赤芍**：清热凉血，散瘀止痛。主治热入营血，温毒发斑，吐血衄血，目赤肿痛，肝郁胁痛，经闭痛经，癥瘕腹痛，跌扑损伤，痈肿疮疡。

【用 法 用 量】（1）**白芍**：煎汤，5~12g，大剂量可用 15~30g；或入丸、散剂。平肝阳宜生用，养肝柔肝宜炒用。

（2）**赤芍**：煎汤，4~10g；或入丸、散剂。

【使 用 注 意】白芍虚寒之证不宜单独应用，反藜芦。赤芍血虚无瘀之证及痈疽已溃者慎服。

【营 养 成 分】含淀粉、蛋白质、粗纤维、粗脂肪及微量元素等。

【地方食用习俗】花瓣可熬粥、泡茶等。常见菜品有芍药花粥、芍药花茶。

牡　丹

别名：木芍药、洛阳花

Paeonia suffruticosa Andr.

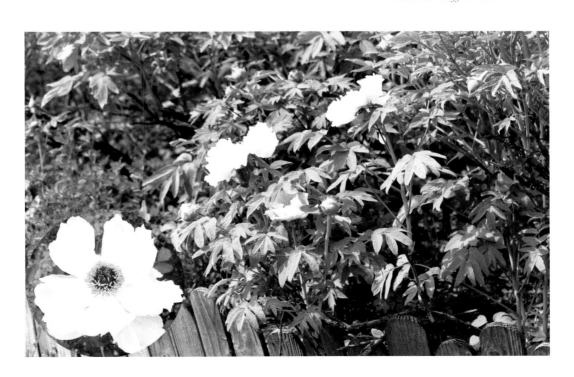

【识 别 要 点】落叶小灌木。根粗大。叶互生，纸质；二回三出复叶或二回羽状复叶。花两性，单生；萼片5，宿存；花瓣5，或为重瓣，倒卵形，紫色、红色、粉红色、玫瑰色、黄色、豆绿色或白色；花盘杯状。蓇葖果长圆形。花期4~5月，果期6~7月。

【生　　　境】生于向阳及土壤肥沃的地方，常栽培于庭院。

【采 收 加 工】秋季采挖根部，除去细根和泥沙，剥取根皮，晒干；或刮去粗皮，除去木心，晒干。前者习称"连丹皮"，后者习称"刮丹皮"。4~5月花盛开时采收，鲜用或晒干。

【药 用 部 位】根皮（牡丹皮）、花（牡丹花）。

【化 学 成 分】含酚类、单萜苷类、鞣质等成分。

【性　　　味】（1）牡丹皮：苦、辛，微寒。

　　　　　　　（2）牡丹花：苦、甘，平。

【功　　　用】（1）牡丹皮：清热凉血，活血化瘀。主治热入营血，温毒发斑，吐血衄血，夜热早凉，无汗骨蒸，经闭痛经，跌扑伤痛，痈肿疮毒。

　　　　　　　（2）牡丹花：活血调经。主治妇女月经不调，经行腹痛。

【用 法 用 量】（1）牡丹皮：煎汤，6~9g；或入丸、散剂。清营、除蒸、消痈宜生用；凉血、止血宜炒用；活血散瘀宜酒炒。胃虚者，酒拌蒸；实热者，生用。

　　　　　　　（2）牡丹花：煎汤，3~6g。

【使 用 注 意】牡丹皮血虚、虚寒诸证，孕妇及妇女月经过多者禁服。

【营 养 成 分】花瓣含蛋白质、脂肪、淀粉、糖类、矿物质、维生素等。

【地方食用习俗】花可以炸、烧、煎或做汤、做蜜酱。常见菜品有煎牡丹、炸牡丹、牡丹羹、牡丹银耳汤。

石龙芮

别名：野水芹、水堇

Ranunculus sceleratus L.

【识 别 要 点】一年生或二年生草本。须根簇生。基生叶肾状圆形，3浅裂；茎下部叶同基生叶，基部扩大成膜质宽鞘抱茎。聚伞花序；花两性；花瓣倒卵形，淡黄色。聚合瘦果，倒卵形。花期4~6月，果期5~8月。

【生　　　境】生于河沟边及平原湿地。

【采 收 加 工】在开花末期5月份左右采收全草，洗净鲜用或阴干备用。夏季采收

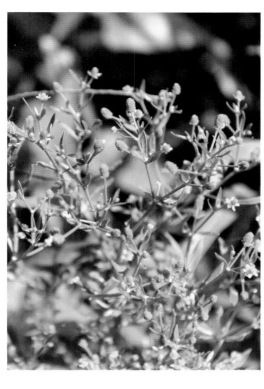
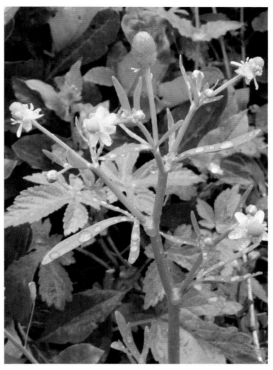

果实，晒干备用。

【药 用 部 位】全草（石龙芮）、果实（石龙芮子）。

【化 学 成 分】含黄酮类、有机酸类、香豆素类、木脂素类和蒽醌类等成分。

【性　　　味】（1）**石龙芮**：苦、辛，寒。有毒。

（2）**石龙芮子**：苦，平。

【功　　　用】（1）**石龙芮**：清热解毒，消肿散结，止痛，截疟。主治痈疖肿毒，毒蛇咬伤，痰核瘰疬，风湿关节肿痛，牙痛，疟疾。

（2）**石龙芮子**：和胃，益肾，明目，祛风湿。主治心腹烦满，肾虚遗精，阳痿阴冷，不育无子，风寒湿痹。

【用 法 用 量】（1）**石龙芮**：煎汤，干品3~9g；炒研为散服，每次1~1.5g。外用适量，捣敷或煎膏涂患处及穴位。

（2）**石龙芮子**：煎汤，3~9g。

【使 用 注 意】石龙芮有毒，内服宜慎。石龙芮子，大戟为之使，畏蛇蜕皮、吴茱萸。

【食 用 注 意】石龙芮与当地平时食用的水芹有区别，切勿误服。

三白草科

蕺　菜

别名：折耳根、鱼腥草

Houttuynia cordata Thunb.

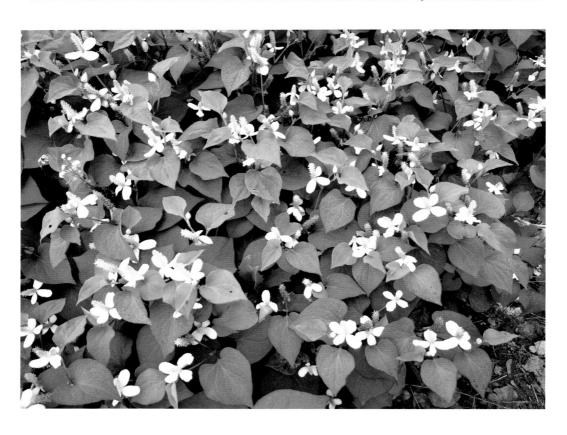

【识 别 要 点】多年生腥臭草本。茎下部伏地。叶互生；薄纸质，有腺点；托叶
下部与叶柄合生为叶鞘；叶片卵形或阔卵形。穗状花序；总苞片 4
枚，白色；花无花被。蒴果卵圆形。种子卵形。花期 5~6 月，果期
10~11 月。

【生　　　　　境】生于山地、沟边、塘边、田埂或林下湿地。

【采 收 加 工】栽种当年或第二年夏、秋季采收带根全草，洗净晒干。鲜用随时可采。

【药 用 部 位】带根全草（鱼腥草）。

【化 学 成 分】含挥发油、黄酮类等成分。

【性　　　　　味】辛，微寒。

【功　　　　　用】清热解毒，消痈排脓，利尿通淋。主治肺痈吐脓，痰热喘咳，热痢，热淋，痈肿疮毒。

【用 法 用 量】煎汤，15~25g，不宜久煎；鲜品用量加倍，水煎或捣汁服。外用适
量，捣敷，或煎汤熏洗患处。

【使 用 注 意】虚寒证慎服。

【营 养 成 分】含蛋白质、脂肪、糖类、胡萝卜素、微量元素、维生素等。

【地方食用习俗】新鲜茎叶可拌凉、炒食、做汤等。根茎可生食、炒食，也可腌食。
常见菜品有糖醋鱼腥草、鱼腥草拌莴笋、凉拌折耳根。

三白草

别名：白面姑、塘边藕

Saururus chinensis (Lour.) Baill.

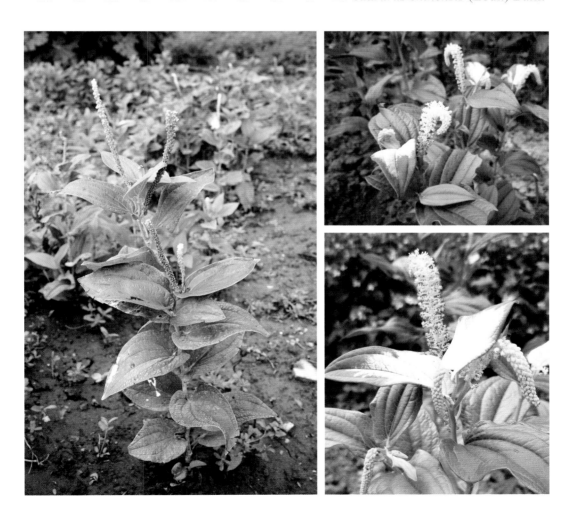

【识 别 要 点】多年生湿生草本。地下茎横走。单叶互生；纸质；叶柄基部与托叶合生成鞘状；叶片基部稍偏斜；花序下的2~3片叶于夏初变为白色，呈花瓣状。总状花序；花两性，无花被。蒴果近球形。种子圆形。花期5~8月，果期6~9月。

【生　　　　境】生于低湿沟边、塘边或溪旁。

【采 收 加 工】地上部分全年均可采收，以夏、秋季为宜，晒干。秋季采挖根茎，除去残茎及须根，鲜用或晒干。

【药 用 部 位】地上部分（三白草）、根茎（三白草根）。

【化 学 成 分】含木脂素类、黄酮类、挥发油类、生物碱类、多糖、多酚类、脂溶性成分和萜类等成分。

【性　　　　味】（1）三白草：甘、辛，寒。

　　　　　　　　（2）三白草根：甘、辛，寒。

【功　　　　用】（1）三白草：清热利水，解毒消肿。主治热淋，血淋，水肿，脚气病、黄疸、痢疾、带下病、痈肿疮毒、湿疹、蛇咬伤。

　　　　　　　　（2）三白草根：利水除湿，清热解毒。主治脚气病，水肿，淋浊，带下病、痈肿、流火、疗疮疥癣、风湿热痹。

【用 法 用 量】（1）三白草：煎汤，10~30g，鲜品倍量。外用，鲜品适量，捣烂外敷或捣汁涂。

　　　　　　　　（2）三白草根：煎汤，9~15g，鲜品30~90g；或捣汁。外用适量，煎汤外洗，研末调敷或鲜品捣烂外敷。

【使 用 注 意】三白草脾胃虚寒者慎服。

【营 养 成 分】含蛋白质、脂肪、维生素和矿物质等。

【地方食用习俗】嫩叶可作蔬菜。

虞美人

别名：丽春花、赛牡丹

Papaver rhoeas L.

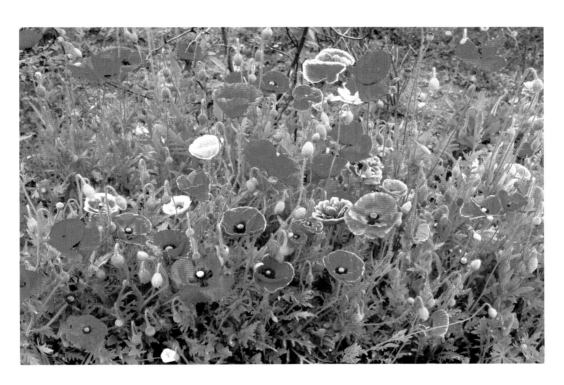

【识别要点】一年生或二年生草本。全体被伸展刚毛。叶互生，叶片披针形。花
单生，颜色鲜艳；萼片绿色；花瓣紫红色。蒴果阔倒卵形，孔裂。
种子肾状长圆形。花期4~5月，果期5~7月。

【生　　境】庭院栽培。

【采收加工】全草夏、秋季采集，晒干。花盛开时采摘，晒干。果实待蒴果干枯、
种子成褐色时采摘，撕开果皮将种子轻轻抖入容器内，晒干。

【药用部位】全草或花、果实（丽春花）。

【化学成分】含生物碱类、黄酮类、皂苷类、挥发油等成分。

【性　　味】苦、涩、微寒。有毒。

【功　　用】镇咳，镇痛，止泻。主治咳嗽，偏头痛，腹痛，痢疾。

【用法用量】煎汤，花1.5~3g，全草3~6g。

十字花科

荠

别名：荠菜、菱角菜

Capsella bursa-pastoris (L.) Medic.

江苏如皋
常见中草药图鉴

70

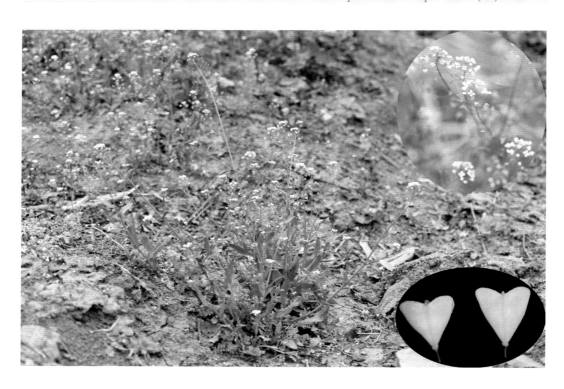

【识 别 要 点】一年生或二年生草本。基生叶丛生呈莲座状，大头羽状分裂；茎生叶窄披针形或披针形，边缘有缺刻或锯齿。总状花序，花瓣白色。短角果倒三角形。种子椭圆形。花、果期4~6月。

【生　　　境】生于田野、路边及庭院。

【采 收 加 工】3~5月采收全草，除去枯叶杂质，洗净，晒干。4~5月采收花序，晒干。6月果实成熟时，采摘果枝，晒干，揉出种子。

【药 用 部 位】全草（荠菜）、花序（荠菜花）、种子（荠菜子）。

【化 学 成 分】含有机酸类等成分。果皮中含香叶木苷。种子含脂肪油。

【性　　　味】（1）**荠菜**：甘、淡，凉。

（2）**荠菜花**：甘，凉。

（3）**荠菜子**：甘，平。

【功　　　用】（1）**荠菜**：凉肝止血，平肝明目，清热利湿。主治吐血，衄血，咯血，尿血，崩漏，目赤肿痛，眼底出血，高血压，痢疾，肾炎水肿，乳糜尿。

（2）**荠菜花**：凉血止血，清热利湿。主治崩漏，尿血，吐血，咯血，衄血，小儿乳积，痢疾，赤白带下。

（3）**荠菜子**：祛风明目。主治目痛，青盲翳障。

【用 法 用 量】（1）**荠菜**：煎汤，15~30g，鲜品60~120g；或入丸、散剂。外用适量，捣汁点眼。

（2）**荠菜花**：煎汤，10~15g；或研末。

（3）**荠菜子**：煎汤，10~30g。

【使 用 注 意】荠菜子患气，人食之动冷疾；不与面同食，令人胸闷；服丹石人不可食。

【营 养 成 分】含糖类、脂肪、蛋白质、氨基酸、维生素、胡萝卜素、粗纤维及微量元素等。

【地方食用习俗】嫩叶可炒食、做汤、做馅等。常见菜品有凉拌荠菜、清炒荠菜、荠菜面、荠菜炒腊肉、清炒荠菜、蒜蓉辣椒炒荠菜、荠菜馄饨、荠菜春卷等。

碎米荠

别名：宝岛碎米荠、粗毛碎米荠

Cardamine hirsuta L.

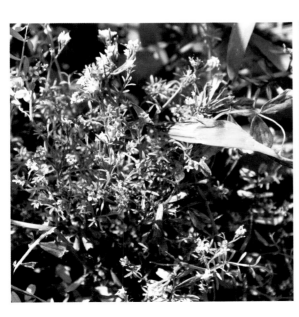
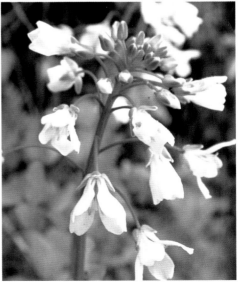

【识 别 要 点】一年生小草本。基生叶具叶柄，顶生小叶肾形或肾圆形；茎生叶具短柄。总状花序；萼片绿色或淡紫色；花瓣白色，倒卵形。长角果线形，稍扁。种子椭圆形，顶端有的具明显的翅。花期 2~4 月，果期 4~6 月。

【生　　　境】生于山坡、路旁、荒地及耕地的草丛中。

【采 收 加 工】2~5 月采集，晒干或鲜用。

【药 用 部 位】全草（白带菜）。

【化 学 成 分】含黄酮类、香豆素类、吲哚类等成分。

【性　　　味】甘，温。

【功　　　用】清热利湿，收敛止带，止痢。主治湿热泻痢，热淋，白带异常，心悸，失眠，虚火牙痛，小儿疳积，吐血，便血，疔疮。

【用 法 用 量】煎汤，15~30g。外用适量，捣敷。

【营 养 成 分】含蛋白质、脂肪、糖类、维生素、矿物质等。

【地方食用习俗】嫩苗可蒸食、炒菜。常见菜品有蒜泥碎米荠、碎米荠蒸菜。

菘　蓝

别名：欧洲菘蓝、大蓝

Isatis indigotica Fort.

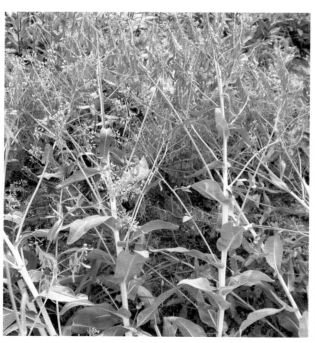
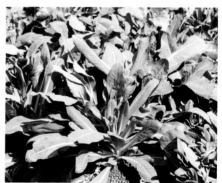
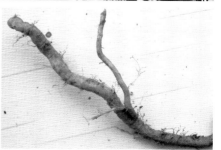

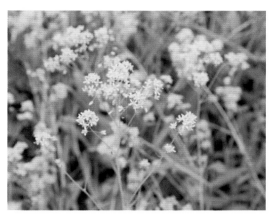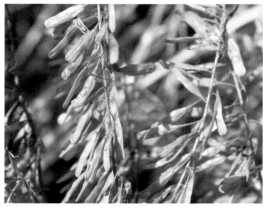

【识别要点】二年生草本。根肥厚，近圆锥形。基生叶莲座状，叶片长圆形至宽倒披针形；茎顶部叶宽条形。总状花序；花瓣4，黄色，宽楔形。短角果近长圆形，扁平，边缘具膜质翅。种子长圆形。花期4~5月，果期5~6月。

【生　　　境】多为栽培。

【采收加工】秋季挖根，去掉茎叶，晒干。8~10月采叶，晒干。

【药用部位】根（板蓝根）、叶（大青叶）。

【化学成分】含生物碱类、硫代葡萄糖苷类、木脂素类、黄酮类、有机酸类、甾醇类、蒽醌类、香豆素类等成分。

【性　　　味】（1）**板蓝根**：苦，寒。

　　　　　　　（2）**大青叶**：苦，寒。

【功　　　用】（1）**板蓝根**：清热解毒，凉血利咽。主治温毒发斑，高热头痛，大头瘟疫，烂喉丹痧，丹毒，痄腮，喉痹，疮肿，水痘，麻疹，肝炎，流行性感冒。

　　　　　　　（2）**大青叶**：清热解毒，凉血消斑。主治温病高热，神昏，发斑发疹，痄腮，喉痹，丹毒，痈肿。

【用法用量】（1）**板蓝根**：煎汤，15~30g，大剂量可用60~120g；或入丸、散剂。外用适量，煎汤熏洗。

　　　　　　　（2）**大青叶**：煎汤，10~15g，鲜品30~60g；或捣汁服。外用适量，捣敷，或煎汤外洗。

【使用注意】板蓝根脾胃虚寒、无实火热毒者慎服。大青叶脾胃虚寒者禁服。

【营养成分】含维生素、叶绿素、膳食纤维及矿物质等。

【地方食用习俗】叶可凉拌、炒菜、煮汤、做馅。常见菜品有凉拌大青叶配海带丝、蒜泥大青叶、大青叶包子。

萝 卜

别名：菜头、菜菔

Raphanus sativus L.

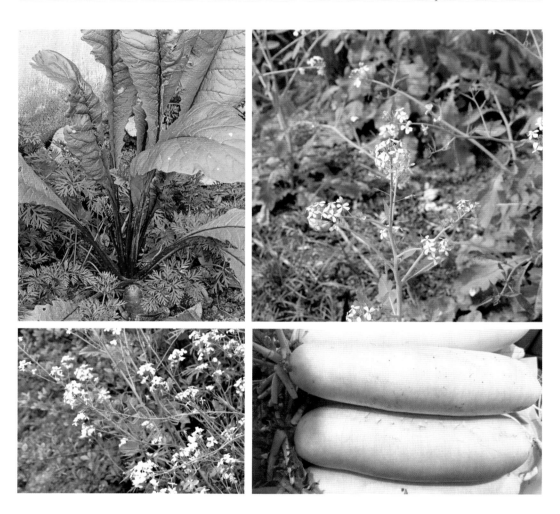

【识 别 要 点】一年生或二年生直立草本。根肥厚，肉质、大小、色泽、形状不一。根生叶丛生，成琴形羽状分裂；茎下部叶琴形羽状分裂；茎上部叶矩圆形，边缘有浅锯齿或近于全缘。总状花序；萼片绿色，外面带淡紫色；花瓣4，具长爪，白色、淡紫色或粉红色。长角果圆柱形。种子红褐色。花期3~6月，果期5~8月。

【生　　　境】均为栽培。

【采 收 加 工】冬季挖取鲜根，去茎叶，洗净。待种子成熟后，连根拔起，剪除地上部分，将根晒干，贮干燥处。冬季或早春采收基生叶，风干或晒干。翌年5~8月，角果充分成熟时采收晒干，打下种子，再晒干，放干燥处贮藏。

【药 用 部 位】鲜根（莱菔）、开花结实后的老根（地骷髅）、基生叶（莱菔叶）、成熟种子（莱菔子）。

【化 学 成 分】含有机酸类成分。根含糖分。叶含叶黄素、挥发油。种子含脂肪油、挥发油。挥发油内有甲硫醇等。

【性　　　味】（1）**莱菔**：辛、甘、凉；熟者甘、平。

（2）**地骷髅**：甘、微辛，平。

（3）**莱菔叶**：辛、苦，平。

（4）**莱菔子**：辛、甘，平。

【功　　　用】（1）**莱菔**：消食，下气，化痰，止血，解渴，利尿。主治消化不良，食积胀满，吞酸，腹泻，痢疾，痰热咳嗽，咽喉不利，咳血，吐血衄血，便血，消渴，淋浊；外治疮疡，损伤瘀肿，烫伤及冻疮。

（2）**地骷髅**：行气消积，宣肺化痰，利水消肿。主治食积气滞，腹胀痞满，痢疾，咳嗽痰多，消渴，脚气病，水肿。

（3）**莱菔叶**：消食理气，清肺利咽，散瘀消肿。主治食积气滞，脘腹痞满，呃逆，吐酸，泄泻，痢疾，咳痰，音哑，咽喉肿痛，妇女乳房肿痛，乳汁不通；外治损伤瘀肿。

（4）**莱菔子**：消食除胀，降气化痰。主治饮食停滞，脘腹胀痛，大便秘结，积滞泻痢，痰壅喘咳。

【用 法 用 量】（1）**莱菔**：生食、捣汁饮，30~100g；或煎汤、煮熟食。外用适量，捣敷，捣汁涂，滴鼻，煎汤外洗。

（2）**地骷髅**：煎汤，10~30g；或入丸、散剂。

（3）**莱菔叶**：煎汤，10~15g；研末或鲜叶捣汁。外用适量，鲜叶捣敷或干叶研末调敷。

（4）**莱菔子**：煎汤，5~10g；或入丸、散剂，宜炒用。外用适量，研末调敷。

【使 用 注 意】莱菔脾胃虚寒者不宜生食。莱菔叶气虚者慎服。莱菔子无食积痰滞及中气虚弱者慎服。

【营 养 成 分】含糖类、维生素、蛋白质、食物纤维、淀粉酶、芥辣油、微量元素等。

【地方食用习俗】如皋人多喜萝卜生吃、凉拌、红烧等，"如皋萝卜干"更是如皋传统名优特产。常见菜品有如皋萝卜皮、凉拌萝卜丝、萝卜丝拌海蜇、萝卜烧肉、白萝卜排骨汤、羊肉炖白萝卜、山楂雪梨白萝卜开胃清肺粥、话梅腌萝卜。

蔊　菜

别名：印度蔊菜、江剪刀草

Rorippa indica (L.) Hiern

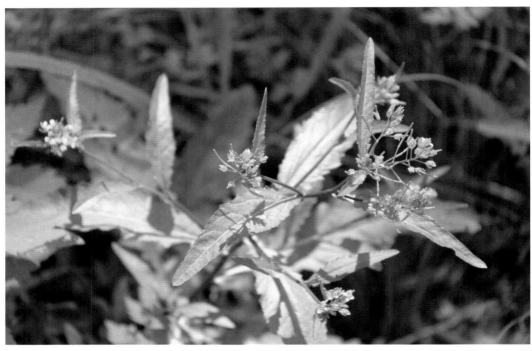

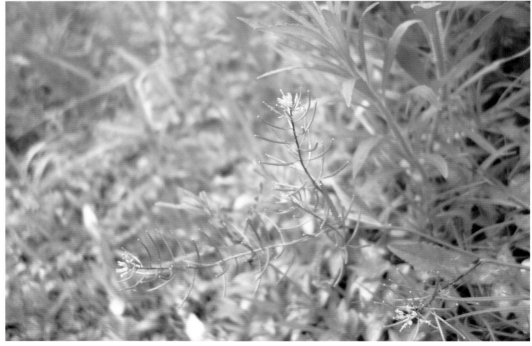

【识 别 要 点】一年生或二年生直立草本。单叶互生；基生叶和茎下部叶具长柄，叶片大头羽状分裂；上部叶具短柄或耳状抱茎。总状花序；萼片 4；花瓣 4，鲜黄色，基部具爪。长角果线状圆柱形。种子淡褐色。花期 4~6 月，果期 6~8 月。

【生　　　境】生于路旁、田边、园圃、河边、屋边墙脚及山坡路旁等较潮湿处。

【采 收 加 工】5~7 月采收全草，鲜用或晒干。

【药 用 部 位】全草（蔊菜）。

【化 学 成 分】含砜类（蔊菜素）、有机酸类、黄酮类、蔊菜酰胺及生物碱类等成分。

【性　　　味】辛，苦，微温。

【功　　　用】祛痰止咳，解表散寒，活血解毒，利湿退黄。主治咳嗽痰喘，感冒发热，麻疹透发不畅，风湿痹痛，咽喉肿痛，疔疮痈肿，漆疮，闭经，跌打损伤，黄疸，水肿。

【用 法 用 量】煎汤，15~30g。外用适量，捣敷。

【使 用 注 意】过量服用可出现轻微的口干、胃部不适等现象，但不影响继续治疗。不能和黄荆叶同用，否则使人肢体麻木。齿痛、目昏，或大便燥疼、疮痔者忌之。

【营 养 成 分】含维生素、胡萝卜素、蛋白质及各种微量元素。

【地方食用习俗】嫩茎叶用沸水中烫后可凉拌、炒食、做汤，还可榨汁。常见菜品有凉拌蔊菜、炒蔊菜、蔊菜黑鱼汤。

景天科

费 菜

别名：景天三七、救心菜

Phedimus aizoon (Linnaeus)'t Hart

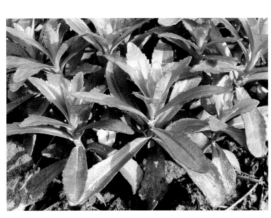
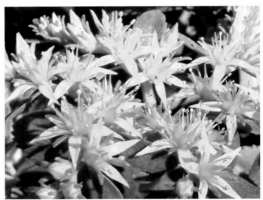

【识 别 要 点】多年生肉质草本。全株无毛。根茎粗短，近木质化；茎直立不分枝。
叶互生或近于对生，叶边缘有不整齐的锯齿。聚伞花序；花瓣5，
黄色。蓇葖果。种子边缘有狭翅。花期6~7月，果期8~9月。

【生　　　　境】生于温暖向阳的山坡岩石上或草地。

【采 收 加 工】春、秋季采挖根部，洗净，晒干。全草随用随采，或秋季采后晒干。

【药 用 部 位】根或全草（景天三七）。

【化 学 成 分】含黄酮类、生物碱类、酚类、三萜类、甾醇类等成分。

【性　　　　味】甘、微酸，平。

【功　　　　用】散瘀，止血，宁心安神，解毒。主治吐血，衄血，咯血，便血，尿
血，崩漏，紫癜，外伤出血，跌打损伤，心悸，失眠，疮疖痈肿，
烫火伤，毒虫蜇伤。

【用 法 用 量】煎汤，15~30g；或鲜品绞汁，30~60g。外用适量，鲜品捣敷或研末
撒敷。

【使 用 注 意】脾胃虚寒者禁服。

【营 养 成 分】含蛋白质、脂肪、糖类、胡萝卜素、维生素等。

【地方食用习俗】嫩茎和鲜叶可凉拌、清炒、炖汤，晒干后亦可用作茶叶，也可以加
工制成饮料。常见菜品有凉拌费菜、炒费菜。

垂盆草

别名：狗牙半支、石指甲

Sedum sarmentosum Bunge

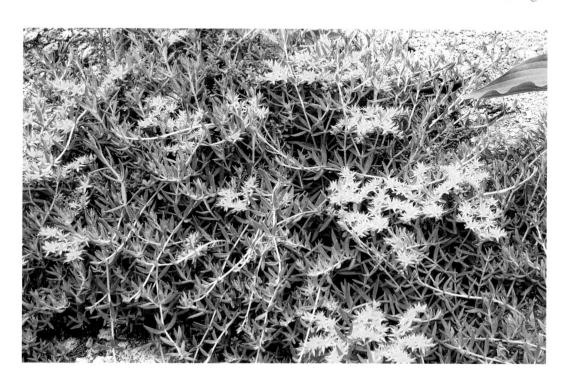

【识别要点】多年生肉质草本。3 叶轮生，叶倒披针形至长圆形。聚伞花序；花无梗；萼片 5 裂；花瓣 5，黄色。蓇葖果。种子卵圆形。花期 5~7 月，果期 8 月。

【生　　境】生于向阳山坡、石隙、沟边及路旁湿润处。

【采收加工】夏、秋二季采收，除去杂质，鲜用或晒干。

【药用部位】全草（垂盆草）。

【化学成分】含黄酮类、甾醇类、生物碱类、三萜类、挥发油等成分。

【性　　味】甘、淡，凉。

【功　　用】利湿退黄，清热解毒。主治湿热黄疸，小便不利，痈肿疮疡。

【用法用量】煎汤，15~30g，鲜品 50~100g；或捣汁。外用适量，捣敷，或研末调搽，或取汁外涂，或煎水湿敷。

【使用注意】脾胃虚寒者慎服。

【营养成分】含维生素、微量元素、糖类、蛋白质、氨基酸等，其中维生素 C 是主要营养成分之一。

【地方食用习俗】垂盆草可直接食用，可榨汁，可煮食。常见菜品有凉拌垂盆草。

蔷薇科

樱 桃

别名：樱珠、牛桃

Cerasus pseudocerasus (Lindl.) G. Don

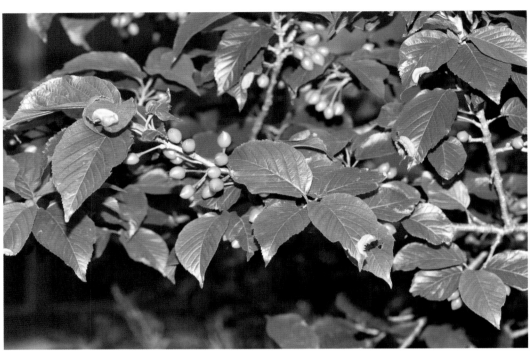

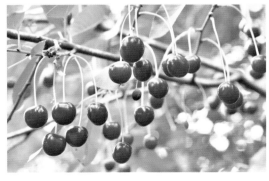
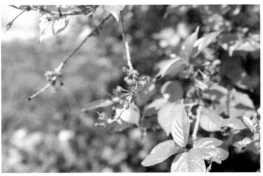

【识 别 要 点】落叶灌木或乔木。叶互生，托叶披针形，叶片卵形或长圆状卵形。
花两性；伞房状或近伞形花序；花瓣白色，卵圆形。核果近球形，
红色。花期3~4月，果期5~6月。

【生　　　境】栽培于庭院或农圃。

【采 收 加 工】5月中旬开始陆续采收成熟果实，采收时要带果柄，轻摘轻放，多鲜

用。成熟果实去核后压榨取得的液汁，即为樱桃水，装入瓷坛封固备用。夏季取成熟果实置于缸中，用器具揉搓，使果肉与核分离，取出核，洗净晒干。夏、秋季采叶，鲜用或晒干。枝条全年可采，切段晒干。根全年可挖，切段晒干或鲜用。花盛开时采摘，晒干。

【药 用 部 位】果实（樱桃）、果实经加工取得的浓汁（樱桃水）、果核（樱桃核）、叶（樱桃叶）、枝条（樱桃枝）、根（樱桃根）、花（樱桃花）。

【化 学 成 分】含挥发油、黄酮类、酚类、花色素苷类、萜类等成分。

【性　　　味】**（1）樱桃：**甘、酸，温。

（2）樱桃水：甘，平。

（3）樱桃核：辛，温。

（4）樱桃叶：甘，苦，温。

（5）樱桃枝：辛、甘，温。

（6）樱桃根：甘，平。

（7）樱桃花：甘，温。

【功　　　用】**（1）樱桃：**补脾益肾。主治脾虚泄泻，肾虚遗精，腰腿疼痛，四肢不仁，瘫痪。

（2）樱桃水：透疹，敛疮。主治疹发不出，冻疮，烧烫伤。

（3）樱桃核：发表透疹，消瘤去瘢，行气止痛。主治痘疹初期透发不畅，皮肤瘢痕，瘿瘤，疝气疼痛。

（4）樱桃叶：温中健脾，止渴止血，解毒杀虫。主治胃寒食积，腹泻，咳嗽，吐血，疮疡肿痛，蛇虫咬伤，滴虫阴道炎。

（5）樱桃枝：温中行气，止咳，去斑。主治胃寒脘痛，咳嗽，雀斑。

（6）樱桃根：杀虫，调经，益气阴。主治绦虫、蛔虫、蛲虫病，闭经，劳倦内伤。

（7）樱桃花：养颜去斑。主治面部粉刺。

【用 法 用 量】**（1）樱桃：**煎汤，30~150g；或浸酒。外用适量，浸酒涂擦或捣敷。

（2）樱桃水：适量，炖温。外用适量，搽。

（3）樱桃核：煎汤，5~15g。外用适量，磨汁涂，或煎水熏洗。

（4）樱桃叶：煎汤，15~30g；或捣汁。外用适量，捣敷，或煎水熏洗。

（5）樱桃枝：煎汤，3~10g。外用适量，煎汤外洗。

（6）樱桃根：煎汤，9~15g，鲜品30~60g。外用适量，煎汤外洗。

（7）樱桃花：外用适量，煎汤外洗。

【使 用 注 意】樱桃不宜多食。樱桃核痘症阳症忌服，春夏切忌。

【营 养 成 分】含糖类、枸橼酸、酒石酸、胡萝卜素、维生素、矿物质等。

【地方食用习俗】果实为应季水果，亦可做酱等。常见菜品有樱桃酱。

蛇　莓

别名：蛇皮藤、龙衔珠

Duchesnea indica (Andr.) Focke

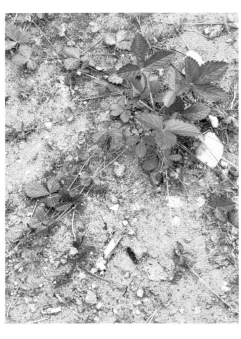
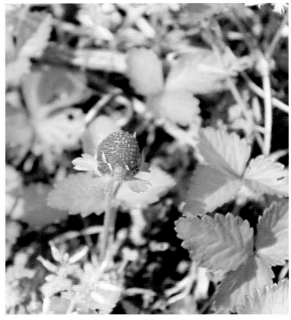

【识 别 要 点】多年生草本。匍匐茎。基生叶数个；茎生叶互生，三出复叶，小叶片
　　　　　　　倒卵形至菱状长圆形。花单生；花瓣5，倒卵形，黄色；花托
　　　　　　　在果期膨大，海绵质，鲜红色。瘦果卵形。花期6~8月，果期
　　　　　　　8~10月。

【生　　　　境】生于山坡、河岸、草地、潮湿处。

【采 收 加 工】6~11月采收全草，晒干或鲜用。夏、秋季采挖根，除去茎叶，晒干
　　　　　　　或鲜用。

【药 用 部 位】全草（蛇莓）、根（蛇莓根）。

【化 学 成 分】含萜类、黄酮类、酚酸类、脂类、甾醇类等成分。

【性　　　　味】（1）**蛇莓**：甘、苦，寒。有小毒。

（2）**蛇莓根**：苦、微甘，寒。有小毒。

【功　　　用】（1）**蛇莓**：清热解毒，凉血止血，散瘀消肿。主治热病，惊痫，感冒，痢疾，黄疸，目赤，口疮，咽痛，疰腮，疔肿，毒蛇咬伤，吐血，崩漏，月经不调，烫火伤，跌打肿痛。

（2）**蛇莓根**：清热泻火，解毒消肿。主治热病，小儿惊风，目赤红肿，疰腮，牙龈肿痛，咽喉肿痛，热毒疮疡。

【用 法 用 量】（1）**蛇莓**：煎汤，9~15g，鲜品30~60g；或捣汁饮。外用适量，捣敷或研末撒。

（2）**蛇莓根**：煎汤，3~6g。外用适量，捣敷。

【营 养 成 分】含维生素、微量元素等。

【地方食用习俗】成熟果实可直接食用，亦可加工成果汁、果酱、罐头等。

【食 用 注 意】蛇莓性寒，脾胃虚弱的人群不宜食用。

枇　杷

别名：卢桔、卢橘

Eriobotrya japonica (Thunb.) Lindl.

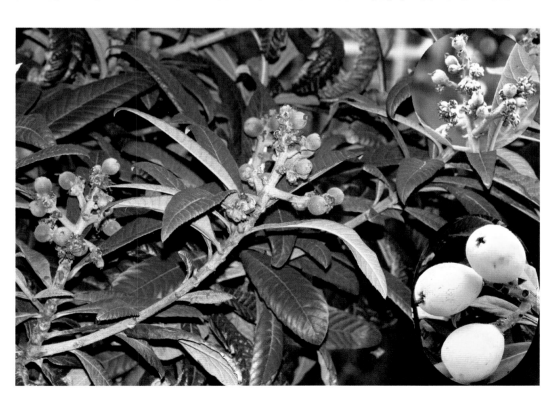

【识别要点】常绿小乔木。小枝密生锈色或灰棕色绒毛。单叶互生；叶片革质，披针形、倒披针形、倒卵形或长椭圆形；叶片及叶柄密生灰棕色绒毛。圆锥花序，总花梗和花梗密生锈色绒毛，花瓣白色。果实球形或长圆形，黄色或橘红色。种子球形或扁球形。花期 10~12 月，果期 5~6 月。

【生　　　境】多为栽培。

【采 收 加 工】全年皆可采收叶，以夏季采收者为多，采下后晒至七八成干，扎成小把，再晒至足干。此法所得成品不易破碎，质量较好。亦有拾取自然落叶晒干者，其色较紫。果实因成熟期不一致，宜分次采收，采黄留青，采熟留生。春、夏季果实成熟时，鲜用，捡拾果核，晒干。全年均可挖根，切片，晒干。全年均可剥取树皮，去除外层粗皮，晒干或鲜用。冬、春季采花，晒干。

【药 用 部 位】叶（枇杷叶）、叶的蒸馏液（枇杷叶露）、果实（枇杷）、种子（枇杷核）、根（枇杷根）、树干的韧皮部（枇杷木白皮）、花（枇杷花）。

【化 学 成 分】含挥发油、三萜酸类、倍半萜类、黄酮类、多酚类、有机酸类等成分。

【性　　　味】**（1）枇杷叶：**苦、微辛，微寒。

（2）枇杷叶露：淡，平。

（3）枇杷：甘、酸，凉。

（4）枇杷核：苦，平。有小毒。

（5）枇杷根：苦，平。

（6）枇杷木白皮：苦，平。

（7）枇杷花：淡，平。

【功　　　用】**（1）枇杷叶：**清肺止咳，和胃降逆，止渴。主治肺热咳嗽，阴虚劳嗽，咳血，衄血，吐血，胃热呕哕，妊娠恶阻，小儿吐乳，消渴，肺风面疮，酒齇鼻赤。

（2）枇杷叶露：清肺止咳，和胃下气。主治肺热咳嗽，呕逆，口渴。

（3）枇杷：润肺下气，止渴。主治肺热咳喘，吐逆，烦渴。

（4）枇杷核：化痰止咳，疏肝行气，利水消肿。主治咳嗽痰多，疝气，水肿，瘰疬。

（5）枇杷根：清肺止咳，下乳，祛风湿。主治虚劳咳嗽，乳汁不通，风湿痹痛。

（6）枇杷木白皮：降逆和胃，止咳，止泻，解毒。主治呕吐，呃逆，久咳，久泻，痈疡肿痛。

（7）**枇杷花**：疏风止咳，通鼻窍。主治感冒咳嗽，鼻塞流涕，虚劳久咳，痰中带血。

【用法用量】（1）**枇杷叶**：煎汤，9~15g，大剂量可用至 30g，鲜品 15~30g；或熬膏；或入丸、散剂。润肺下气止咳逆，宜蜜汁炒用；和胃下气止呕哕，宜姜汁炒用。

（2）**枇杷叶露**：隔水炖，温服，30~60ml。

（3）**枇杷**：生食；或煎汤，30~60g。

（4）**枇杷核**：煎汤，6~15g。外用适量，研末调敷。

（5）**枇杷根**：煎汤，6~30g，鲜品 120g。外用适量，捣敷。

（6）**枇杷木白皮**：煎汤，3~9g；或研末 3~6g。外用适量，研末调敷。

（7）**枇杷花**：煎汤，6~12g；研末，每次 3~6g，吞服；或入丸、散剂。外用适量，捣敷。

【使用注意】枇杷叶入汤剂，需包煎；胃寒呕吐及风寒咳嗽证禁服。枇杷果实不宜多食。枇杷核内服不宜过量，易中毒，甚至死亡。

【营养成分】含维生素、糖类、蛋白质、鞣质、微量元素、纤维素、果胶、胡萝卜素、苹果酸、柠檬酸等。

【地方食用习俗】枇杷叶使用前宜先刷净毛，加水浸泡 15min 左右，清洗后可加冰糖炖服或晒干成茶叶。鲜果果肉可生吃，亦可加冰糖炖。常见菜品有枇杷膏、枇杷粥。

棣 棠

别名：鸡蛋黄花、清明花

Kerria japonica (L.) DC.

【识别要点】落叶灌木。小枝绿色，常拱垂。叶互生，三角状卵形或卵圆形，边缘有尖锐重锯齿。单花；萼片果时宿存；花瓣黄色，宽椭圆形。瘦果倒卵形至半球形，褐色或黑褐色。花期 4~6 月，果期 6~8 月。

【生　　境】生于山坡灌丛中，多庭院栽培观赏用。

【采收加工】4~5 月采花，晒干。7~8 月采枝叶，晒干。7~8 月采根，洗净，切段晒干。

【药用部位】花（棣棠花）、枝叶（棣棠枝叶）、根（棣棠根）。

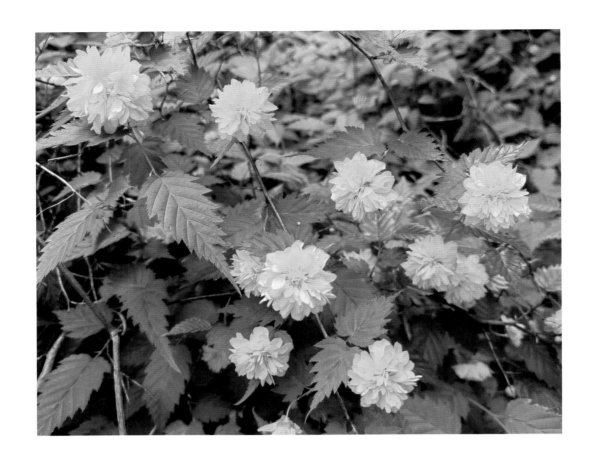

【化 学 成 分】花含黄酮类、萜类、挥发油和酚、醇、酯类等成分。茎叶含维生素
C。叶及根含少量氢氰酸。

【性　　　味】（1）棣棠花：微苦、涩，平。

（2）棣棠枝叶：微苦、涩，平。

（3）棣棠根：涩，微苦，平。

【功　　　用】（1）棣棠花：化痰止咳，利尿消肿，解毒。主治咳嗽，风湿痹痛，
产后劳伤痛，水肿，小便不利，消化不良，痈疽肿毒，湿疹，荨
麻疹。

（2）棣棠枝叶：祛风除湿，解毒消肿。主治风湿关节痛，荨麻疹，
湿疹，痈疽肿毒。

（3）棣棠根：祛风止痛，解毒消肿。主治关节疼痛，痈疽肿毒。

【用 法 用 量】（1）棣棠花：煎汤，6~15g。外用适量，煎汤外洗。

（2）棣棠枝叶：煎汤，9~15g。外用适量，煎水熏洗。

（3）棣棠根：煎汤，9~15g；或浸酒。

【使 用 注 意】棣棠根忌食酸、辣、芥菜、萝卜等。

垂丝海棠

别名：垂枝海棠、解语花

Malus halliana Koehne

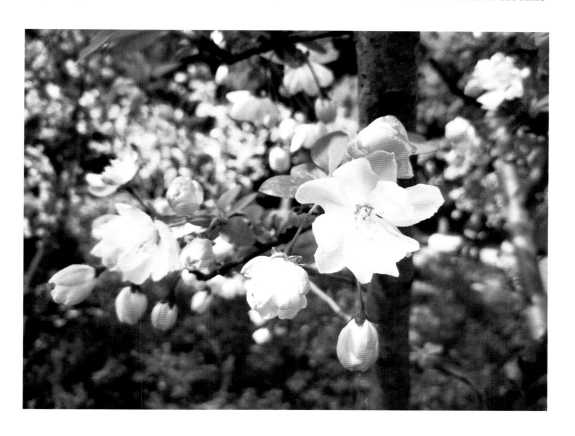

【识别要点】乔木。树冠开展。单叶互生，叶片卵形或椭圆形至长椭圆形。伞房花序，花梗细弱下垂，花粉红色，花瓣倒卵形。梨果。花期3~4月，果期9~10月。

【生　　　境】多于庭院或道旁栽培，观赏用。

【采收加工】3~4月花盛开时采，晒干。

【药用部位】花（垂丝海棠）。

【化学成分】含黄酮苷类、色素类、有机酸类、挥发油及糖苷等成分。

【性　　　味】淡、苦，平。

【功　　　用】调经和血。主治血崩。

【用法用量】煎汤，6~15g。

【使用注意】孕妇忌服。

【营养成分】果实含糖类、维生素及矿物质等。

【地方食用习俗】果实可直接食用，可制作沙拉，或做成蜜饯、果酱，或榨鲜果汁，
亦可用于酿酒。常见菜品有沙拉、果汁。

【食 用 注 意】有胃溃疡、胃酸分泌过多者不可食用。孕妇忌食，有增加流产或早
产风险。

石　楠

别名：扇骨木、千年红

Photinia serrulata Lindl.

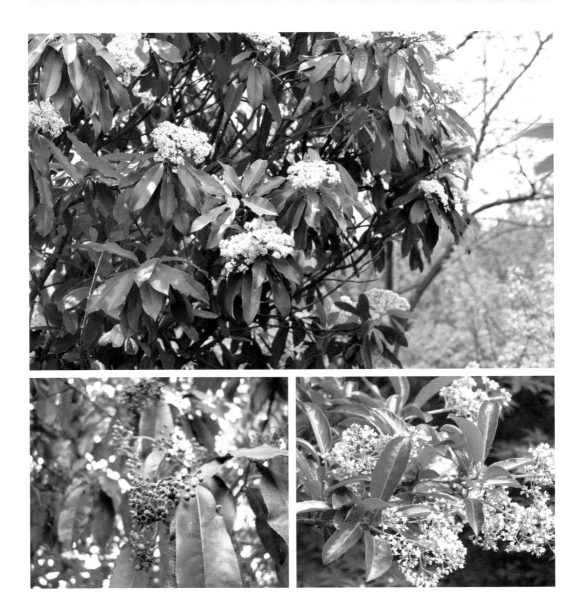

【识 别 要 点】常绿灌木或小乔木。叶互生；叶片革质，长椭圆形、长倒卵形或倒卵状椭圆形。花两性；复伞房花序；花瓣5，白色，近圆形。梨果球形，红色。种子卵形。花期4~5月，果期10月。

【生　　　　境】生于杂木林中。

【采 收 加 工】叶或带叶嫩枝全年均可采，以夏、秋季采收者为佳，采后晒干即可。9~11月果实成熟时采收，晾干。全年均可采挖根，切碎晒干或鲜用。

【药 用 部 位】叶或带叶嫩枝（石南）、果实（石南实）、根或根皮（石楠根）。

【化 学 成 分】含黄酮类、有机酸类、苯丙素类、萜类等成分。

【性　　　　味】（1）石南：辛、苦，平。有小毒。
　　　　　　　　（2）石南实：辛、苦，平。
　　　　　　　　（3）石楠根：辛、苦，平。

【功　　　　用】（1）石南：祛风湿，止痒，强筋骨，益肝肾。主治风湿痹痛，头风头痛，风疹，脚膝痿弱，肾虚腰痛，阳痿，遗精。
　　　　　　　　（2）石南实：祛风湿，消积聚。主治风痹积聚。
　　　　　　　　（3）石楠根：祛风除湿，活血解毒。主治风痹，历节痛风，外感咳嗽，疮痈肿痛，跌打损伤。

【用 法 用 量】（1）石南：煎汤，3~10g；或入丸、散剂。外用适量，研末撒或吹鼻。
　　　　　　　　（2）石南实：煎汤，6~9g；或浸酒。
　　　　　　　　（3）石楠根：煎汤，6~9g。外用适量，捣敷。

【使 用 注 意】石南阴虚火旺者禁服。

桃

别名：油桃、盘桃

Prunus persica (L.) Batsch

【识 别 要 点】落叶小乔木。叶互生，叶片椭圆状披针形至倒卵状披针形。花单生，先于叶开放；花瓣倒卵形，粉红色，罕为白色。核果近球形，表面有短绒毛，果肉白色或黄色。种子扁卵状心形。花期3~4月，果熟期6~7月。

【生　　　　境】多为栽培。

【采 收 加 工】夏秋间采摘成熟果实，取出果核，或在食用果肉时收集果核，除净果肉及核壳，取出种子，晒干。4~6月未成熟的幼果，经风吹落后拾

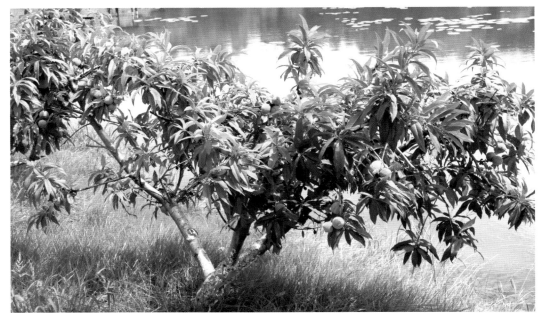

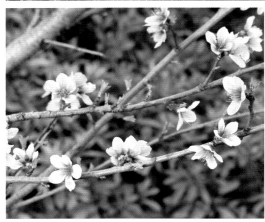

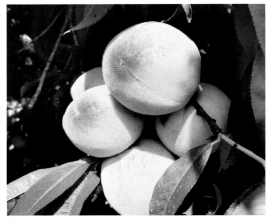

取，翻晒 4~6 天，由青色变为青黄色即得。果实成熟时采摘，鲜用
或作脯。将未成熟果实之毛刮下，晒干。3~4 月间桃花将开放时采
摘，阴干。夏季采叶，鲜用或晒干。夏季采收幼枝，切段，晒干，
或随剪随用。夏、秋季剥取树皮，除去栓皮，切碎，晒干或鲜用。
全年均可采树根，切片，晒干；或剥取根皮，切碎，晒干。夏季用
刀切割树皮，待树脂溢出后收集，水浸，洗去杂质，晒干。

【药 用 部 位】种子（桃仁）、幼果（瘪桃干）、果实（桃子）、果实上的毛（桃
毛）、花（桃花）、叶（桃叶）、幼枝（桃枝）、除去栓皮的树皮
（桃茎白皮）、根或根皮（桃根）、树皮中分泌出来的树脂（桃胶）。

【化 学 成 分】含黄酮类、酚酸类、香豆素类、脂肪酸类、有机酸类、甾体类、萜
类、挥发油类等成分。

【性　　味】（1）桃仁：苦、甘，平。

（2）瘪桃干：酸、苦，平。

（3）桃子：甘、酸，温。

（4）桃毛：辛，平。

（5）桃花：苦，平。

（6）桃叶：苦、辛，平。

（7）桃枝：苦，平。

（8）桃茎白皮：苦、辛，平。

（9）桃根：苦，平。

（10）桃胶：苦，平。

【功　　用】（1）桃仁：活血祛瘀，润肠通便，止咳平喘。主治经闭痛经，癥瘕痞块，肺痈肠痈，跌扑损伤，肠燥便秘，咳嗽气喘。

（2）瘪桃干：敛汗涩精，活血止血，止痛。主治盗汗，遗精，心腹痛，吐血，妊娠下血。

（3）桃子：生津，润肠，活血，消积。主治津少口渴，肠燥便秘，闭经，积聚。

（4）桃毛：活血，行气。主治血瘕，崩漏，带下病。

（5）桃花：利水通便，活血化瘀。主治小便不利，水肿，痰饮，脚气病，砂石淋，便秘，癥瘕，闭经，癫狂，疮疹。

（6）桃叶：祛风清热，燥湿解毒，杀虫。主治外感风邪，头风，头痛，风痹，湿疹，痈肿疮疡，癣疮，疟疾，滴虫阴道炎。

（7）桃枝：活血通络，解毒，杀虫。主治心腹疼痛，风湿关节痛，腰痛，跌打损伤，疮癣。

（8）桃茎白皮：清热利湿，解毒，杀虫。主治水肿，痧气腹痛，风湿关节痛，肺热喘闷，喉痹，牙痛，疮痈肿毒，瘰疬，湿疮，湿癣。

（9）桃根：清热利湿，活血止痛，消痈肿。主治黄疸，痧气腹痛，腰痛，跌打劳伤疼痛，风湿痹痛，闭经，吐血，衄血，痈肿，痔疮。

（10）桃胶：和血，通淋，止痢。主治血瘕，石淋，痢疾，腹痛，糖尿病，乳糜尿。

【用 法 用 量】（1）桃仁：煎汤，6~10g，用时打碎；或入丸、散剂；制霜用须包煎。

（2）瘪桃干：煎汤，6~9g；或入丸、散剂。外用适量，研末调敷，或烧烟熏。

（3）桃子：适量鲜食；或作脯食。外用适量，捣敷。

（4）**桃毛**：煎汤，1~3g，包煎。

（5）**桃花**：煎汤，3~6g；研末，1.5g。外用适量，捣敷或研末调敷。

（6）**桃叶**：煎汤，3~6g。外用适量，煎汤外洗，鲜品捣敷或捣汁涂。

（7）**桃枝**：煎汤，9~15g，鲜品加倍。外用适量，煎水含漱或洗浴。

（8）**桃茎白皮**：煎汤，9~15g。外用适量，研末调敷，煎汤外洗或含漱。

（9）**桃根**：煎汤，15~30g。外用适量，煎汤外洗，或捣敷。

（10）**桃胶**：煎汤，9~15g；或入丸、散剂。

【使 用 注 意】桃仁无瘀滞者及孕妇禁服。桃子不宜多食。桃花不宜久服，孕妇禁服。桃叶、桃茎白皮孕妇禁服。桃叶、桃根孕妇忌服。

【营 养 成 分】含蛋白质、脂肪、糖类、矿物质和维生素等。

【地方食用习俗】桃子是中国的原生水果。鲜果可生食，亦可做沙拉、果脯、糕点、果酱、水果罐头等。桃胶泡发后可炖服。常见菜品有桃胶皂角米银耳羹、木瓜炖桃胶、黄桃蛋挞等。

火 棘

别名：赤阳子、救兵粮

Pyracantha fortuneana (Maxim.) H. L. Li

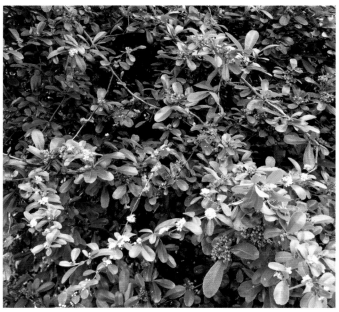
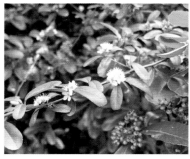
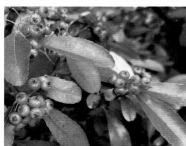

【识 别 要 点】常绿灌木。侧枝先端成刺状。叶片倒卵形或倒卵状长圆形。复伞房花序，萼筒钟状，花瓣白色。果实近球形，橘红色或深红色。花期3~5月，果期8~11月。

【生　　　境】生于山地、丘陵地阳坡灌丛草地及河沟路旁。

【采 收 加 工】秋季果实成熟时采摘，晒干。9~10月采挖根，切段，晒干。叶全年均可采，鲜用，随采随用。

【药 用 部 位】果实（赤阳子）、根（红子根）、叶（救军粮叶）。

【化 学 成 分】含苷类、黄酮类、醇类、酸类、萜烯类、烷烃类、醛类等成分。

【性　　　味】**（1）赤阳子：**甘、酸、涩，平。

　　　　　　　（2）红子根：酸、涩，平。

　　　　　　　（3）救军粮叶：苦、涩，凉。

【功　　　用】**（1）赤阳子：**健脾消食，收涩止痢，止痛。主治痞块，食积停滞，脘腹胀满，痢疾，泄泻，崩漏，带下病，跌打损伤。

　　　　　　　（2）红子根：清热凉血，化瘀止痛。主治潮热盗汗，肠风下血，崩漏，疮疖痈疡，目赤肿痛，风火牙痛，跌打损伤，劳伤腰痛，外伤出血。

　　　　　　　（3）救军粮叶：清热解毒，止血。主治疮疡肿痛，目赤，痢疾，便血，外伤出血。

【用 法 用 量】**（1）赤阳子：**煎汤，12~30g；或浸酒。外用适量，捣敷。

　　　　　　　（2）红子根：煎汤，10~30g。外用适量，捣敷。

　　　　　　　（3）救军粮叶：煎汤，10~30g。外用适量，捣敷。

【使 用 注 意】红子根孕妇禁服，气虚者慎服。

【营 养 成 分】果实含脂肪、氨基酸、糖类、维生素和微量元素等。

【地方食用习俗】果实可生吃，亦可泡酒。

月　季

别名：四季花、月月红

Rosa chinensis Jacq.

【识 别 要 点】矮小直立灌木。小枝有皮刺或无刺。羽状复叶，小叶宽卵形或卵状长圆形；叶柄及叶轴疏生皮刺，有托叶。花单生或聚生；花瓣红色或玫瑰色，重瓣。果卵圆形或梨形，萼片宿存。花期4~9月，果期6~11月。

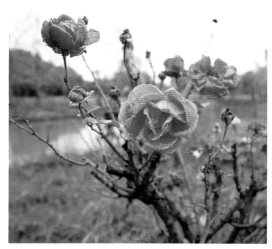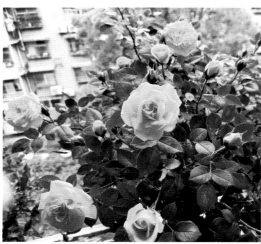

【生　　　境】生于山坡或路旁。

【采 收 加 工】夏、秋季选晴天采收半开放的花朵，及时摊开晾干，或用微火烘干。春至秋季枝叶茂盛时采叶，鲜用或晒干。根全年可采，切段晒干。

【药 用 部 位】花（月季花）、叶（月季花叶）、根（月季花根）。

【化 学 成 分】含黄酮及其苷类、酚酸类、三萜类、甾体类、挥发油、鞣质、色素等成分。

【性　　　味】（1）月季花：甘，温。

（2）月季花叶：微苦，平。

（3）月季花根：甘，温。

【功　　　用】（1）月季花：活血调经，解毒消肿。主治月经不调，痛经，闭经，跌打损伤，瘀血肿痛，瘰疬，痈肿，烧烫伤。

（2）月季花叶：活血消肿，解毒，止血。主治疮疡肿毒，瘰疬，跌打损伤，腰膝肿痛，外伤出血。

（3）月季花根：活血调经，消肿散结，涩精止带。主治月经不调，痛经，闭经，血崩，跌打损伤，瘰疬，遗精，带下病。

【用 法 用 量】（1）月季花：煎汤或开水泡服，3~6g，鲜品9~15g。外用适量，鲜品捣敷患处，或干品研末调搽患处。

（2）月季花叶：煎汤，3~9g。外用适量，嫩叶捣敷。

（3）月季花根：煎汤，9~30g。

【使 用 注 意】月季花内服可能引起便溏腹泻，故脾虚便溏者慎服；孕妇及月经过多者禁服。

【营 养 成 分】含蛋白质、脂肪、糖类等。

【地方食用习俗】花可以煮粥、泡茶、做糕点、制酱、拌沙拉等。常见菜品有月季花饼、月季花沙拉。

野蔷薇

Rosa multiflora Thunb.

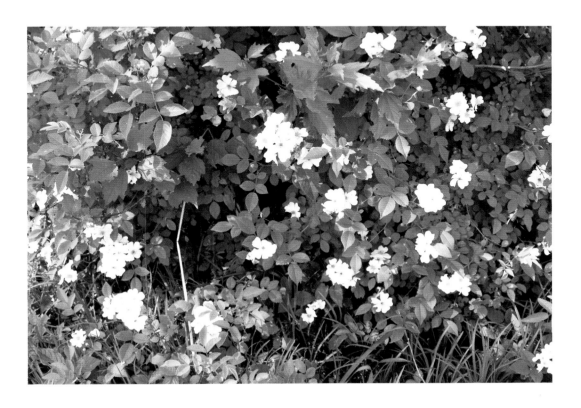

【识别要点】攀缘灌木。小枝有皮刺。羽状复叶，托叶篦齿状，小叶片倒卵形、
长圆形或卵形。圆锥状花序；花两性；花瓣白色，宽倒卵形。果实
近球形，红褐色或紫褐色。花期 5~6 月，果期 9~10 月。

【生　　　境】生于路旁、田边或丘陵地的灌木丛中。

【采收加工】5~6 月花盛开时择晴天采集，晒干。花瓣用蒸馏法蒸取，收集蒸馏
液。夏、秋采叶，晒干。全年均可剪枝，切段晒干。秋季挖根，切
片晒干。秋季采收果实，以半青半红未成熟时为佳，鲜用或晒干。

【药用部位】花（蔷薇花）、花的蒸馏液（蔷薇露）、叶（蔷薇叶）、枝（蔷薇
枝）、根（蔷薇根）、果实（营实）。

【化学成分】含三萜类、多酚类、黄酮类、鞣质、挥发油等成分。

【性　　　味】（1）**蔷薇花**：苦、涩，凉。

（2）**蔷薇露**：甘，微温。

（3）**蔷薇叶**：甘，凉。

（4）**蔷薇枝**：甘，凉。

（5）蔷薇根：苦、涩，凉。

（6）营实：酸，凉。

【功　　　用】（1）蔷薇花：清暑化浊，顺气和胃，活血止血，解毒。主治暑热烦渴，胃脘胀闷，吐血，衄血，口疮，痈疖，月经不调。

（2）蔷薇露：温中行气。主治胃脘不舒，胸膈郁气，口疮，消渴。

（3）蔷薇叶：解毒消肿。主治疮痈肿毒。

（4）蔷薇枝：清热消肿，生发。主治疮疖，秃发。

（5）蔷薇根：清热解毒，祛风除湿，活血调经，固精缩尿，消骨鲠。主治疮痈肿毒，烫伤，口疮，痔血，鼻衄，关节疼痛，月经不调，痛经，久痢不愈，遗尿，尿频，白带过多，子宫脱垂，骨鲠。

（6）营实：清热解毒，祛风活血，利水消肿。主治疮痈肿毒，风湿痹痛，关节不利，月经不调，水肿，小便不利。

【用　法　用　量】（1）蔷薇花：煎汤，3~6g。

（2）蔷薇露：炖温，30~60g。

（3）蔷薇叶：外用适量，研粉调敷或鲜品捣敷。

（4）蔷薇枝：煎汤，10~15g。外用适量，煎汤洗。

（5）蔷薇根：煎汤，10~15g；研末，1.5~3g；或鲜品捣，绞汁。外用适量，研粉敷，或煎水含漱，或洗。

（6）营实：煎汤，15~30g，鲜品用量加倍。外用适量，捣敷。

【营　养　成　分】含蛋白质、粗纤维、胡萝卜素和维生素等。

【地方食用习俗】嫩茎叶沸水焯后可凉拌、炒食。花可炸食、做酱、酿酒。常见菜品有野蔷薇炒鸡蛋、野蔷薇花炖猪肉。

合 欢

别名：马缨花、绒花树

Albizia julibrissin Durazz.

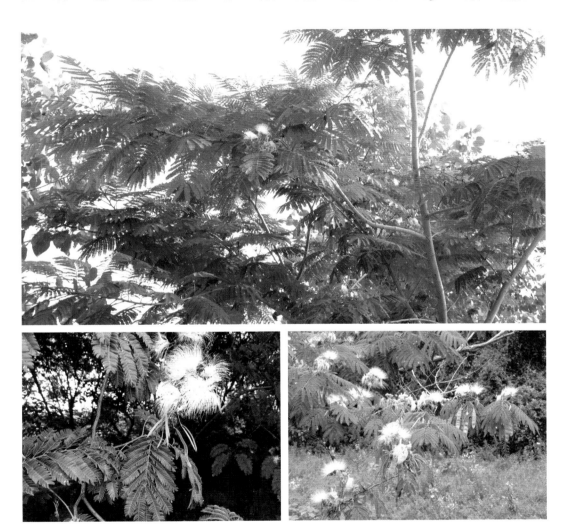

【识 别 要 点】落叶乔木。托叶早落。二回羽状复叶；羽片 4~12 对，多时可达 20
对；小叶 10~30 对，线形至长圆形，中脉紧靠上边缘。头状花序，
花粉红色，花萼管状。荚果带状。花期 6~7 月，果期 8~10 月。

【生　　　　境】生于山坡或栽培。

【采 收 加 工】夏、秋间剥皮，切段，晒干或烘干。夏季花初开时采收，晒干，花
蕾晒干后亦称"合欢米"。

【药 用 部 位】树皮（合欢皮）、花或花蕾（合欢花）。

【化 学 成 分】含黄酮类、三萜皂苷类、甾体类及挥发油、鞣质等成分。

【性　　　味】（1）合欢皮：甘，平。

（2）合欢花：甘、苦，平。

【功　　　用】（1）合欢皮：安神解郁，活血消痈。主治心神不安，忧郁失眠，内外痈疡，跌打损伤。

（2）合欢花：解郁安神，理气开胃，消风明目，活血止痛。主治忧郁失眠，胸闷纳呆，风火眼疾，视物不清，腰痛，跌打伤痛。

【用 法 用 量】（1）合欢皮：煎汤，10~15g；或入丸、散剂。外用适量，研末调敷。

（2）合欢花：煎汤，3~9g；或入丸、散剂。

【营 养 成 分】含蛋白质、脂肪、糖类、叶酸、维生素、胡萝卜素等。

【地方食用习俗】花晒干后可以泡茶喝，也可以用来煮粥或炖汤。常见菜品有合欢花粥。

落花生

别名：长生果、番豆

Arachis hypogaea L.

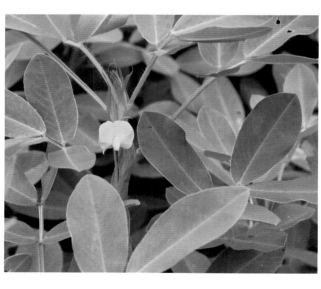 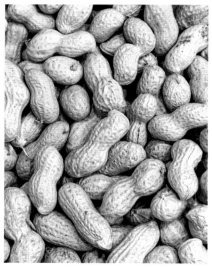

【识 别 要 点】一年生草本。根部多根瘤。茎匍匐或直立。双数羽状复叶互生，小叶4，长圆形至倒卵圆形。花黄色；萼管细长；花冠蝶形，黄色。荚果长椭圆形，果皮厚，革质，具突起网脉。花期6~7月，果期9~10月。

【生　　　境】多栽培。

【采 收 加 工】秋末挖取果实，剥去果壳，取种子，晒干为"落花生"，俗称"花生米"，收集果壳晒干为"花生壳"。在加工油料或制作食品时收集红色种皮，晒干为"花生衣"。夏、秋季采收茎叶，鲜用或切碎晒干。秋季挖取根部，鲜用或切碎晒干。

【药 用 部 位】成熟种子（落花生）、种子榨出的脂肪油（花生油）、种皮（花生衣）、果皮（花生壳）、茎叶（落花生枝叶）、根（落花生根）

【化 学 成 分】含二苯乙烯类、黄酮类、酚酸类、甾醇类、三萜类和生物碱类等成分。花生油中含多种脂肪酸；花生壳中含 β–谷甾醇、木犀草素、胡萝卜甾醇和果胶；花生的地上部分含有多种挥发性成分。

【性　　　味】（1）**落花生**：甘，平。

（2）**花生油**：甘，平。

（3）**花生衣**：淡、微涩，平。

（4）**花生壳**：淡、涩，平。

（5）**落花生枝叶**：甘、淡，平。

（6）**落花生根**：淡，平。

【功　　　用】（1）**落花生**：健脾养胃，润肺化痰。主治脾虚不运，反胃不舒，乳妇奶少，脚气病，肺燥咳嗽，大便燥结。

（2）**花生油**：润燥滑肠，去积。主治蛔虫性肠梗阻，胎衣不下，烫伤。

（3）**花生衣**：凉血止血，散瘀。主治血友病，类血友病，血小板减少性紫癜，肝病出血，手术后出血，咳血，咯血，便血，衄血，子宫出血。

（4）**花生壳**：化痰止咳，降血压。主治咳嗽气喘，痰中带血，高胆固醇血症，高血压。

（5）**落花生枝叶**：清热解毒，散瘀消肿。主治跌打损伤，痈肿疮毒，失眠，高血压。

（6）**落花生根**：祛风除湿，通络。主治风湿关节痛。

【用 法 用 量】（1）**落花生**：煎汤，30~100g；生研冲汤，每次 10~15g；炒熟或煮熟食，30~60g。

（2）**花生油**：内服，60~125g。外用适量，涂抹。

（3）**花生衣**：煎汤，10~30g。

（4）**花生壳**：煎汤，10~30g。

（5）**落花生枝叶**：煎汤，30~60g。外用适量，鲜品捣敷。

（6）**落花生根**：煎汤，15~30g。

【营养成分】含蛋白质、脂类、糖类、维生素和矿物质等。

【地方食用习俗】花生米可直接生食、泡醋生食，亦可炒、炸、煮熟食，可制花生糖、花生酱、花生油，可做菜肴配料、熬粥、含花生零食等。常见菜品有水煮花生、炒花生、炸花生米、八宝粥、糖霜花生、怪味花生、酒鬼花生、秘制老醋花生、花生酥、花生酪。

膜荚黄芪

别名：黄耆、绵黄芪

Astragalus membranaceus (Fisch.) Bunge

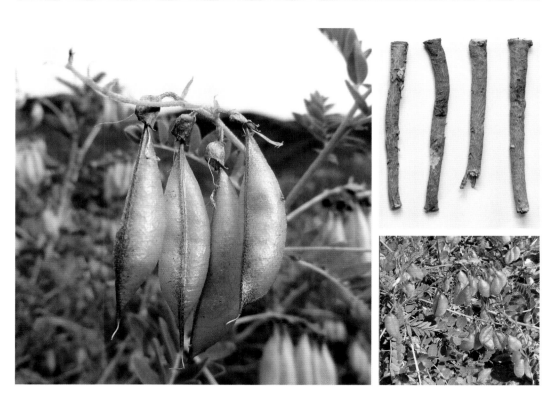

【识 别 要 点】多年生草本。根直而长，圆柱形，稍带木质。奇数羽状复叶，互生；小叶片卵状披针形或椭圆形。花冠淡黄色，蝶形。荚果卵状长圆形，先端有喙。花期6~8月，果期7~9月。

【生　　　境】生于林缘、灌丛或疏林下，亦见于山坡草地或草甸中。

【采 收 加 工】春、秋季采挖，除去须根和根头，晒干。

【药 用 部 位】根（黄芪）。

【化 学 成 分】含皂苷类、黄酮类、多糖等成分。

【性　　　味】甘，微温。

【功　　　用】补气升阳，固表止汗，利水消肿，生津养血，行滞通痹，托毒排脓，敛疮生肌。主治气虚乏力，食少便溏，中气下陷，久泻脱肛，便血崩漏，表虚自汗，气虚水肿，内热消渴，血虚萎黄，半身不遂，痹痛麻木，痈疽难溃，久溃不敛。

【用 法 用 量】煎汤，10~15g，大剂量可用至 30~60g；或入丸、散、膏剂。

【使 用 注 意】表实邪盛，气滞湿阻，食积停滞，痈疽初起或溃后热毒尚盛等实证，以及阴虚阳亢者，均须慎服。

【营 养 成 分】含氨基酸、蛋白质、核黄素、叶酸、维生素等。

【地方食用习俗】黄芪可用来煮粥、炖汤，也可泡茶饮。常见菜品有黄芪炖鸡汤、黄芪粥。

锦鸡儿

别名：阳雀花、斧头花

Caragana sinica (Buc'hoz) Rehd.

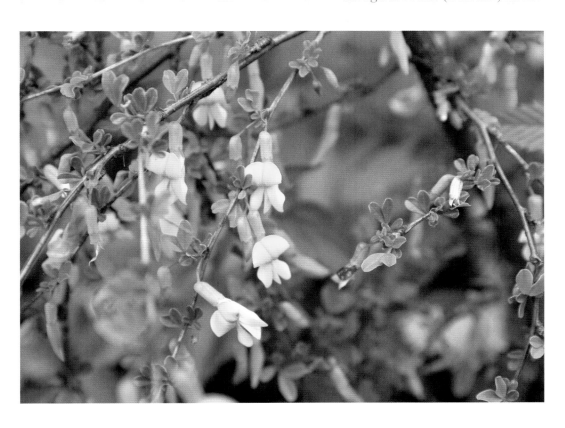

【识别要点】灌木。托叶三角形，硬化成针刺；叶轴脱落或硬化成针刺；小叶 2 对，羽状，倒卵形或长圆状倒卵形。花单生；花萼钟状；蝶形花冠黄色，常带红色。荚果圆筒状。花期 4~5 月，果期 7 月。

【生　　　境】生于山坡或栽培于庭院。

【采 收 加 工】4~5 月花盛开时采摘花，晒干或烘干。8~9 月，挖起根部，洗净泥沙，剪成单枝，除去细根和尾须，刮去表面黑褐色粗皮，用木棒轻轻把根皮敲破，抽去木心，切成长 15~16cm 的短节，晒干。

【药 用 部 位】花（锦鸡儿）、根或根皮（锦鸡儿根）。

【化 学 成 分】含黄酮类、二苯乙烯类、萜类、脂肪酸类等成分。

【性　　　味】（1）锦鸡儿：甘，微温。
　　　　　　　（2）锦鸡儿根：甘、辛、微苦，平。

【功　　　用】（1）锦鸡儿：健脾益肾，和血祛风，解毒。主治虚劳咳嗽，头晕耳鸣，腰膝酸软，气虚，带下病，小儿疳积，痘疹透发不畅，乳痈，痛风，跌扑损伤。
　　　　　　　（2）锦鸡儿根：补肺健脾，活血祛风。主治虚劳倦怠，肺虚久咳，妇女血崩，白带异常，乳少，风湿骨痛，痛风，半身不遂，跌打损伤，高血压。

【用 法 用 量】（1）锦鸡儿：煎汤，3~15g；或研末。
　　　　　　　（2）锦鸡儿根：煎汤，15~30g。外用适量，捣敷。

【使 用 注 意】锦鸡儿忌生、冷及酸味饮食。

【营 养 成 分】含蛋白质、脂肪、糖类、粗纤维、钙、烟酸等。

【地方食用习俗】花蕾用沸水浸烫后换清水浸泡，可炖汤、炒食或煮粥。常见菜品有蛋蓉锦鸡儿、锦鸡儿粥。

决　明

别名：钝叶决明、假花生

Cassia obtusifolia L.

【识别要点】一年生草本。叶互生；双数羽状复叶；叶柄上面有沟；托叶线状，早落；小叶 3 对，倒卵形。花腋生，成对；花瓣 5，倒卵形或椭圆形，具短爪，黄色。荚果线形，弓形弯曲。种子菱形。花期 6~8 月，果期 9~10 月。

【生　　　境】生于山坡、河边，或栽培。

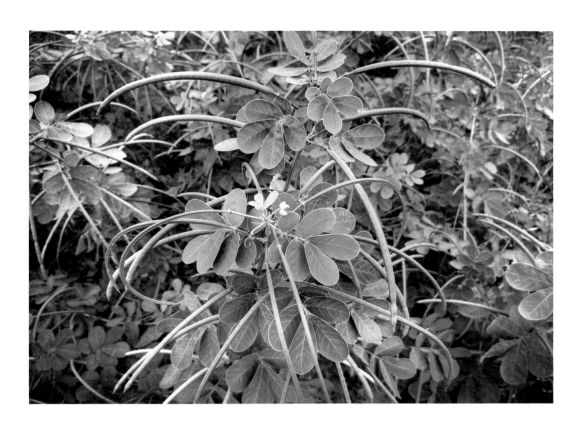

【采收加工】夏、秋季采收全草和叶，晒干。秋末果实成熟时采收，将全株割下晒
干，打下种子，去净杂质即可。

【药用部位】成熟种子（决明子）、全草或叶（野花生）。

【化学成分】含蒽醌类、萘并吡喃酮类、脂肪酸类、多糖、非皂化物质等成分。

【性　　　味】（1）**决明子**：苦、甘、咸，微寒。

　　　　　　　（2）**野花生**：咸、微苦，平。

【功　　　用】（1）**决明子**：清热明目，润肠通便。主治目赤涩痛，羞明多泪，头
痛眩晕，目暗不明，大便秘结。

　　　　　　　（2）**野花生**：祛风清热，解毒利湿。主治风热感冒，流行性感冒，
急性结膜炎，湿热黄疸，急、慢性肾炎，带下病，瘰疬，疮痈疔肿，
乳腺炎。

【用法用量】（1）**决明子**：煎汤，9~15g，大量可用至30g；或研末；或泡茶饮。
外用适量，研末调敷。

　　　　　　　（2）**野花生**：煎汤，9~15g。

【使用注意】决明子脾胃虚寒及便溏者慎服。

【营养成分】含矿物质、氨基酸等。

【地方食用习俗】决明子常和枸杞子、菊花制成杞菊决明子茶。常见菜品有决明子粥、
决明子果冻、决明子冰淇淋。

紫 荆

Cercis chinensis Bunge

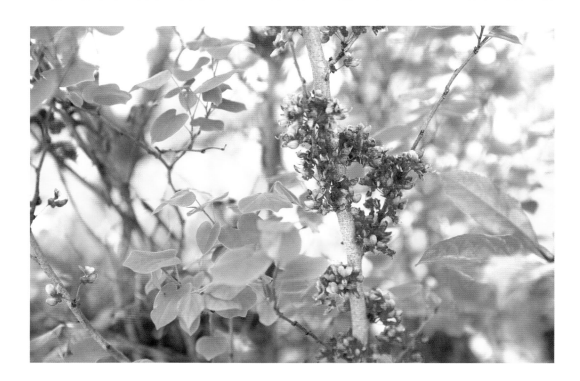

【识 别 要 点】落叶小乔木或大灌木。单叶互生，叶片近圆形。花先叶开放，簇生
于老枝上；花玫瑰红色，花冠蝶形。荚果狭长方形，扁平。种子近
圆形。花期 4~5 月，果期 5~7 月。

【生　　　境】生于山坡、溪边、灌丛中。多栽培。

【采 收 加 工】7~8 月剥取树皮，晒干。木质部全年均可采收，鲜时切片晒干。根
全年均可采挖，剥皮鲜用，或切片晒干。4~5 月采花，晒干。4~5 月
采收荚果，晒干。

【药 用 部 位】树皮（紫荆皮）、木部（紫荆木）、根或根皮（紫荆根）、花（紫
荆花）、果实（紫荆果）。

【化 学 成 分】含鞣质、苷类等成分。

【性　　　味】**（1）紫荆皮**：苦，平。

（2）紫荆木：苦，平。

（3）紫荆根：苦，平。

（4）紫荆花：苦，平。

（5）紫荆果：甘、微苦，平。

【功　　用】（1）紫荆皮：活血，通淋，解毒消肿。主治月经不调，瘀滞腹痛，风湿痹痛，小便淋痛，喉痹，痈肿，疥癣，跌打损伤，蛇虫咬伤。

（2）紫荆木：活血，通淋。主治月经不调，瘀滞腹痛，小便淋沥涩痛。

（3）紫荆根：破瘀活血，消痈解毒。主治月经不调，瘀滞腹痛，痈肿疮毒，痄腮，狂犬咬伤。

（4）紫荆花：清热凉血，通淋解毒。主治热淋，血淋，疮疡，风湿筋骨痛。

（5）紫荆果：止咳平喘，行气止痛。主治咳嗽多痰，哮喘，心口痛。

【用 法 用 量】（1）紫荆皮：煎汤，6~15g；或浸酒；或入丸、散剂。外用适量，研末调敷。

（2）紫荆木：煎汤，9~15g。

（3）紫荆根：煎汤，6~12g。外用适量，捣敷。

（4）紫荆花：煎汤，3~6g。外用适量，研末敷。

（5）紫荆果：煎汤，6~12g。

【使 用 注 意】紫荆皮、紫荆木孕妇禁服。

江苏如皋
常见中草药图鉴

105

扁　豆

别名：鹊豆、梅豆

Dolichos lablab L.

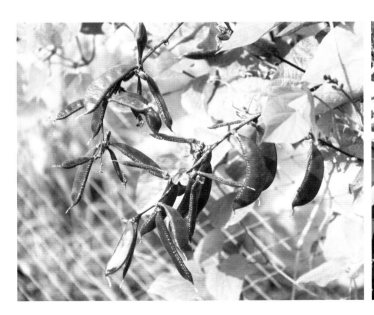
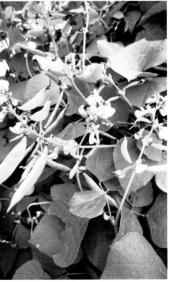

【识别要点】一年生缠绕草质藤本。三出复叶。总状花序腋生；花萼宽钟状；花冠蝶形，白色或紫色。荚果镰形或倒卵状长椭圆形。种子扁椭圆形，白色。花期6~8月，果期9月。

【生　　境】生于宅旁、庭院、篱边、山坡空地，广泛栽培。

【采收加工】秋、冬两季种子成熟时，摘取荚果，剥出白色种子，晒干，拣净杂质。秋季采收种子，剥取种皮，晒干。7~8月间采收未完全开放的花，晒干或阴干。秋季采收叶，鲜用，或晒干。秋季采收藤茎，晒干。秋季采收根，洗净，晒干。

【毒　　性】白扁豆中非特异性植物凝集素有抗胰蛋白酶活性，属毒性成分。

【药用部位】成熟白色种子（白扁豆）、种皮（扁豆衣）、花（扁豆花）、叶（扁豆叶）、藤茎（扁豆藤）、根（扁豆根）。

【化学成分】种子含生物碱类、鞣质、黄酮类、皂苷类、香豆素类、萜类等成分。花含原花青苷、黄酮类、花青素和香豆精。叶含蛋白质、胡萝卜素、叶黄素和磷酸酯酶。根含天冬酰胺酶，根瘤中含多种游离的氨基酸。

【性　　味】（1）扁豆：甘、淡，平。

（2）扁豆衣：甘，微温。

（3）扁豆花：甘，平。

（4）扁豆叶：微甘，平。

（5）扁豆藤：微苦，平。

（6）扁豆根：微苦，平。

【功　　用】（1）白扁豆：健脾化湿，和中消暑。主治脾胃虚弱，食欲不振，大便溏泻，白带过多，暑湿吐泻，胸闷腹胀。

（2）扁豆衣：消暑化湿，健脾和胃。主治暑湿内蕴，呕吐泄泻，胸闷纳呆，脚气浮肿，带下病。

（3）扁豆花：解暑化湿，和中健脾。主治夏伤暑湿，发热，泄泻，痢疾，赤白带下，跌打伤肿。

（4）扁豆叶：消暑利湿，解毒消肿。主治暑湿吐泻，疮疖肿毒，蛇虫咬伤。

（5）扁豆藤：化湿和中。主治暑湿吐泻不止。

（6）扁豆根：消暑，化湿，止血。主治暑湿泄泻，痢疾，淋浊，带下病，便血，痔疮，漏管。

【用法用量】（1）白扁豆：煎汤，9~15g；或生品捣研水绞汁；或入丸、散剂。外用适量，捣敷。健脾止泻宜炒用，消暑养胃解毒宜生用。

（2）扁豆衣：煎汤，3~9g。

（3）扁豆花：煎汤，3~9g；或研末；或捣汁。外用适量，捣敷。

（4）扁豆叶：煎汤，6~15g；或捣汁。外用适量，捣敷或烧存性研末
调敷。

（5）扁豆藤：煎汤，9~15g。

（6）扁豆根：煎汤，5~15g。

【使用注意】白扁豆不宜多食，以免壅气伤脾。

【营养成分】含蛋白质、脂肪、淀粉、胡萝卜素、维生素、微量元素等。

【地方食用习俗】供蔬菜食用的嫩扁豆荚，因荚色不同，有白扁豆、青扁豆和紫扁豆
3种，以荚皮光亮、肉厚不显籽的嫩荚为好。扁豆以烧、煮为多，
嫩荚可单烧，或配以芋头加入豆瓣酱酱烧；配荤料多用猪肉，偶有
切丝焯水后拌食、炒食者。嫩荚风干后可配猪肉红烧。成熟的扁豆
可蒸熟制泥食用。扁豆种子可作各类粥的原料，还可制成清凉饮料。
常见菜品有油焖酱扁豆荚、扁豆肉丁焖饭、扁豆薏苡仁粥、扁豆烧
芋头、干煸扁豆荚等。

【食用注意】嫩荚和未煮熟的扁豆中含有丰富的红细胞凝集素和皂苷等天然毒
素，须充分煮熟后食用，否则会导致食物中毒。

大　豆

别名：毛豆、菽

Glycine max (L.) Merr.

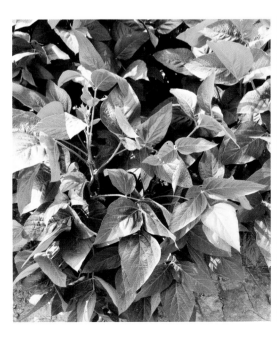 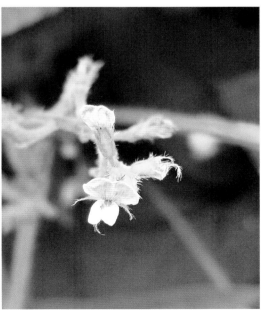

【识 别 要 点】一年生直立草本。茎密生褐色长硬毛。叶密生黄色长硬毛，叶柄长，三出复叶。总状花序；花萼钟状；蝶形花冠小，白色或淡紫色。荚果带状长圆形，黄绿色，密生黄色长硬毛。种子黄绿色或黑色。花期6~7月，果期8~10月。

【生　　　境】各处多有栽培。

【采 收 加 工】8~10月果实成熟后采收，晒干，碾碎果壳，拣取黑色或黄色种皮种子。将黑大豆用清水浸泡，待发芽后，搓下种皮晒干；或取做豆腐时，剥下种皮晒干，贮藏于干燥处。6~7月花开时采收花，晒干。春季采叶，鲜用或晒干。秋季采挖根，洗净，晒干。种子压榨后取油。用种子加工可制淡豆豉、豆黄、大豆黄卷、豆腐、豆瓣酱、腐乳。

【药 用 部 位】黑色种子（黑大豆）、黄色种子（黄大豆）、种子（黑豆）的发酵加工品（淡豆豉）、经罨蒸加工的黑色种子（豆黄）、种子经发芽干燥的炮制加工品（大豆黄卷）、黑色种皮（黑大豆皮）、种子制成的浆汁（豆腐浆）、豆腐浆煮沸后浆面所凝结之薄膜（豆腐皮）、煮豆浆时锅底所结之焦巴（腐巴）、种子加工品（豆腐）、豆腐滤去浆汁后的清浑（豆腐渣）、压榨豆腐时沥下之淡乳白色水液（豆腐泔水）、大豆经罨蒸发酵加入盐水制成的糊状食品（豆瓣酱）、豆腐发酵制成品（腐乳）、种子脂肪油（豆油）、花（黑大豆花）、叶（黑大豆叶）、根（大豆根）。

【化 学 成 分】含异黄酮类、皂苷类等成分。黑大豆衣含矢车菊素、乙酰丙酸、果胶及各种糖类。豆瓣酱含硫胺素、核黄素、烟酸等。豆油中主要含不饱和脂肪酸、少量饱和脂肪酸，另有磷脂、甾醇类等成分。

【性　　　味】**（1）黑大豆：**甘，平。

（2）黄大豆：甘，平。

（3）淡豆豉：苦、辛，凉。

（4）豆黄：甘，温。

（5）大豆黄卷：甘，平。

（6）黑大豆皮：甘，凉。

（7）豆腐浆：甘，平。

（8）豆腐皮：甘、淡，平。

（9）腐巴：苦、甘，平。

（10）豆腐：甘，凉。

（11）豆腐渣：甘、微苦，平。

（12）豆腐泔水：淡、微苦，凉。

（13）**豆腐酱**：咸、甘、平。

（14）**腐乳**：咸、甘、平。

（15）**豆油**：辛、甘、温。

（16）**黑大豆花**：苦、微甘、凉。

（17）**大豆根**：甘、平。

【功　　用】（1）**黑大豆**：益精明目，养血祛风，利水，解毒。主治阴虚烦渴，头晕目昏，体虚多汗，肾虚腰痛，水肿尿少，痹痛拘挛，手足麻木，药食中毒。

（2）**黄大豆**：宽中导滞，健脾利水，解毒消肿。主治食积泻痢，腹胀食滞，疮痈肿毒，脾虚水肿，外伤出血。

（3）**淡豆豉**：解表，除烦，宣发郁热。主治感冒，寒热头痛，烦躁胸闷，虚烦不眠。

（4）**豆黄**：祛风除湿，健脾益气。主治湿痹，关节疼痛，脾虚食少，胃脘妨闷，阴囊湿痒。

（5）**大豆黄卷**：解表祛暑，清热利湿。主治暑湿感冒，湿温初起，发热汗少，胸闷脘痞，肢体酸重，小便不利。

（6）**黑大豆皮**：养血平肝，祛风解毒。主治血虚肝旺，头晕目眩，肾虚水肿，烦热盗汗，湿毒，痈疮。

（7）**豆腐浆**：清肺化痰，润燥通便，利尿解毒。主治虚劳咳嗽，痰火哮喘，肺痈，湿热黄疸，血崩，便血，大便秘结，小便淋浊，食物中毒。

（8）**豆腐皮**：清热化痰，解毒止痒。主治肺寒久嗽，自汗，脓疱疮。

（9）**腐巴**：健胃消滞，清热通淋。主治反胃，痢疾，肠风下血，带下病，淋浊，血风疮。

（10）**豆腐**：泻火解毒，生津润燥，和中益气。主治目赤肿痛，肺热咳嗽，消渴，休息痢，脾虚腹胀。

（11）**豆腐渣**：凉血，解毒。主治肠风便血，无名肿毒，疮疡湿烂，臁疮不愈。

（12）**豆腐泔水**：通利二便，敛疮解毒。主治大便秘结，小便淋涩，臁疮，鹅掌风，恶疮。

（13）**豆瓣酱**：清热解毒。主治蛇虫蜂蜇毒，烫火伤，疬疡风，浸淫疮，鱼、肉、蔬菜中毒。

（14）**腐乳**：益胃和中。主治腹胀，萎黄病，泄泻，小儿疳积。

（15）**豆油**：润肠通便，驱虫解毒。主治肠虫梗阻，大便秘结，疥癣。

（16）**黑大豆花**：明目去翳。主治翳膜遮睛。

（17）**黑大豆叶**：利尿通淋，凉血解毒。主治热淋，血淋，蛇咬伤。

（18）**大豆根**：利水消肿。主治水肿。

【用法用量】（1）**黑大豆**：煎汤，9~30g；或入丸、散剂。外用适量，煎汤洗患处。

（2）**黄大豆**：煎汤，30~90g；或研末。外用适量，捣敷或炒焦研末调敷。

（3）**淡豆豉**：煎汤，6~12g；或入丸剂。外用适量，捣敷或炒焦研末调敷。

（4）**豆黄**：煎汤，6~15g；或研末。外用适量，研末调敷。

（5）**大豆黄卷**：煎汤，9~15g；或捣汁；或入散剂。

（6）**黑大豆皮**：煎汤，6~15g。外用适量，捣敷。

（7）**豆腐浆**：内服，50~250ml。

（8）**豆腐皮**：嚼食，适量；或烧存性研末。外用适量，烧存性调搽。

（9）**腐巴**：研末，3~9g；或入丸、散剂。外用适量，研末调敷。

（10）**豆腐**：煮食适量。外用适量，切片敷贴。

（11）**豆腐渣**：炒黄，清茶调服，9~15g。外用适量，涂敷。

（12）**豆腐泔水**：冷服或温服，30~150ml。外用适量，煎熬浓稠后涂搽。

（13）**豆瓣酱**：适量，汤饮化服。外用适量，调敷或化汁涂。

（14）**腐乳**：佐餐，适量。

（15）**豆油**：炖温，15~30g。外用适量，涂搽或调他药敷。

（16）**黑大豆花**：煎汤，3~9g。

（17）**黑大豆叶**：煎汤，鲜品15~30g。外用适量，鲜品捣敷。

（18）**大豆根**：煎汤，30~60g。

【使用注意】黑大豆脾虚腹胀、肠滑泄泻者慎服。黄大豆内服不宜过量。淡豆豉胃虚易泛恶者慎服。大豆黄卷恶五参、龙胆，不欲海藻。豆瓣酱不宜多食。

【营养成分】含植物性蛋白质、微量元素、胡萝卜素、大豆卵磷脂、蛋白酶抑制素及植物胆固醇等。

【地方食用习俗】二月二食炒熟的黄豆的习俗，谓之"吃虫"。常见菜品有豆腐、豆浆、豆腐脑、豆瓣酱、豆芽、水煮毛豆、丝瓜毛豆等。

南苜蓿

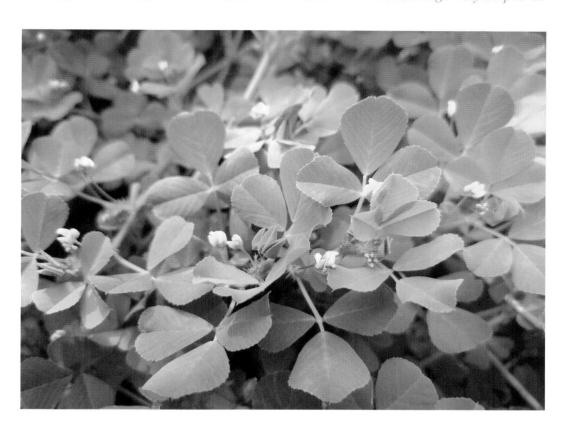

【识 别 要 点】一年生或多年生草本。茎匍匐或稍直立。三出复叶；小叶片阔倒卵形或倒心形，先端钝圆或微凹。总状花序；蝶形花冠，黄色。荚果螺旋形，边缘具有钩的刺。种子肾形。花期4~5月，果期5~6月。

【生　　　　境】生于排水良好的土壤。多栽培。

【采 收 加 工】夏、秋间收割全草，鲜用或切段晒干。夏季采挖根，鲜用或晒干。

【药 用 部 位】全草（苜蓿）、根（苜蓿根）。

【化 学 成 分】含四萜类、三萜皂苷类、黄酮类、生物碱类、植物激素等成分。

【性　　　　味】（1）苜蓿：苦、涩、微甘，平。

（2）苜蓿根：苦，寒。

【功　　　　用】（1）苜蓿：清热凉血，利湿退黄，通淋排石。主治热病烦满，黄疸，肠炎，痢疾，浮肿，尿路结石，痔疮出血。

（2）苜蓿根：清热利湿，通淋排石。主治热病烦满，黄疸，尿路结石。

【用 法 用 量】（1）苜蓿：煎汤，15~30g；或捣汁，鲜品90~150g；或研末，3~9g。

（2）苜蓿根：煎汤，15~30g；或捣汁。

【使 用 注 意】苜蓿少食，不可同蜜食。

【营 养 成 分】含粗蛋白质、糖类、维生素、膳食纤维等。

【地方食用习俗】嫩苗焯水后可凉拌、炒菜、炖汤或涮火锅。常见菜品有凉拌苜蓿、苜蓿饼、苜蓿馄饨、苜蓿麦饭、苜蓿炒鸡蛋。

豌　豆

别名：雪豆、踵豆

Pisum sativum L.

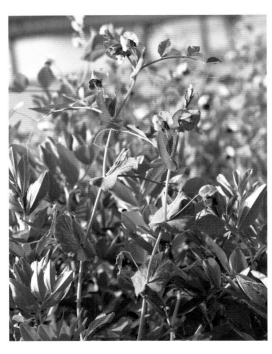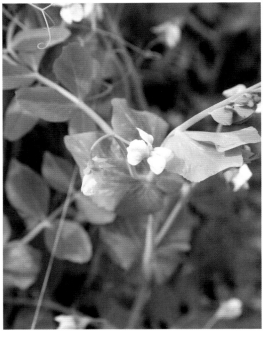

【识 别 要 点】一年生或二年生攀缘草本。全株绿色，带白粉。羽状复叶，互生，叶轴末端有羽状分枝的卷须；托叶卵形，叶状，常大于小叶，基部耳状，包围叶柄或茎；小叶片卵形、卵状椭圆形或倒卵形。花腋生，白色或紫色；蝶形花冠。荚果圆筒状。种子球形。花期6~7月，果期7~9月。

【生　　　境】多为栽培。

【采 收 加 工】夏、秋季果实成熟时采收荚果，晒干，打出种子。7~9 月采摘荚果，晒干。6~7 月开花时采摘，鲜用或晒干。春季采收嫩茎叶，鲜用。

【药 用 部 位】种子（豌豆）、荚果（豌豆荚）、花（豌豆花）、嫩茎叶（豌豆苗）。

【化 学 成 分】含黄酮类、酚酸类、多酚类等成分。

【性　　　　味】（1）豌豆：甘，平。

（2）豌豆荚：甘，平。

（3）豌豆花：甘，平。

（4）豌豆苗：甘，平。

【功　　　　用】（1）豌豆：和中下气，通乳利水，解毒。主治消渴，吐逆，泄痢腹胀，霍乱转筋，乳少，脚气水肿，疮痈。

（2）豌豆荚：解毒敛疮。主治耳后糜烂。

（3）豌豆花：清热，凉血。主治咳血，鼻衄，月经过多。

（4）豌豆苗：清热解毒，凉血平肝。主治暑热，消渴，高血压，疔毒，疥疮。

【用 法 用 量】（1）豌豆：煎汤，60~125g；或煮食。外用适量，煎汤外洗，或研末调涂。

（2）豌豆荚：外用适量，烧灰存性，茶油调涂。

（3）豌豆花：煎汤，9~15g。

（4）豌豆苗：煎汤，9~15g；或鲜苗捣绞汁；或作蔬食。外用适量，鲜叶捣敷。

【使 用 注 意】豌豆：多食发气痰。

【营 养 成 分】含维生素、蛋白质、胡萝卜素、粗纤维和多种微量元素。

【地方食用习俗】嫩豆、熟豆、嫩茎叶均为常见蔬菜。可煮食、炒食。嫩豆加米、咸肉可煮豌豆咸肉糯米饭。常见菜品有炒豌豆、炒豌豆苗、豌豆肉菜饭。

苦　参

别名：野槐、山槐

Sophora flavescens Alt.

【识 别 要 点】亚灌木。根圆柱状，外皮黄色。茎枝草本状。单数羽状复叶，互生；具线形托叶；小叶卵状椭圆形至长椭圆状披针形。总状花序，

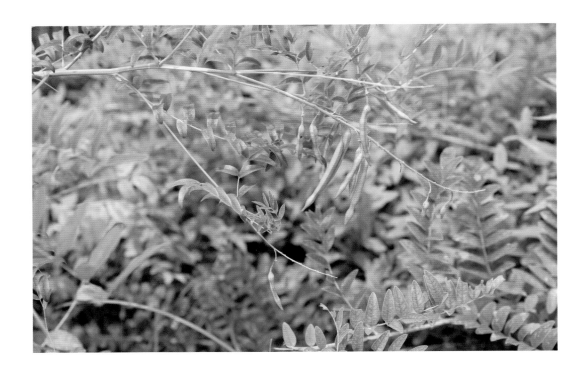

花淡黄白色，花冠蝶形。荚果线形。种子黑色。花期 5~7 月。果期 7~9 月。

【生　　　境】生于山坡草地、平原、路旁、沙质地和红壤地的向阳处。

【采 收 加 工】春、秋两季采挖根，除去根头及小支根，干燥，或趁鲜切片后干燥。
7~8 月果实成熟时采收，晒干，打下种子，去净果壳、杂质，再晒干。

【药 用 部 位】根（苦参）、种子（苦参实）。

【化 学 成 分】含生物碱类、黄酮类、三萜皂苷类、二苯甲酰类等成分，其中苦参碱类和黄酮苷类为主要的活性成分。

【性　　　味】（1）苦参：苦，寒。

（2）苦参实：苦，寒。

【功　　　用】（1）苦参：清热燥湿，杀虫，利尿。主治热痢，便血，黄疸尿闭，赤白带下，阴肿阴痒，湿疹，湿疮，皮肤瘙痒，疥癣麻风；外治滴虫阴道炎。

（2）苦参实：清热解毒，通便，杀虫。主治急性细菌性痢疾，大便秘结，蛔虫病。

【用 法 用 量】（1）苦参：煎汤，3~10g；或入丸、散剂。外用适量，煎水熏洗，或研末敷，或浸酒搽。

（2）苦参实：内服，研末 0.6~1.5g，每日 4 次。

【使 用 注 意】苦参脾胃虚寒者禁服，反藜芦。

白车轴草

别名：白花苜蓿、三消草

Trifolium repens L.

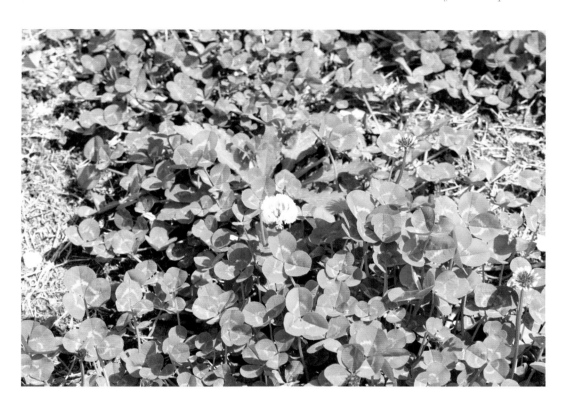

【识 别 要 点】多年生草本。茎匍匐蔓生，节上生根。掌状三出复叶；小叶倒卵形至近圆形，先端凹。头状花序；花萼钟形；蝶形花冠白色、乳黄色或淡红色，具香气。荚果长圆形。种子阔卵形。花、果期5~10月。

【生　　　境】生于湿润草地、河岸、路边等。多栽培。

【采 收 加 工】夏、秋季花盛期采收全草，晒干。

【药 用 部 位】全草（三消草）。

【化 学 成 分】含黄酮类、香豆素类、苷类、萜类、挥发油等成分。

【性　　　味】微甘，平。

【功　　　用】清热，凉血，宁心。主治癫病，痔疮出血，硬结肿块。

【用 法 用 量】煎汤，15~30g。外用适量，捣敷。

【使 用 注 意】本品能引起光致敏性皮炎。

【营 养 成 分】含蛋白质、矿物质等。

【地方食用习俗】地上部分可以凉拌、煮、炒、做饺子馅等。常见菜品有凉拌白车轴草。

蚕　豆

别名：胡豆、佛豆

Vicia faba L.

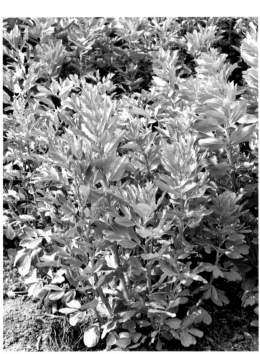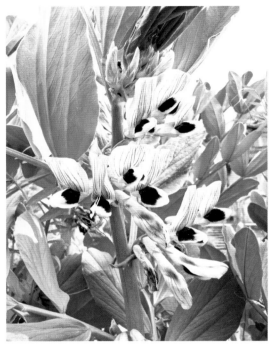

【识 别 要 点】越年或一年生草本。茎直立。偶数羽状复叶，托叶大，小叶椭圆形
或广椭圆形至长形。总状花序；萼钟状；花冠蝶形，白色，具红紫
色斑纹。荚果长圆形。种子椭圆形。花期 3~4 月，果期 6~8 月。

【生　　　境】多栽培。

【采 收 加 工】夏季果实成熟呈黑褐色时，拔取全株，晒干，打下种子，扬净后再
晒干；或鲜嫩时用。取蚕豆放水中浸透，剥下种皮，晒干；或剥取
嫩蚕豆之种皮用。夏季果实成熟呈黑褐色时采收，除去种子、杂质，
晒干；或取青荚壳鲜用。清明节前后开花时采收花，晒干，或烘干。
夏季采收叶或嫩苗，晒干。夏季采收茎，晒干。

【药 用 部 位】种子（蚕豆）、种皮（蚕豆壳）、果壳（蚕豆荚壳）、花（蚕豆
花）、叶或嫩苗（蚕豆叶）、茎（蚕豆茎）。

【化 学 成 分】种子含皂苷类、脂类、生物碱类。壳含多巴 –O– β –D– 葡萄糖苷、
L– 酪氨酸等成分。花以黄酮类和生物碱类成分为主，含少量 D– 甘
油酸。嫩枝含山奈酚。地上部分主要含由槲皮素和山奈酚苷组成的
黄酮皂苷。

【性　　　味】（1）蚕豆：甘、微辛，平。

（2）蚕豆壳：甘、淡，平。

（3）蚕豆荚壳：苦、涩，平。

（4）蚕豆花：甘、涩，平。

（5）蚕豆叶：苦、微甘，温。

（6）蚕豆茎：苦、温。

【功　　　用】（1）蚕豆：健脾利水，解毒消肿。主治膈食，水肿，疮毒。

（2）蚕豆壳：利水渗湿，止血，解毒。主治水肿，脚气病，小便不利，吐血，胎漏，下血，天疱疮，黄水疮，瘰疬。

（3）蚕豆荚壳：止血，敛疮。主治咯血，衄血，吐血，便血，尿血，手术出血，烧烫伤，天疱疮。

（4）蚕豆花：凉血止血，止带，降血压。主治劳伤吐血，咳嗽咯血，崩漏带下，高血压。

（5）蚕豆叶：止血，解毒。主治咯血，吐血，外伤出血，臁疮。

（6）蚕豆茎：止血，止泻，解毒敛疮。主治各种内出血，水泻，烫伤。

【用法用量】（1）蚕豆：煎汤，30~60g；或研末；或作食品。外用适量，捣敷或烧灰敷。

（2）蚕豆壳：煎汤，9~15g。外用适量，煅存性研末调敷。

（3）蚕豆荚壳：煎汤，15~30g。外用适量，炒炭研细末调敷。

（4）蚕豆花：煎汤，6~9g，鲜品15~30g；或捣汁；或蒸露。

（5）蚕豆叶：捣汁，30~60g。外用适量，捣敷或研末撒。

（6）蚕豆茎：煎汤，15~30g；或焙干研末，9g。外用适量，烧灰调敷。

【使 用 注 意】蚕豆内服不宜过量，否则易致食积腹胀。对本品过敏者禁服。

【营 养 成 分】含蛋白质、脂肪、糖类、膳食纤维、胡萝卜素、维生素、微量元素等。

【地方食用习俗】蚕豆老、嫩、鲜、干均可食用。嫩豆立夏前后采收，可拌、炝、炒、焖、制泥、炸食等。干蚕豆除做粮食，也可用于做菜。如皋人喜欢直接炒熟，干吃，或炒熟趁热加水加盐煮烂后，调油与蒜泥做小菜；也可冷水浸软，不去皮，一端剪开，或去皮取瓣，油炸酥，加盐、五香粉、辣椒粉等调味做下酒菜。去皮豆瓣荤素搭配作为各菜之汤。去皮豆瓣发酵的蚕豆酱味道特殊，鲜香。蚕豆的嫩苗叶可做蔬菜，味似豌豆苗。干蚕豆衣可泡茶做清凉饮料。常见菜品有蒜苗炒蚕豆、油焖蚕豆、蚕豆瓣凉粉汤、油炸兰花瓣、咸菜炒蚕豆瓣、五香蚕豆等。

救荒野豌豆

别名：肥田草、大巢菜

Vicia sativa L.

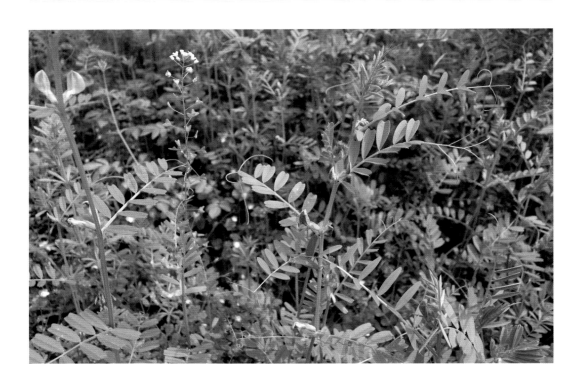

【识 别 要 点】一年生或二年生草本。偶数羽状复叶，叶轴顶端具卷须；托叶戟形；小叶片长圆形或倒披针形。总状花序；花冠深紫色或玫红色；旗瓣倒卵形，翼瓣及龙骨瓣均有爪。荚果线形。种子圆球形。花期3~4月，果期5~6月。

【生　　　境】生于荒山、田边草丛及林中。

【采 收 加 工】4~5月采割，晒干或鲜用。

【药 用 部 位】全草或种子（大巢菜）。

【化 学 成 分】含黄酮类、苯丙素类、三萜类等成分。

【性　　　味】甘、辛，寒。

【功　　　用】益肾，利水，止血，止咳。主治肾虚腰痛，遗精，黄疸，疟疾，鼻衄，心悸，咳嗽痰多，月经不调，疮痈肿毒。

【用 法 用 量】煎汤，15~30g。外用适量，鲜草捣烂敷，或煎汤外洗患处。

【营 养 成 分】含维生素、膳食纤维、蛋白质等。

【地方食用习俗】嫩茎叶可煮粥、煮汤等。嫩荚果煮食，或等荚果完全成熟后，剥取豆子煮粥或磨面。

酢浆草

别名：酸醋酱、酸浆草

Oxalis corniculata L.

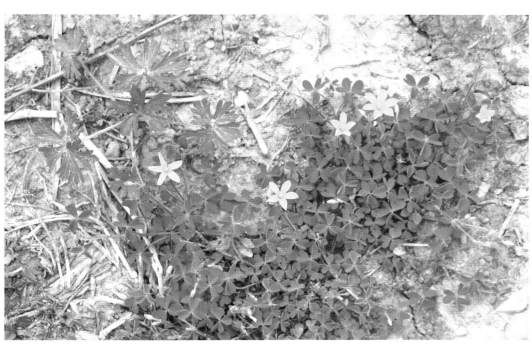

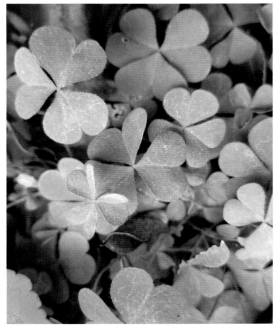

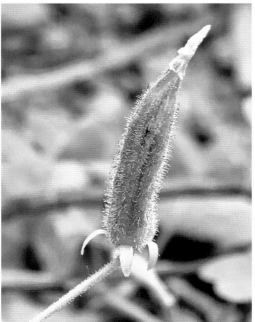

【识 别 要 点】多年生草本。茎细弱。总叶柄长；小叶 3 片，倒心形，先端凹，无柄。花单生或成伞形花序；花梗与叶柄等长；花瓣黄色，倒卵形。蒴果近圆柱形。种子深褐色。花期 5~8 月，果期 6~9 月。

【生　　　境】生于山坡草地、河谷沿岸、路边、田边、荒地或林下阴湿处等。

【采 收 加 工】全年均可采收，尤以夏、秋季为宜，洗净，鲜用或晒干。

【药 用 部 位】全草（酢浆草）。

【化 学 成 分】含甾体类、萜类、酚酸类、黄酮类等成分。

【性　　　味】酸，寒。

【功　　　用】清热利湿，凉血散瘀，解毒消肿。主治湿热泄泻，痢疾，黄疸，淋证，带下病，吐血，衄血，尿血，月经不调，跌打损伤，咽喉肿痛，痈肿疔疮，丹毒，湿疹，疥癣，痔疮，麻疹，烫火伤，蛇虫咬伤。

【用 法 用 量】煎汤，9~15g，鲜品 30~60g；或研末；或鲜品绞汁饮。外用适量，煎汤外洗，捣烂敷，捣汁涂或煎水漱口。

【使 用 注 意】孕妇及体虚者慎服。

【营 养 成 分】含磷、维生素、柠檬酸、苹果酸、酒石酸等，其中磷和维生素 C 的含量较高。

【地方食用习俗】沸水焯嫩茎叶，在凉水中浸泡 2h 后可炒食、做汤或凉拌，也可做沙拉配料。常见菜品有凉拌酢浆草、酢浆草炒肉丝。

野老鹳草

别名：老牛筋、短嘴老鹳草

Geranium carolinianum L.

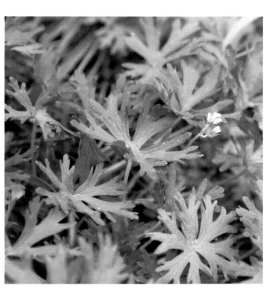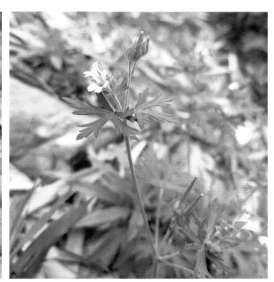

【识 别 要 点】一年生草本。基生叶早枯，茎生叶互生或最上部对生，托叶披针形
或三角状披针形，叶片圆肾形。花序呈伞形；花瓣淡紫红色，倒卵
形。蒴果被糙毛。花期 4~7 月，果期 5~9 月。

【生　　　境】生于平原和低山荒坡杂草丛中。

【采 收 加 工】夏、秋季果实将成熟时，割取地上部分或将全株拔起，晒干。

【药 用 部 位】带果实的全草（老鹳草）。

【化 学 成 分】含鞣质、黄酮类、有机酸类、三萜类、甾醇类、木脂素类等成分。

【性　　　味】苦、微辛，平。

【功　　　用】祛风通络，活血，清热利湿。主治风湿痹痛，肌肤麻木，筋骨酸楚，
跌打损伤，泄泻，痢疾，疮毒。

【用 法 用 量】煎汤，9~15g；或浸酒；或熬膏。外用适量，捣烂加酒炒热外敷或制
成软膏涂敷。

亚麻科

亚 麻

别名：山西胡麻、鸦麻

Linum usitatissimum L.

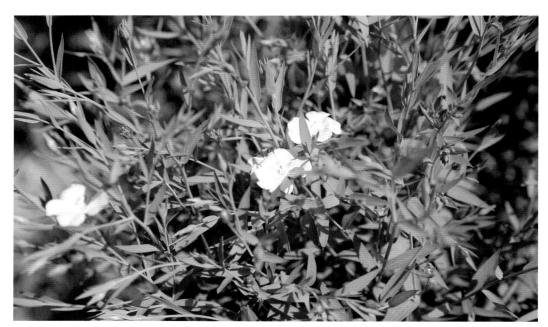

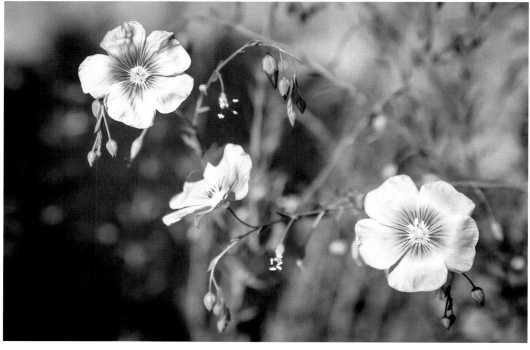

【识 别 要 点】一年生草本。全株无毛。茎基部稍木质化。叶互生，叶片披针形或线状披针形。花生于枝顶或上部叶腋；花萼绿色；花瓣蓝色或白色，广倒卵形。蒴果近球形或稍扁。种子卵形。花期6~7月，果期7~9月。

【生　　　境】多为栽培。

【采 收 加 工】秋季采挖根，切片，晒干。夏季采叶，鲜用或晒干。8~10月间果实成熟时割取全草，捆成小把，晒干，打下种子，再晒干。

【药 用 部 位】根、叶（亚麻）、种子（亚麻子）。

【化 学 成 分】含木脂素类、黄酮类、环肽类、糖苷类、脂肪酸类等成分。

【性　　　味】（1）**亚麻**：辛、甘，平。
（2）**亚麻子**：甘，平。

【功　　　用】（1）**亚麻**：平肝，活血。主治肝风头痛，跌打损伤，痈肿疔疮。
（2）**亚麻子**：养血祛风，润燥通便。主治麻风，皮肤干燥，瘙痒，脱发，疮疡湿疹，肠燥便秘。

【用 法 用 量】（1）**亚麻**：煎汤，15~30g。外用适量，捣烂敷或研末调敷。
（2）**亚麻子**：煎汤，5~10g；或入丸、散剂。外用适量，榨油涂。

【使 用 注 意】亚麻子大便滑泄者禁服，孕妇慎服。

【营 养 成 分】含脂肪、蛋白质、膳食纤维、矿物质、α-亚麻酸、维生素等。

【地方食用习俗】亚麻籽粉可以拌粥、做煎饼、打豆浆、做面包和饼干。亚麻子榨油可拌凉菜或者作为日常食用油均可，但不适合煎炸。

铁苋菜

别名：血见愁、海蚌含珠

Acalypha australis L.

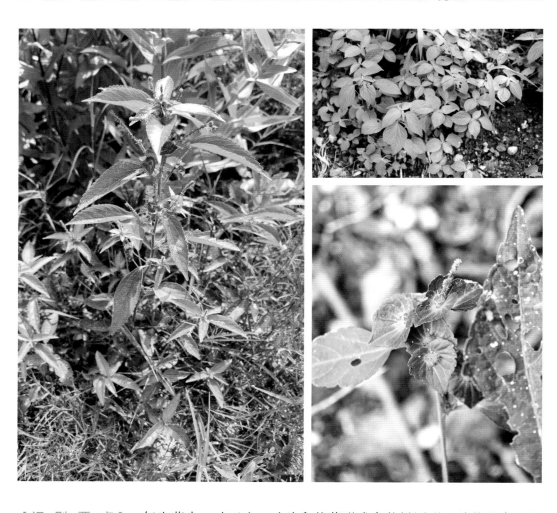

【识别要点】一年生草本。叶互生，叶片卵状菱形或卵状椭圆形。穗状花序；花
单性，雌雄同株；雄花生于极小苞片内，雌花生于叶状苞片内；苞
片展开时肾形，合时如蚌。蒴果三角状半圆形。种子卵形。花期
5~7 月，果期 7~10 月。

【生　　境】生于旷野、丘陵、路边较湿润的地方。

【采收加工】5~7 月间采收全草，晒干或鲜用。

【药用部位】全草（铁苋）。

【化 学 成 分】含鞣质、黄酮类、萜类、甾体类、生物碱类、酚类等成分。

【性　　　味】苦、涩，凉。

【功　　　用】清热利湿，凉血解毒，收敛止血。主治肠炎，痢疾，吐血，衄血，
便血，尿血，崩漏，痈疔疮疡，皮炎湿疹。

【用 法 用 量】煎汤，15~30g。外用适量，煎水熏洗，或鲜品捣烂敷患处。

【营 养 成 分】含蛋白质、胡萝卜素、矿物质等。

【地方食用习俗】嫩叶可作蔬菜。常见菜品有上汤铁苋菜、蒜香铁苋菜、铁苋菜面条。

地锦草

别名：奶浆草、铺地锦

Euphorbia humifusa Willd. ex Schltdl.

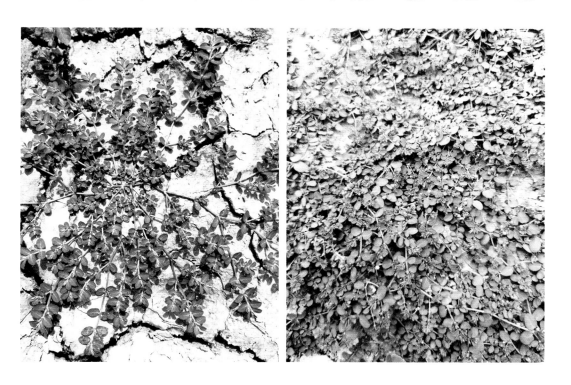

【识 别 要 点】一年生草本。根纤细。茎匍匐，自基部以上多分枝。叶对生，矩圆
形或椭圆形。聚伞花序；腺体4，矩圆形，边缘具白色或淡红色附
属物；雄花数枚；雌花1枚。蒴果三棱状卵球形。种子三棱状卵球
形。花、果期5~10月。

【生　　　境】生于原野荒地、路旁、田间、沙丘、海滩、山坡等地。

【采 收 加 工】夏、秋季采收，除去杂质，晒干。

【药 用 部 位】全草（地锦草）。

【化 学 成 分】含黄酮及其苷类、酚酸类、鞣质、萜类、生物碱类等成分。

【性　　　味】辛，平。

【功　　　用】清热解毒，凉血止血，利湿退黄。主治痢疾，泄泻，咯血，尿血，便血，崩漏，疮疖痈肿，湿热黄疸。

【用 法 用 量】煎汤，9~20g，鲜品可用 15~20g；或入散剂。外用适量，鲜品捣敷或干品研末撒。

【使 用 注 意】血虚无瘀及脾胃虚弱者慎服。

【营 养 成 分】含蛋白质、脂肪、糖类、维生素和矿物质等。

【地方食用习俗】嫩茎叶用开水焯熟后加油、盐凉拌食用，亦可煮食。常见菜品有凉拌地锦草、地锦草豆腐汤。

续随子

别名：千金子、打鼓子

Euphorbia lathyris Linnaeus

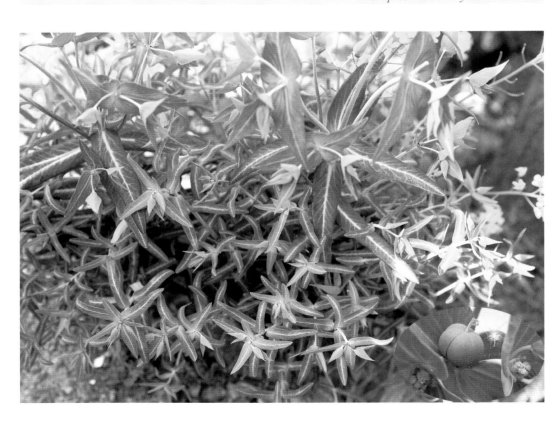

【识别要点】二年生草本。全株含白汁。单叶交互对生，叶线状披针形至阔披针形。杯状聚伞花序；花单性，无花被；雄花多数和雌花1枚同生于萼状总苞内，总苞顶端腺体新月形，两端具短而钝的角。蒴果近球形。种子长圆状球形。花期4~7月，果期6~9月。

【生　　　境】生于向阳山坡。

【采 收 加 工】夏、秋季采收成熟果实，干燥。夏、秋季折断茎部，取液汁，随采随用。

【制　　　法】取净千金子，搓去种皮，碾如泥状，用布包严，置笼屉内蒸热，压榨去油，如此反复操作，至药物不再黏结成饼，碾细，得千金子霜。

【药 用 部 位】种子（千金子）、茎中白色汁液（续随子茎中白汁）。

【化 学 成 分】含脂肪酸类、二萜类、黄酮类、香豆素类、甾醇类、挥发油等成分。

【性　　　味】（1）**千金子**：辛，温。有毒。

　　　　　　　（2）**续随子茎中白汁**：辛，温。有毒。

【功　　　用】（1）**千金子**：逐水退肿，破血消癥，解毒杀虫。主治水肿，腹水，二便不利，癥瘕瘀滞，闭经，疥癣癫疮，痈肿，毒蛇咬伤，疣赘。

　　　　　　　（2）**续随子茎中白汁**：去斑解毒，敛疮。主治酐黯，白癜风，蛇伤。

【用 法 用 量】（1）**千金子**：制霜入丸、散剂，1~2g。外用适量，捣敷或研末醋调涂。

　　　　　　　（2）**续随子茎中白汁**：外用适量，涂搽。

【使 用 注 意】千金子体弱便溏者及孕妇禁服。

泽　漆

别名：猫儿眼睛草、鹅脚板

Euphorbia helioscopia L.

【识 别 要 点】一年生或二年生草本。全株含白色乳汁。茎丛生。叶互生，叶片倒卵形或匙形。杯状聚伞花序；伞梗5；总苞杯状，盾形腺体4；雄花10余；雌花1。蒴果球形。种子具种阜。花期4~5月，果期5~8月。

【生　　　境】生于山沟、路边、荒野和山坡。

【采 收 加 工】4~5月开花时采收全草，晒干。

【药 用 部 位】全草（泽漆）。

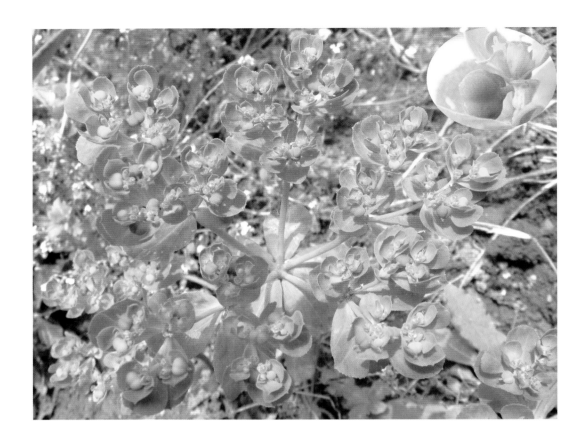

【化 学 成 分】含黄酮类、萜类等成分。

【性　　　味】辛、苦，微寒。有小毒。

【功　　　用】行水消肿，化痰止咳，解毒杀虫。主治水气肿满，痰饮喘咳，疟疾，
细菌性痢疾，瘰疬，结核性瘘管，骨髓炎。

【用 法 用 量】煎汤，3~9g；或熬膏；入丸、散剂。外用适量，煎汤外洗，熬膏涂
或研末调敷。

【使 用 注 意】气血虚弱和脾胃虚者慎用。

地构叶

别名：珍珠透骨草、透骨草

Speranskia tuberculata (Bunge) Baill.

【识 别 要 点】多年生草本。茎直立，被伏贴短柔毛。叶纸质，边缘具齿，疏被短
柔毛。总状花序，雄花上，雌花下。蒴果三角状扁圆球形，被柔毛
和疣状突起。种子三角状倒卵形。花期4~5月，果期5~6月。

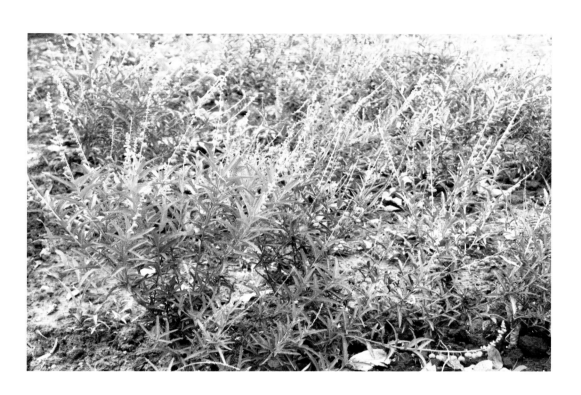

【生　　　境】生于山坡及草地。

【采 收 加 工】5~6 月间开花结实时采收，除去杂质，鲜用或晒干备用。

【药 用 部 位】全株（透骨草）。

【化 学 成 分】含黄酮类、苯丙酸类、三萜类、酚酸类、核苷类等成分。

【性　　　味】辛，温。

【功　　　用】祛风除湿，舒筋活血，散瘀消肿，解毒止痛。主治风湿痹痛，筋骨
　　　　　　　挛缩，寒湿脚气，腰部扭伤，瘫痪，闭经，阴囊湿疹，疮疖肿毒。

【用 法 用 量】煎汤，9~15g。外用适量，煎水熏洗，或捣敷。

【使 用 注 意】孕妇禁服。

芸香科

柚

别名：香栾、文旦

Citrus grandis (L.) Osbeck

江苏如皋
常见中草药图鉴

130

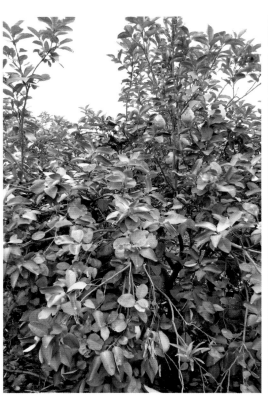 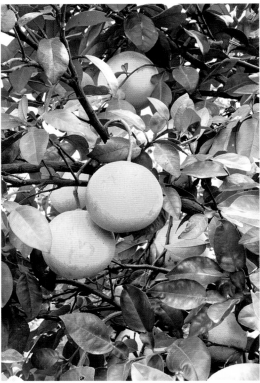

【识 别 要 点】常绿乔木。小枝扁，有刺或有时无刺。单身复叶互生，叶柄有倒心形宽叶翼，叶片长椭圆形或阔卵形。花单生或为总状花序，白色；花萼杯状；花瓣长圆形。柑果熟时柠檬黄色。花期4~5月，果熟期9~11月。

【生　　　境】栽培于丘陵或低山地带。

【采 收 加 工】10~11月果实成熟时采收，鲜用。秋、冬季将成熟的果实剥开果皮，食果瓤，取出种子，晒干。秋末冬初采集果皮，剖成5~7瓣，晒干或阴干。4~5月间采花，晾干或烘干。夏、秋季采叶，鲜用或晒干。全年可挖根，切片晒干。夏季果实未成熟时采收，置沸水中略烫后，将果皮割成5或7瓣，除去果瓤和部分中果皮，压制成形，干燥，得化橘红。

【药 用 部 位】果实（柚）、种子（柚核）、果皮（柚皮）、花（柚花）、叶（柚叶）、根（柚根）、未成熟或近成熟的外层果皮（化橘红）。

【化 学 成 分】含挥发油、生物碱类、香豆素类、黄酮类、萜类等成分。

【性　　　　味】（1）柚：甘、酸，寒。

（2）柚核：辛、苦，温。

（3）柚皮：辛、甘、苦，温。

（4）柚花：辛、苦，温。

（5）柚叶：辛、苦，温。

（6）柚根：辛、苦，温。

（7）化橘红：辛、苦，温。

【功　　　　用】（1）柚：消食，化痰，醒酒。主治饮食积滞，食欲不振，醉酒。

（2）柚核：疏肝理气，宣肺止咳。主治疝气，肺寒咳嗽。

（3）柚皮：宽中理气，消食，化痰，止咳平喘。主治气郁胸闷，脘腹冷痛，食积，泻痢，咳喘，疝气。

（4）柚花：行气，化痰，止痛。主治胃脘胸膈胀痛。

（5）柚叶：行气止痛，解毒消肿。主治头风痛，寒湿痹痛，食滞腹痛，乳痈，扁桃体炎，中耳炎。

（6）柚根：理气止痛，散风寒。主治胃脘胀痛，疝气疼痛，风寒咳嗽。

（7）化橘红：理气宽中，燥湿化痰。主治咳嗽痰多，食积伤酒，呕恶痞闷。

【用 法 用 量】（1）柚：适量生食。

（2）柚核：煎汤，6~9g。外用适量，开水浸泡，涂擦。

（3）柚皮：煎汤，6~9g；或入散剂。

（4）柚花：煎汤，1.5~4.5g。

（5）柚叶：煎汤，15~30g。外用适量，捣敷，或煎汤外洗。

（6）柚根：煎汤，9~15g。

（7）化橘红：煎汤，3~6g；或入丸、散剂。

【使 用 注 意】柚皮孕妇及气虚者忌用。化橘红气虚、阴虚及燥咳痰少者禁服。

【营 养 成 分】含蛋白质、维生素、矿物质等。

【地方食用习俗】果实为常见水果。

香 圆

别名：陈香圆、粗皮香圆

Citrus wilsonii Tanaka

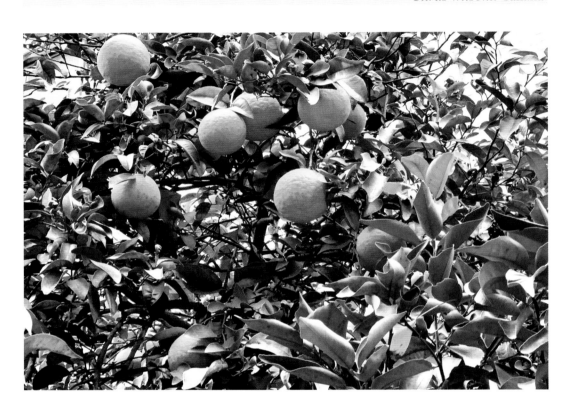

【识 别 要 点】常绿乔木。小枝有棘刺。单身复叶，互生；顶生叶片长椭圆形，翼叶倒心形。花单生或簇生；花瓣5，白色，长圆形或倒心形。柑果卵圆球状，黄色，味酸，芳香。种子极多。花期6~7月，果熟期11~12月。

【生　　　境】多为栽培。

【采 收 加 工】9~10月果实成熟变黄时采摘，用糠壳堆1个星期，待皮变金黄色后，切成1cm厚，摊开曝晒，遇雨天可烘干。

【药 用 部 位】成熟果实（香橼）。

【化 学 成 分】含黄酮苷、有机酸类、挥发油等成分。

【性　　　味】辛、苦、酸，温。

【功　　　用】疏肝理气，宽中，化痰。主治肝胃气滞，胸胁胀痛，脘腹痞满，呕吐噫气，痰多咳嗽。

【用 法 用 量】煎汤，3~6g；或入丸、散剂。

【使 用 注 意】虚人慎服。

楝

别名：苦楝树、金铃子

Melia azedarach L.

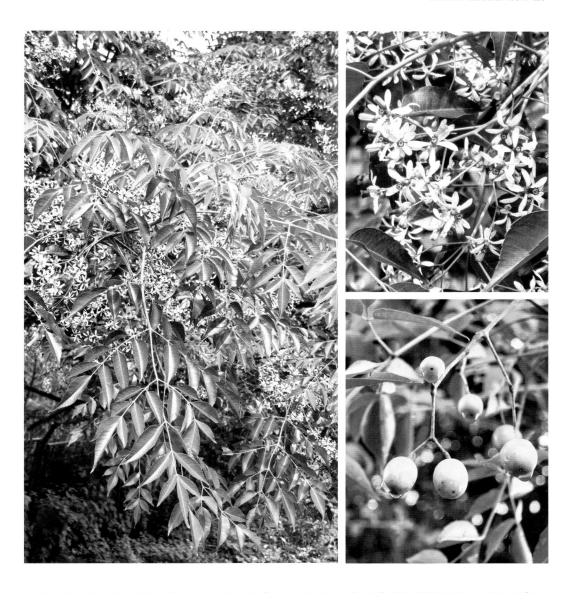

【识 别 要 点】落叶乔木。2回羽状复叶，互生；小叶卵形至椭圆形。圆锥花序，花淡紫色，花萼5裂，花瓣5。核果圆卵形或近球形，淡黄色。花期4~5月，果期10~11月。

【生　　　境】生于路旁、坡脚，或栽于屋旁、篱边。

【采 收 加 工】全年或春、秋季采收，剥取干皮或根皮，晒干。全年均可采收叶，鲜用或晒干。4~5月采收花，晒干、阴干或烘干。秋、冬两季果实成熟呈黄色时采收，或收集落下的果实，晒干、阴干或烘干。

【药 用 部 位】树皮和根皮（苦楝皮）、叶（苦楝叶）、花（苦楝花）、果实（苦楝子）。

【化 学 成 分】含三萜类、二萜类、黄酮类、甾醇类、酚酸类等成分。

【性　　　　味】**（1）苦楝皮：**苦，寒。有毒。

（2）苦楝叶：苦，寒。有毒。

（3）苦楝花：苦，寒。

（4）苦楝子：苦，寒。有小毒。

【功　　　　用】**（1）苦楝皮：**杀虫，疗癣。主治蛔虫病，钩虫病，蛲虫病，虫积腹痛；外治疥癣瘙痒。

（2）苦楝叶：清热燥湿，杀虫止痒，行气止痛。主治湿疹瘙痒，疮癣疥癞，蛇虫咬伤，滴虫阴道炎，疝气疼痛，跌打肿痛。

（3）苦楝花：清热祛湿，杀虫，止痒。主治热痱，头癣。

（4）苦楝子：行气止痛，杀虫。主治脘腹、胁肋疼痛，疝痛，虫积腹痛，头癣，冻疮。

【用 法 用 量】**（1）苦楝皮：**煎汤，6~15g，鲜品15~30g；或入丸、散剂。外用适量，煎汤外洗，或研末调敷。

（2）苦楝叶：煎汤，5~10g。外用适量，煎汤外洗，捣敷或绞汁涂。

（3）苦楝花：外用适量，研末撒或调涂。

（4）苦楝子：煎汤，3~10g。外用适量，研末调涂。行气止痛炒用，杀虫生用。

【使 用 注 意】苦楝皮体弱及肝肾功能障碍者、孕妇及脾胃虚寒者均慎服，亦不宜持续和过量服用。苦楝子脾胃虚寒者禁服，亦不宜过量及长期服用。

鸡爪槭

别名：七角枫、柳叶枫

Acer palmatum Thunb.

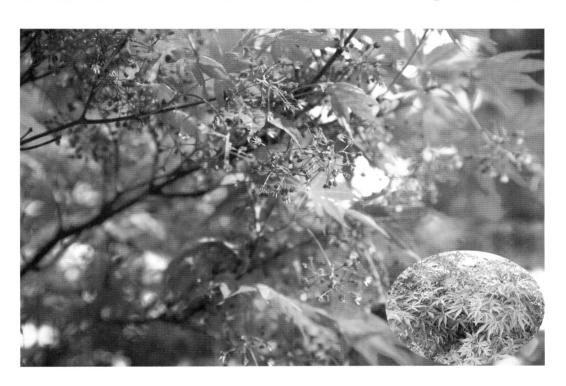

【识 别 要 点】落叶小乔木。叶对生；叶纸质，5~9 掌状分裂，边缘具尖锐锯齿。
伞房花序；花紫色，杂性；雄花与两性花同株；花萼与花瓣均为 5。
翅果，小坚果球形。花期 5 月，果期 9 月。

【生　　　　境】生于林边或疏林中。

【采 收 加 工】夏季采收枝叶，晒干，切段。

【药 用 部 位】枝叶（鸡爪槭）。

【化 学 成 分】含苯丙素类、黄酮类、儿茶素类、萜类和植物色素等成分。

【性　　　　味】辛、微苦，平。

【功　　　　用】行气止痛，解毒消痈。主治气滞腹痛，痈肿发背。

【用 法 用 量】煎汤，5~10g。外用适量，煎汤外洗。

凤仙花科

凤仙花

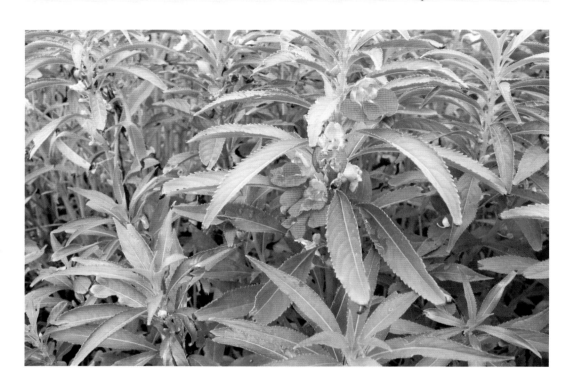

【识 别 要 点】一年生草本。茎肉质。叶互生。花单生或簇生叶腋；花粉红色或杂色，单瓣或重瓣；旗瓣圆；翼瓣宽大，有短柄；唇瓣舟形，基部有细而内弯的距。蒴果纺锤形，熟时一触即裂。种子黑色。花期7~10月。

【生　　　境】庭院栽培，为常见的观赏花卉。

【采 收 加 工】夏、秋季果实即将成熟时采收种子，晒干。夏秋间植株生长茂盛时割取地上部分，除去叶及花果，晒干。夏、秋季开花时采收花，鲜用或阴、烘干。秋季采挖根部，鲜用或晒干。

【药 用 部 位】成熟种子（急性子）、茎（凤仙透骨草）、花（凤仙花）、根（凤仙根）。

【化 学 成 分】含醌类、黄酮类、香豆素类、有机酸类、萜类等成分。种子含脂肪油、甾醇类、三萜类等成分。

【性　　　味】（1）**急性子**：辛、微苦，温。有小毒。

（2）**凤仙透骨草**：苦、辛，平。有小毒。

（3）**凤仙花**：甘、苦，微温。

（4）**凤仙根**：苦、辛，平。

【功　　　用】（1）**急性子**：破血软坚，消积。主治癥瘕痞块，闭经，噎膈。

（2）**凤仙透骨草**：祛风湿，活血止痛，解毒。主治风湿痹痛，跌打肿痛，闭经，痛经，痈肿，丹毒，鹅掌风，蛇虫咬伤。

（3）**凤仙花**：祛风除湿，活血止痛，解毒杀虫。主治风湿肢体痿废，腰胁疼痛，妇女经闭腹痛，产后瘀血未尽，跌打损伤，骨折，痈疽疮毒，毒蛇咬伤，白带异常，鹅掌风，灰指甲。

（4）**凤仙根**：活血止痛，利湿消肿。主治跌扑肿痛，风湿骨痛，白带异常，水肿。

【用 法 用 量】（1）**急性子**：煎汤，3~5g。外用适量，研末或熬膏敷贴。

（2）**凤仙透骨草**：煎汤，3~9g；或鲜品捣汁。外用适量，鲜品捣敷，或煎汤熏洗。

（3）**凤仙花**：煎汤，1.5~3g，鲜品可用至 3~9g；或研末；或浸酒。外用适量，鲜品研烂涂，或煎汤外洗。

（4）**凤仙根**：煎汤，6~15g；或研末，3~6g；或浸酒。外用适量，捣敷。

【使 用 注 意】急性子孕妇慎用。凤仙透骨草孕妇禁服。凤仙花体虚及孕妇慎服。凤仙根孕妇慎服。

【营 养 成 分】含花青素、维生素 C 等及一定量的钾、纤维素。

【地方食用习俗】嫩茎叶入沸水中焯后可凉拌、炒食。凤仙花的嫩茎可腌制后食用。常见菜品有凉拌凤仙花嫩叶。

【地方使用习俗】民间常将凤仙花的花瓣或者枝叶捣碎，用树叶包裹于指甲上，能让指甲染上鲜艳的红色，故其又名"指甲花"。

【食 用 注 意】凤仙花的茎和种子均有小毒，需要煮熟后食用，且不能过量。

冬青科

枸 骨

别名：枸骨冬青、功劳叶

Ilex cornuta Lindl. & Paxton

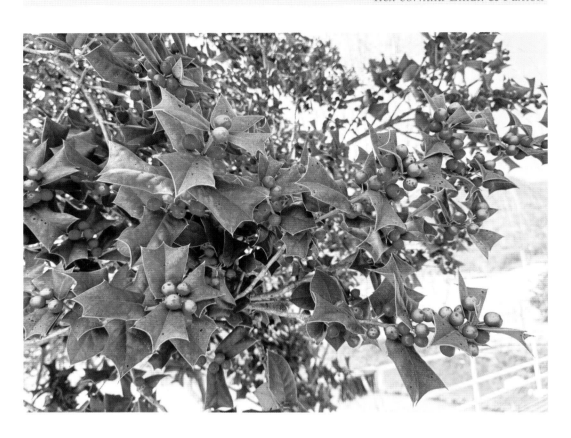

【识 别 要 点】常绿小乔木或灌木。叶硬革质，长椭圆状四方形，先端具有3枚坚硬刺齿，中央刺齿反曲，基部平截，两侧各有1~2个刺齿。雌雄异株或偶为杂性花；花黄绿色。核果浆果状，熟时鲜红色。花期4~5月，果期9~10月。

【生　　　境】生于山坡、丘陵等的灌丛、疏林中，以及路边、溪旁和村舍附近。

【采 收 加 工】秋季采收叶，晒干。冬季采摘成熟的果实，拣去果柄及杂质，晒干。全年均可采剥树皮，去净杂质，晒干。全年均可采根，切片，晒干。清明前后摘取嫩叶，头轮多采，次轮少采，长梢多采，短梢少采，放在竹筛上通风，晾干或晒干。

【药 用 部 位】叶（枸骨叶）、果实（枸骨子）、树皮（枸骨树皮）、根（功劳根）、嫩叶（苦丁茶）。

【化 学 成 分】含三萜类、黄酮类、多酚类、脂肪酸类等成分。

【性　　　味】（1）枸骨叶：苦，凉。

（2）枸骨子：苦、涩，微温。

（3）枸骨树皮：微苦，凉。

（4）功劳根：微苦，凉。

（5）苦丁茶：甘、苦，寒。

【功　　　用】（1）枸骨叶：清热养阴，益肾，平肝。主治肺痨咯血，骨蒸潮热，头晕目眩。

（2）枸骨子：补肝肾，强筋活络，固涩下焦。主治体虚低热，筋骨疼痛，崩漏，带下病，泄泻。

（3）枸骨树皮：补肝肾，强腰膝。主治肝肾不足，肾脚痿弱。

（4）功劳根：益肝肾，祛风湿，散风热。主治腰膝痿弱，风湿痛，牙痛，赤眼，流火。

（5）苦丁茶：疏风清热，明目生津。主治风热头痛，齿痛，目赤，聤耳，口疮，热病烦渴，泄泻，痢疾。

【用 法 用 量】（1）功劳叶：煎汤，9~15g。外用适量，捣汁或熬膏涂敷。

（2）枸骨子：煎汤，6~10g；或泡酒。

（3）枸骨树皮：煎汤，15~30g；或浸酒。

（4）功劳根：煎汤，6~15g，鲜品15~60g。外用适量，煎汤外洗。

（5）苦丁茶：煎汤，3~9g；或入丸剂。外用适量，煎水熏洗，或涂搽。

【使 用 注 意】枸骨叶脾胃虚寒及肾阳不足者慎服。

卫矛科

扶芳藤

别名：爬行卫矛、过墙风

Euonymus fortunei (Turcz.) Hand. -Mazz.

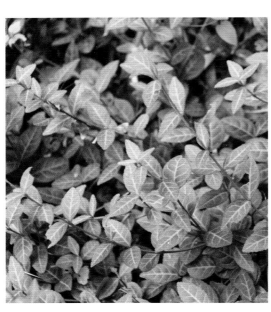
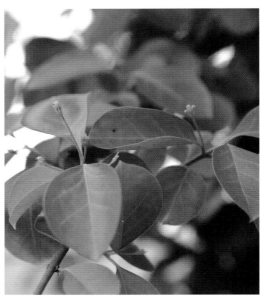

【识别要点】常绿藤本灌木。叶薄草质，椭圆形、长方椭圆形或长倒卵形，边缘齿浅。聚伞花序，花白绿色，花盘方形。蒴果近球状。种子长方椭圆状，假种皮鲜红色。花期6月，果期10月。

【生　　境】生于山坡丛林中。

【采收加工】茎、叶全年均可采，除去杂质，切碎，晒干。

【药用部位】带叶茎枝（扶芳藤）。

【化学成分】含三萜类、木质素类、黄酮类、有机酸类、糖醇类等成分。

【性　　味】甘、苦、微辛，微温。

【功　　用】益肾壮腰，舒筋活络，止血消瘀。主治肾虚腰膝酸痛，半身不遂，风湿痹痛，小儿惊风，咯血，吐血，血崩，月经不调，子宫脱垂，跌打骨折，创伤出血。

【用法用量】煎汤，15~30g；或浸酒；或入丸、散剂。外用适量，研粉调敷或捣敷，或煎水熏洗。

【使用注意】孕妇忌服。

【营 养 成 分】含胡萝卜素、柿红素、膳食纤维和矿物质。

【地方食用习俗】嫩茎叶入沸水中焯熟,可凉拌、炒食、做汤。常见菜品有扶芳藤猪
肝汤。

白　杜 ————————————

別名:丝棉木、白桃树

Euonymus maackii Rupr.

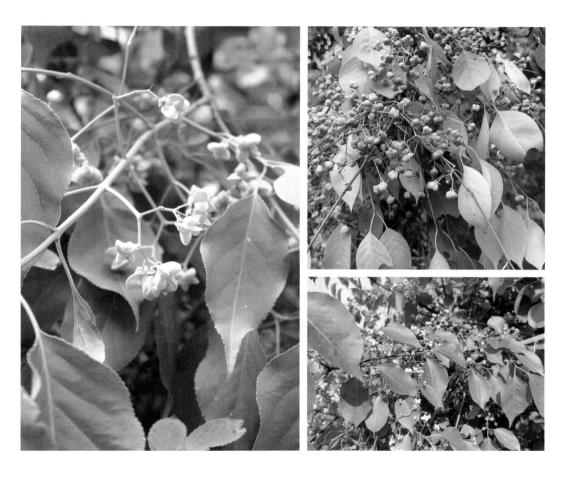

【识 别 要 点】落叶灌木或小乔木。单叶对生。聚伞花序腋生;花4数,淡白绿色
或黄绿色;花药紫红色;花盘肥大。蒴果粉红色。种子淡黄色,有
橙红色假种皮。花期5~6月,果期9月。

【生　　　境】生于山坡林缘、山麓、山溪路旁。

【采 收 加 工】根、树皮全年均可采,洗净,切片,晒干。叶春季采收,晒干。

【药 用 部 位】根和树皮（丝棉木）、叶（丝棉木叶）。

【化 学 成 分】茎木质部含雷公藤内酯、没食子酸、齐墩果酸、丝木棉酸等成分。叶含槲皮苷等成分。

【性　　　味】（1）**丝棉木**：苦、辛，凉。

（2）**丝棉木叶**：苦，寒。

【功　　　用】（1）**丝棉木**：祛风除湿，活血通络，解毒止血。主治风湿性关节炎，腰痛，跌打伤肿，血栓闭塞性脉管炎，肺痈，衄血，疔疮肿毒。

（2）**丝棉木叶**：清热解毒。主治漆疮，痈肿。

【用 法 用 量】（1）**丝棉木**：煎汤，15~30g，鲜品加倍；或浸酒；或入散剂。外用适量，捣敷，或煎汤熏洗。

（2）**丝棉木叶**：外用适量，煎汤熏洗。

【使 用 注 意】丝棉木孕妇慎服。

【营 养 成 分】含维生素 C、微量元素等。

【地方食用习俗】茎木可作调味料熬汤提味，亦可泡酒。叶可泡茶饮。

【食 用 注 意】白杜果实性寒凉，不能食用。

黄 杨

别名：锦熟黄杨、瓜子黄杨

Buxus sinica (Rehder & E. H. Wilson) M. Cheng

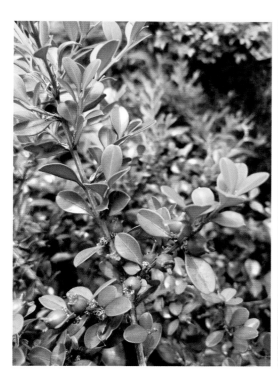
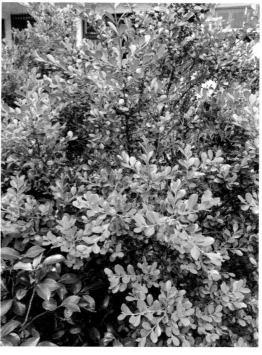

【识 别 要 点】常绿灌木或小乔木。叶对生；叶片革质，先端常有小凹口。穗状花
序；单性，雌雄同株；苞片阔卵形；雄花无花梗；雌花萼片 6。蒴
果近球形，有宿存花柱。花期 3~4 月，果期 5~7 月。

【生　　　境】生于山谷、溪边、林下。

【采 收 加 工】茎枝全年均可采，鲜用或晒干。叶全年可采，鲜用或晒干。5~7 月
果实成熟时采收，鲜用或晒干。根全年可采挖，洗净鲜用，或切片
晒干。

【药 用 部 位】茎枝及叶（黄杨木）、叶（黄杨叶）、果实（山黄杨子）、根（黄
杨根）。

【化 学 成 分】含生物碱类、黄酮类、甾醇类、香豆素类、木脂素类和酯类化合物
等成分。

【性　　　味】（1）黄杨木：苦，平。

（2）黄杨叶：苦，平。

（3）山黄杨子：苦，凉。

（4）黄杨根：苦、辛，平。

【功　　　用】（1）黄杨木：祛风除湿，理气止痛。主治风湿痹痛，胸腹气胀，疝气疼痛，牙痛，跌打伤痛。

（2）黄杨叶：清热解毒，消肿散结。主治疮疖肿毒，风火牙痛，跌打伤痛。

（3）山黄杨子：清暑热，解疮毒。主治暑热，疮疖。

（4）黄杨根：祛风止咳，清热除湿。主治风湿痹痛，伤风咳嗽，湿热黄疸。

【用 法 用 量】（1）黄杨木：煎汤，9~15g；或浸酒。外用适量，鲜品捣烂敷。

（2）黄杨叶：煎汤，9g；或浸酒。外用适量，鲜叶捣烂敷。

（3）山黄杨子：煎汤，3~9g。外用适量，捣敷。

（4）黄杨根：煎汤，9~15g，鲜品 15~30g。

枣

别名：老鼠屎、贯枣

Ziziphus jujuba Mill.

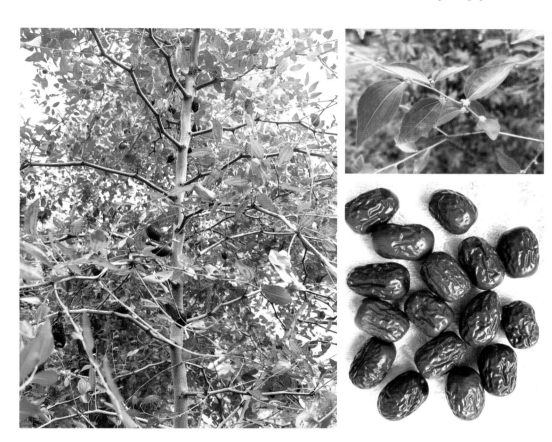

【识别要点】落叶灌木或小乔木。有长短枝和新枝，有托叶刺。单叶互生，纸质；叶片卵形、卵状椭圆形。聚伞花序；花黄绿色，两性；花瓣倒卵圆形。核果成熟时红色。种子扁椭圆形。花期 5~7 月，果期 8~9 月。

【生　　境】生于山区、丘陵或平原。广为栽培。

【采收加工】秋季果实成熟时采收，晒干。加工枣肉食品时，收集枣核。春、夏季采收叶，鲜用或晒干。树皮全年皆可采收，春季最佳，用月牙形镰刀，从枣树主干上将老皮刮下，晒干。秋后采挖根，鲜用或切片晒干。

【药用部位】果实（大枣）、果核（枣核）、叶（枣叶）、树皮（枣树皮）、根（枣树根）。

【化 学 成 分】含生物碱类、三萜类、皂苷类、脂肪酸类、鞣质、有机酸类、甾醇类、香豆素类、黄酮类等成分。

【性　　　味】（1）**大枣**：甘，温。

（2）**枣核**：苦，平。

（3）**枣叶**：甘，温。

（4）**枣树皮**：苦、涩，温。

（5）**枣树根**：甘，温。

【功　　　用】（1）**大枣**：补中益气，养血安神。主治脾虚食少，乏力便溏，妇人脏躁。

（2）**枣核**：解毒，敛疮。主治臁疮，牙疳。

（3）**枣叶**：清热解毒。主治小儿发热，疮疖，烂脚，烫火伤。

（4）**枣树皮**：涩肠止泻，镇咳止血。主治泄泻，痢疾，咳嗽，崩漏，外伤出血，烧烫伤。

（5）**枣树根**：调经止血，祛风止痛，补脾止泻。主治月经不调，不孕，崩漏，吐血，胃痛，痹痛，脾虚泄泻，风疹，丹毒。

【用 法 用 量】（1）**大枣**：煎汤，9~15g。

（2）**枣核**：外用适量，烧后研末敷。

（3）**枣叶**：煎汤，3~10g。外用适量，煎汤外洗。

（4）**枣树皮**：煎汤，6~9g；研末，1.5~3g。外用适量，煎汤外洗，或研末撒。

（5）**枣树根**：煎汤，10~30g。外用适量，煎汤外洗。

【使 用 注 意】大枣凡湿盛、痰凝、食滞、虫积及齿病者慎服或禁服。

【营 养 成 分】含蛋白质、脂肪、维生素、矿物质等。

【地方食用习俗】果肉可生食、煮食等。常见菜品有炒红枣、苹果红枣汤、枣夹核桃、红枣蒸莲子、姜枣膏、红枣山药饭、红枣青萝卜炖梨、红枣蒸南瓜等。

乌蔹莓

别名：五爪龙、过山龙

Cayratia japonica (Thunb.) Gagnep.

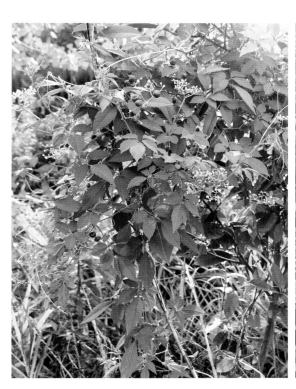 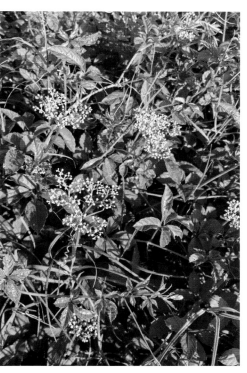

【识别要点】多年生草质藤本。茎卷须与叶对生。鸟足状复叶互生；小叶椭圆形、椭圆状卵形至狭卵形；托叶三角状，早落。聚伞花序；花小、黄绿色。浆果卵圆形，熟时黑色。花期 5~6 月，果期 8~10 月。

【生　　境】生于山坡、路旁灌木林中。

【采收加工】夏、秋季割取藤茎或挖出根部，除去杂质，切段，晒干或鲜用。

【药用部位】全草或根（乌蔹莓）。

【化学成分】含黄酮类、生物碱类、酚类、有机酸类、甾醇类、多糖、蒽醌类、挥发油等成分。

【性　　味】苦、酸，寒。

【功　　用】清热利湿，解毒消肿。主治热毒痈肿，疔疮，丹毒，咽喉肿痛，蛇虫咬伤，烫伤，风湿痹痛，黄疸，泻痢，白浊，尿血。

【用法用量】煎汤，15~30g；浸酒或捣汁饮。外用适量，捣敷。

爬山虎

Parthenocissus tricuspidata (Siebold & Zucc.) Planch.

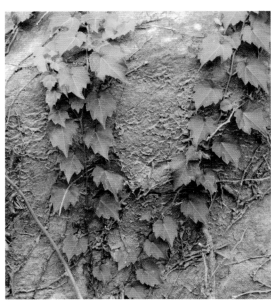 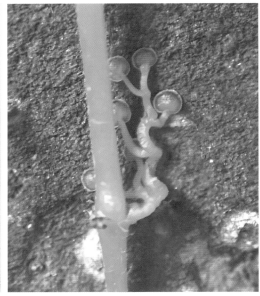

【识 别 要 点】落叶木质攀缘大藤本。枝条粗壮；卷须多分枝，枝端有吸盘。单叶
互生，3 小叶或为 3 全裂叶。聚伞花序，花绿色，花萼小，花瓣先
端反折。浆果，熟时蓝黑色。花期 6~7 月，果期 9 月。

【生　　　境】生于山坡崖石壁或灌丛。

【采 收 加 工】秋季采收藤茎，去掉叶片，切段；冬季挖取根，洗净，切片。晒干，
或鲜用。

【药 用 部 位】藤茎或根（地锦）。

【化 学 成 分】含矢车菊素等。

【性　　　味】辛、微涩，温。

【功　　　用】祛风止痛，活血通络。主治风湿痹痛，中风半身不遂，偏正头痛，
产后血瘀，腹生结块，跌打损伤，痈肿疮毒，溃疡不敛。

【用 法 用 量】煎汤，15~30g；或浸酒。外用适量，煎汤外洗，或磨汁涂，或捣
烂敷。

【营 养 成 分】含蛋白质、维生素、氨基酸、矿物质等。

【地方食用习俗】春季采集嫩叶，沸水中余烫过后，用来凉拌、炒食、做汤、煮粥、
腌菜等。常见菜品有地锦炖猪蹄。

【食 用 注 意】适量食用。

黄蜀葵

别名：养面花、黄芙蓉

Abelmoschus manihot (L.) Medic.

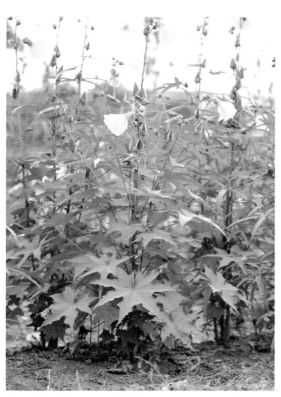

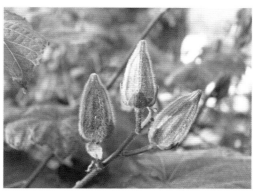

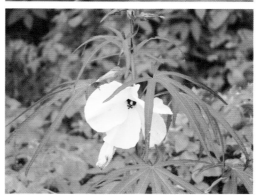

【识别要点】一年生或多年生草本。疏被长硬毛。叶互生；托叶披针形；叶掌状5~9深裂，边缘具粗钝锯齿。花单生；花萼5裂；花冠大，淡黄色，内面基部紫色。蒴果卵状椭圆形。种子肾形。花期8~10月。

【生　　　境】生于山谷草丛、田边或沟旁灌丛间。

【采收加工】7~10月除留种外，分批采摘开放的花，去除花萼与子房，晒干或低温烘干。9~11月果实成熟时采收，晒干脱粒，簸去杂质，再晒至全干。春、夏季采收叶，鲜用或晒干。秋、冬季采集茎，晒干或烘干。秋季挖取根部，洗净，晒干。

【药用部位】花（黄蜀葵花）、种子（黄蜀葵子）、叶（黄蜀葵叶）、茎或茎皮（黄蜀葵茎）、根（黄蜀葵根）。

【化学成分】含黄酮醇类、有机酸类、鞣酸类、甾类及长链烃类等成分。

【性　　　味】（1）黄蜀葵花：甘，寒。

（2）黄蜀葵子：甘，寒。

（3）黄蜀葵叶：甘，寒。

（4）黄蜀葵茎：甘，寒。

（5）黄蜀葵根：甘、苦，寒。

【功　　　用】（1）黄蜀葵花：清热利湿，消肿解毒。主治湿热壅遏，淋浊水肿；外治痈肿疮毒，水火烫伤。

（2）黄蜀葵子：利水，通经，消肿解毒。主治淋证，水肿，便秘，乳汁不通，痈肿，跌打损伤。

（3）黄蜀葵叶：清热解毒，接骨生肌。主治热毒疮痈，尿路感染，骨折，烫火伤，外伤出血。

（4）黄蜀葵茎：清热解毒，通便利尿。主治高热不退，大便秘结，小便不利，疔疮肿毒，烫伤。

（5）黄蜀葵根：利水，通经，解毒。主治淋证，水肿，便秘，跌打损伤，乳汁不通，痈肿，聤耳，腮腺炎。

【用　法　用　量】（1）黄蜀葵花：煎汤，5~15g；或研末，3~6g。外用适量，研末调敷，或浸油涂。

（2）黄蜀葵子：煎汤，10~15g；或研末，2~5g。外用适量，研末调敷。

（3）黄蜀葵叶：煎汤，10~15g。外用适量，鲜品捣敷。

（4）黄蜀葵茎：煎汤，5~10g。外用，油浸搽。

（5）黄蜀葵根：煎汤，9~15g；或研末，每次 1.5~3g。外用适量，捣敷或研末调敷，或煎汤外洗。

【使　用　注　意】黄蜀葵花、黄蜀葵子孕妇禁服。黄蜀葵根孕妇忌服。

【营　养　成　分】含黏液质、阿拉伯聚糖、铁、胡萝卜素、维生素等。

【地方食用习俗】常见菜品有黄蜀葵花鸡蛋饼、黄蜀葵根炖猪肘。

苘　麻

别名：车轮草、白麻

Abutilon theophrasti Medic.

【识　别　要　点】一年生亚灌木状草本。茎枝被柔毛。叶互生；叶片圆心形，两面均被星状柔毛。花单生；花萼杯状；花黄色，花瓣倒卵形。蒴果半球形，顶端具长芒 2。种子肾形。花期 7~8 月。

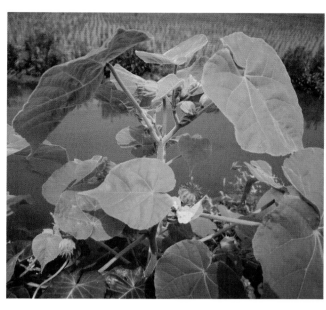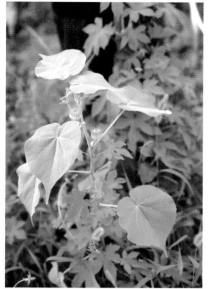

【生　　　境】生于路旁、荒地和田野间。

【采 收 加 工】夏季采收全草，鲜用或晒干。立冬后挖取根，除去茎叶，洗净，晒
　　　　　　　干。秋季采收成熟果实，晒干，打下种子，除去杂质。

【药 用 部 位】全草或叶（苘麻）、根（苘麻根）、种子（苘麻子）。

【化 学 成 分】含有机酸类、黄酮类、皂苷类、萜类等成分。

【性　　　味】（1）苘麻：苦，平。

　　　　　　　（2）苘麻根：苦，平。

　　　　　　　（3）苘麻子：苦，平。

【功　　　用】（1）苘麻：清热利湿，解毒开窍。主治痢疾，中耳炎，耳鸣，耳聋，
　　　　　　　睾丸炎，化脓性扁桃体炎，痈疽肿毒。

　　　　　　　（2）苘麻根：利湿解毒。主治小便淋沥，痢疾，急性中耳炎，睾丸炎。

　　　　　　　（3）苘麻子：清热解毒，利湿，退翳。主治赤白痢疾，淋证涩痛，
　　　　　　　痈肿疮毒，目生翳膜。

【用 法 用 量】（1）苘麻：煎汤，10~30g。外用适量，捣敷。

　　　　　　　（2）苘麻根：煎汤，30~60g。

　　　　　　　（3）苘麻子：煎汤，6~12g；或入散剂。

【营 养 成 分】含蛋白质、脂肪、矿物质、维生素等。

【地方食用习俗】叶烘干后可作茶饮。种子可生食或炒熟后食，炒熟后的苘麻子亦可做
　　　　　　　糕点配料。常见菜品有苘麻煮鸡蛋、苘麻子猪肉汤、苘麻子排骨汤。

木　槿

别名：喇叭花、荆条

Hibiscus syriacus L.

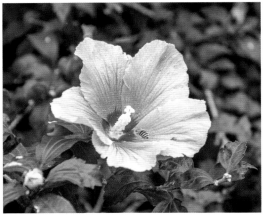 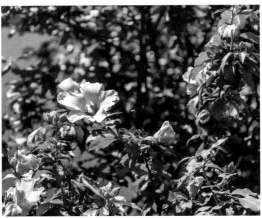

【识别要点】落叶灌木。小枝密被黄色星状绒毛。叶互生；叶片菱形至三角状卵形。花单生；花萼钟形；花钟形，淡紫色，花瓣倒卵形。蒴果卵圆形。种子肾形。花期 7~10 月。

【生　　境】多为栽培。

【采收加工】夏、秋季选晴天早晨，花半开时采摘，晒干。全年均可采挖根，切片，鲜用或晒干。茎皮于 4~5 月剥取，晒干；根皮于秋末挖取根，剥取根皮，晒干。全年均可采叶，鲜用或晒干。9~10 月果实现黄绿色时采收，晒干。

【药用部位】花（木槿花）、根（木槿根）、茎皮或根皮（木槿皮）、叶（木槿叶）、果实（木槿子）。

【化学成分】含三萜类、黄酮类、木脂素类等成分。

【性　　味】（1）**木槿花**：甘、淡，凉。

（2）**木槿根**：甘，凉。

（3）**木槿皮**：甘、苦，微寒。

（4）**木槿叶**：苦，寒。

（5）**木槿子**：甘，寒。

【功　　用】（1）**木槿花**：清热利湿，凉血解毒。主治肠风泻血，赤白下痢，痔疮出血，肺热咳嗽，咳血，白带异常；外治疮疖痈肿，烫伤。

（2）**木槿根**：清热解毒，消痈肿。主治肠风，痢疾，肺痈，肠痈，痔疮肿痛，赤白带下，疥癣，肺结核。

（3）木槿皮：清热利湿，杀虫止痒。主治湿热痢疾，肠风泻血，脱肛，痔疮，赤白带下，滴虫阴道炎，皮肤疥癣，阴囊湿疹。

（4）木槿叶：清热解毒。主治赤白痢疾，肠风，痈肿疮毒。

（5）木槿子：清肺化痰，止头痛，解毒。主治痰喘咳嗽，支气管炎，偏正头痛，黄水疮，湿疹。

【用 法 用 量】（1）木槿花：煎汤，3~9g，鲜品 30~60g。外用适量，研末或鲜品捣烂调敷。

（2）木槿根：煎汤，15~25g，鲜品 50~100g。外用适量，煎水熏洗。

（3）木槿皮：煎汤，3~9g。外用适量，酒浸搽擦，或煎水熏洗。

（4）木槿叶：煎汤，3~9g，鲜品 30~60g。外用适量，捣敷。

（5）木槿子：煎汤，9~15g。外用适量，煎水熏洗。

【使 用 注 意】木槿皮无湿热者慎服。

【营 养 成 分】花含微量元素。

【地方食用习俗】花朵晒干可泡茶饮，也可炒食、炖汤，或用白糖或蜂蜜腌制成花酱。常见菜品有木槿豆腐脑、酥炸木槿花、木槿花粥。

堇菜科

紫花地丁

别名：铧头草、地丁草

Viola yedoensis Makino

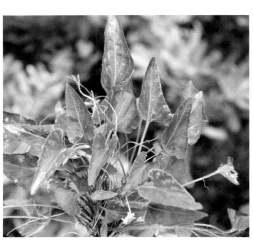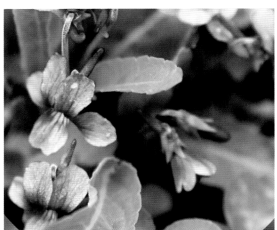

【识别要点】多年生草本。根茎短。叶莲座状；叶柄具狭翅；叶下部较小，呈三角状卵形或狭卵形，叶上部较长，呈长圆形、狭卵状披针形或长圆状卵形。花紫堇色或淡紫色，喉部带紫色条纹；距细管状。蒴果长圆形。种子卵球形。花、果期4月中旬至9月。

【生　　　境】生于田间、荒地、山坡草丛、林缘或灌丛中。

【采 收 加 工】春、秋季采收，晒干。

【药 用 部 位】全草（紫花地丁）。

【化 学 成 分】含苷类、黄酮类、酯类等成分。

【性　　　味】苦、辛，寒。

【功　　　用】清热解毒，凉血消肿。主治疔疮痈疽，丹毒，痄腮，乳痈，肠痈，瘰疬，湿热泻痢，黄疸，目赤肿痛，毒蛇咬伤。

【用 法 用 量】煎汤，10~30g，鲜品30~60g。外用适量，捣敷。

【使 用 注 意】阴疽漫肿无头及脾胃虚寒者慎服。

【营 养 成 分】含蛋白质、不饱和脂肪酸、维生素、矿物质等。

【地方食用习俗】嫩茎叶焯后可凉拌、炒食、炖汤、煮粥、和面等，亦可泡酒。常见菜品有紫花地丁炒鸡蛋、紫花地丁炖鸭、紫花地丁煲瘦肉汤、蒸紫花地丁。

盒子草

别名：合子草、鸳鸯木鳖

Actinostemma tenerum Griff.

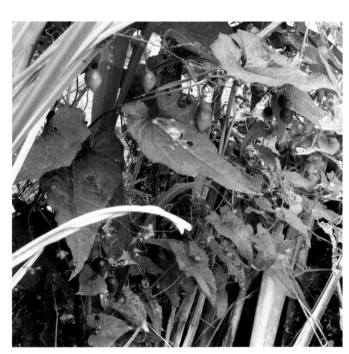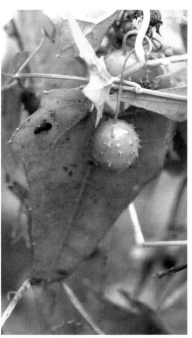

【识别要点】柔弱草本。枝纤细。叶柄细；叶心状戟形、心状狭卵形或披针状三角形。花单性；雄花总状或圆锥状花序，花冠片黄绿色；雌花单生、双生或雌雄同序，花冠同雄花。蒴果成熟时近中部盖裂。种子灰白色。花期7~9月，果期9~11月。

【生　　　境】生于水边草丛中。

【采收加工】夏、秋季采收全草，晒干。秋季采收成熟果实，收集种子，晒干。

【药用部位】全草或种子（盒子草）。

【化学成分】含皂苷类、黄酮类、甾酮类等成分。

【性　　　味】苦，寒。有小毒。

【功　　　用】利水消肿，清热解毒。主治水肿，臌胀，疳积，湿疹，疮疡，毒蛇咬伤。

【用法用量】煎汤，15~30g。外用适量，捣敷，或煎水熏洗。

西 瓜

别名：寒瓜、天生白虎汤

Citrullus lanatus (Thunb.) Matsum. et Nakai

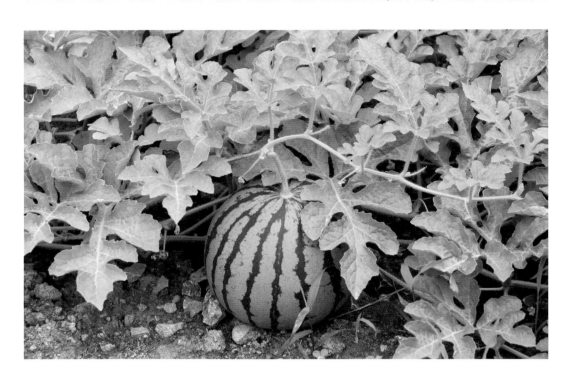

【识 别 要 点】一年生蔓性草本。叶互生，叶片三角状卵形、广卵形。雌雄同株，雄花、雌花均单生，雄花花冠合生成漏斗状，雌花较雄花大。瓠果近圆形或长椭圆形，表面绿色、浅绿色，多具深浅相间的条纹。种子扁形。花、果期夏季。

【生　　　　境】均为栽培。

【采 收 加 工】夏季采收成熟果实，一般鲜用。夏季收集西瓜皮，削去内层柔软部分，洗净，晒干；也有将外面青皮削去，仅取其中间部分者。夏季食用西瓜时，收集瓜子，洗净晒干，去壳取仁用。剥取种仁时收集种皮，晒干。夏季采取带根全草，鲜用或晒干。

【制　　　　法】选用 3~3.5kg 的西瓜，切开瓜蒂，挖出部分瓜瓤，装满皮硝，盖上切下的瓜蒂，用竹签钉牢，悬挂于阴凉通风处，待瓜皮外面析出白霜时，刮下此霜即成西瓜霜；或将西瓜皮切碎与硝按 10：15 的比例拌匀，装满入黄沙缸内，封盖好，置于通风处，待缸的外面生霜时，刮下西瓜霜亦可。收集的西瓜霜，宜存放石灰缸中，置阴凉干燥处，防潮、防热。

【药用部位】果瓤（西瓜）、外层果皮（西瓜皮）、果皮和皮硝混合制成的白色结晶性粉末（西瓜霜）、种仁（西瓜子仁）、种皮（西瓜子壳）、根或叶或藤茎（西瓜根叶）。

【化学成分】含脂肪油、挥发性成分等。

【性　　味】（1）西瓜：甘，寒。

（2）西瓜皮：甘、淡，凉。

（3）西瓜霜：咸，寒。

（4）西瓜子仁：甘，平。

（5）西瓜子壳：淡，平。

（6）西瓜根叶：淡、微苦，凉。

【功　　用】（1）西瓜：清热除烦，解暑生津，利尿。主治暑热烦渴，热盛津伤，小便不利，喉痹，口疮。

（2）西瓜皮：清热解暑，生津止渴，利尿泻火。主治暑热烦渴，小便短赤，水肿。

（3）西瓜霜：清热泻火，消肿止痛。主治咽喉肿痛，喉痹，口疮。

（4）西瓜子仁：清肺化痰，和中润肠。主治久嗽，咯血，便秘。

（5）西瓜子壳：止血。主治吐血，便血。

（6）西瓜根叶：清热利湿。主治水泻，痢疾，烫伤，萎缩性鼻炎。

【用法用量】（1）西瓜：取汁饮，适量；或作水果食。

（2）西瓜皮：煎汤，9~30g；或焙干研末。外用适量，烧存性研末撒。

（3）西瓜霜：内服，0.5~1.5g，开水或汤药冲。外用适量，入散剂，吹喉。

（4）西瓜子仁：煎汤，9~15g；生食或炒熟。

（5）西瓜子壳：煎汤，60~90g。

（6）西瓜根叶：煎汤，10~30g。外用适量，鲜品捣汁搽。

【使用注意】西瓜、西瓜皮中寒湿盛者禁服。西瓜霜虚寒患者忌用。西瓜子仁多食惹咳生痰。

【营养成分】含蛋白质、糖类、胡萝卜素、番茄素、脂肪油、淀粉、维生素等。

【地方食用习俗】果实可作水果直接生食或打汁饮用，西瓜皮用盐稍腌变软后可凉拌。常见菜品有凉拌西瓜皮、水果沙拉、鲜榨西瓜汁。如皋有立秋吃西瓜的习俗。

【食用注意】西瓜性寒，适合暑期食用，立秋后少吃甚至不吃。

栝 楼

别名：药瓜、瓜蒌

Trichosanthes kirilowii Maxim.

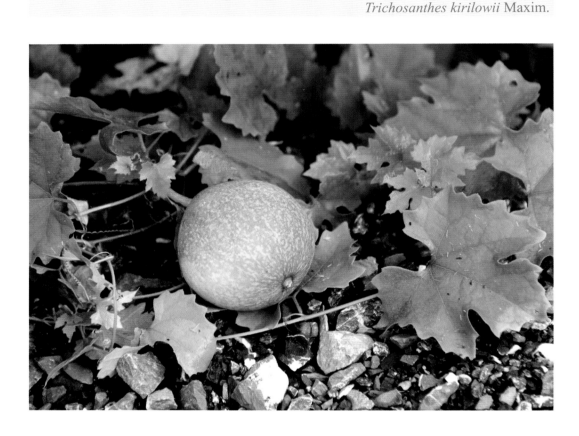

【识 别 要 点】攀缘藤本。块根圆柱状，肥厚。叶互生；卷须 3~7 分歧；叶片纸质，
近圆形或近心形，3~5（~7）裂。雌雄异株；雄花集生成总状花序，
花萼筒筒状，花冠白色；雌花单生，花冠同雄花。瓠果椭圆形或圆
形，熟时黄褐色或橙黄色。种子卵状椭圆形，压扁。花期 5~8 月，
果期 8~10 月。

【生   境】生于山坡林下、灌丛中、草地和村旁田边。

【采 收 加 工】果实成熟一批采摘一批，采时，用剪刀在距果实 15cm 处，连茎剪
下，悬挂通风干燥处晾干。秋季分批采摘成熟果实，将果实纵剖，
瓜瓤和种子放入盆内，加木灰反复搓洗，取种子冲洗干净后晒干。
取成熟果实，用刀切成 2~4 瓣至瓜蒂处，将种子和瓤一起取出，平
放晒干或用绳子吊起晒干。春、秋季均可采挖根，以秋季采者为佳，
挖出后刮去粗皮，切成 10~20cm 长段，粗大者可再切对开，晒干，
用硫黄熏白。

【药 用 部 位】果实（瓜蒌）、种子（瓜蒌子）、果皮（瓜蒌皮）、根（天花粉）。

【化 学 成 分】含油脂、有机酸类、甾醇类、三萜类、黄酮类、生物碱类等成分。

【性　　　　味】（1）瓜蒌：甘、微苦，寒。

（2）瓜蒌子：甘，寒。

（3）瓜蒌皮：甘，寒。

（4）天花粉：甘、微苦，微寒。

【功　　　　用】（1）瓜蒌：清热涤痰，宽胸散结，润燥滑肠。主治肺热咳嗽，痰浊黄稠，胸痹心痛，结胸痞满，乳痈，肺痈，肠痈，大便秘结。

（2）瓜蒌子：清肺化痰，滑肠通便。主治痰热咳嗽，肺虚燥咳，肠燥便秘，疮痈肿毒。

（3）瓜蒌皮：清肺化痰，利气宽胸散结。主治肺热咳嗽，胸胁痞痛，咽喉肿痛，乳癖乳痈。

（4）天花粉：清热生津，润肺化痰，消肿排脓。主治热病口渴，消渴多饮，肺热燥咳，疮疡肿毒。

【用 法 用 量】（1）瓜蒌：煎汤，9~20g；或入丸、散剂。外用适量，捣敷。

（2）瓜蒌子：煎汤，9~15g；或入丸、散剂。外用适量，研末调敷。胃弱者宜去油取霜用。

（3）瓜蒌皮：煎汤，9~12g；或入散剂。外用适量，烧存性研末调敷。

（4）天花粉：煎汤，9~15g；或入丸、散剂。外用适量，研末撒布或调敷。

【使 用 注 意】瓜蒌脾胃虚寒、便溏及寒痰、湿痰者慎服；反乌头。瓜蒌子脾胃虚冷作泄泻者禁服；反乌头。瓜蒌皮脾虚者慎服；反乌头。天花粉脾胃虚寒、便溏者慎服；反乌头；少数病人可出现过敏反应。

千屈菜科

水苋菜

别名：仙桃草、水灵丹

Ammannia baccifera L.

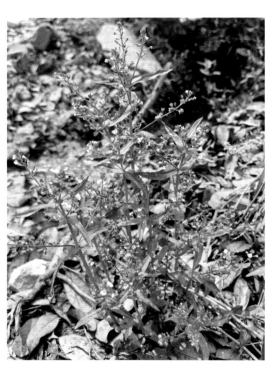
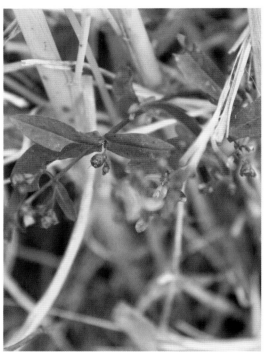

【识别要点】一年生草本。茎带淡紫色，稍呈4棱，具狭翅。下部叶对生，上部叶略成互生；叶长椭圆形、矩圆形或披针形。聚伞花序；花极小，绿色或淡紫色。蒴果球形。种子近三角形。花期8~10月，果期9~12月。

【生　　　境】生于潮湿的地方或水田中。

【采 收 加 工】夏季采收全草，切碎，鲜用或晒干。

【药 用 部 位】全草（水苋菜）。

【化 学 成 分】含酚类、黄酮类等成分。

【性　　　味】苦、涩，微寒。

【功　　　用】散瘀止血，除湿解毒。主治跌打损伤，内外伤出血，骨折，风湿痹痛，蛇咬伤，疮痈肿毒，疥癣。

【用 法 用 量】煎汤，3~9g；或浸酒；或研末。外用适量，捣敷或研末撒。

千屈菜

别名：水柳、败毒草

Lythrum salicaria L.

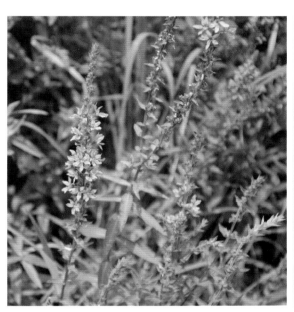
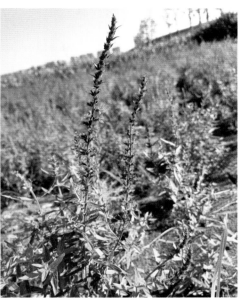

【识 别 要 点】多年生草本。全株有柔毛。茎具四棱。叶对生或三叶轮生，披针形
或阔披针形。小聚伞花序；花瓣6，红紫色或淡紫色，倒披针状长
椭圆形。蒴果扁圆形。种子细小。花期7~8月。

【生　　　　境】生于河岸、湖畔、溪沟边和潮湿草地。

【采 收 加 工】秋季采收全草，洗净，切碎，鲜用或晒干。

【药 用 部 位】全草（千屈菜）。

【化 学 成 分】含黄酮类、胆碱、鞣质、色素、挥发油、果胶、树脂和生物碱类等
成分。

【性　　　　味】苦，寒。

【功　　　　用】清热解毒，收敛止血。主治痢疾，泄泻，便血，血崩，疮疡溃烂，
吐血，衄血，外伤出血。

【用 法 用 量】煎汤，10~30g。外用适量，研末敷或捣敷，或煎汤外洗。

【使 用 注 意】孕妇禁服。

【营 养 成 分】含糖类、维生素和矿物质等。

【地方食用习俗】嫩茎叶拌面后蒸食，或入沸水中烫后用来凉拌、炒食、做汤、下面
条。亦可制成干菜在冬、春季食用。常见菜品有凉拌千屈菜、千屈
菜马齿苋粥。

菱 科

菱

别名：水栗、乌菱

Trapa natans L.

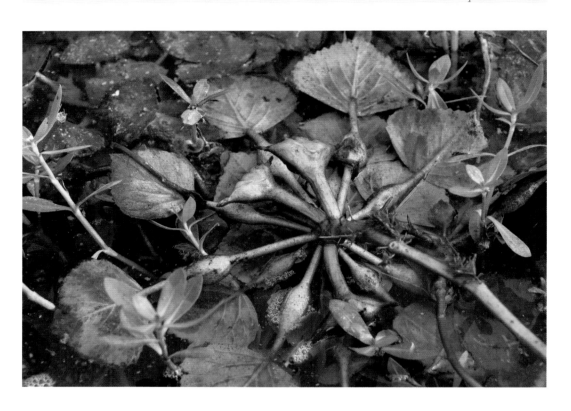

【识 别 要 点】一年生水生草本。叶二型；浮生叶成莲座状，叶柄中部膨胀成海绵质气囊，叶片三角形；沉浸叶羽状细裂。花两性，白色；花萼4深裂；花瓣4。坚果倒三角形。花期6~7月，果期9~10月。

【生　　　境】生于池塘河沼中。多为栽培。

【采 收 加 工】8~9月采收果实，去壳取其果肉，鲜用或晒干。果实成熟后采收，去壳取其果肉，捣汁澄出淀粉，晒干。8~9月收集果皮，鲜用或晒干。采果时取其果柄，鲜用或晒干。夏季采收叶，鲜用或晒干。夏季开花时采收茎，鲜用或晒干。

【药 用 部 位】果肉（菱）、果肉捣汁澄出的淀粉（菱粉）、果皮（菱壳）、果柄（菱蒂）、叶（菱叶）、茎（菱茎）。

【化 学 成 分】含甾醇类、多酚类、挥发油、黄酮类等成分。

【性　　　味】（1）菱：甘，凉。

（2）菱粉：甘，凉。

（3）菱壳：涩，平。

（4）菱蒂：微苦，平。

（5）菱叶：甘，凉。

（6）菱茎：甘，凉。

【功　　　用】（1）菱：健脾益胃，除烦目渴，解毒。主治脾虚泄泻，暑热烦渴，饮酒过度，痢疾。

（2）菱粉：健脾养胃，清暑解毒。主治脾虚乏力，暑热烦渴，消渴。

（3）菱壳：涩肠止泻，止血，敛疮，解毒。主治泄泻，痢疾，胃溃疡，便血，脱肛，痔疮，疔疮。

（4）菱蒂：解毒散结。主治胃溃疡，赘疣。

（5）菱叶：清热解毒。主治小儿走马牙疳，疮肿。

（6）菱茎：清热解毒。主治胃溃疡，赘疣，疮毒。

【用　法　用　量】（1）菱：煎汤，9~15g，大剂量可用至60g；或生食。清暑热、除烦渴，宜生用；补脾益胃，宜熟用。

（2）菱粉：内服，10~30g，沸水冲。

（3）菱壳：煎汤，15~30g，大剂量可用至60g。外用适量，烧存性研末调敷，或煎汤外洗。

（4）菱蒂：煎汤，鲜品30~45g。外用适量，鲜品擦拭或捣汁涂。

（5）菱叶：煎汤，6~15g，鲜品加倍。外用适量，研末搽或鲜品捣敷。

（6）菱茎：煎汤，鲜品30~45g。外用适量，捣烂敷、搽。

【使　用　注　意】菱脾胃虚寒，中焦气滞者慎服。

【营　养　成　分】果肉含蛋白质、脂肪、淀粉、微量元素等。

【地方食用习俗】新鲜果肉剁碎后可做馅料。幼嫩果可当水果生食，也可以蒸食或熬粥；老熟果可熟食或加工制成菱粉。常见菜品有水煮菱、莲藕菱角排骨汤。

山茱萸科

山茱萸

别名：枣皮、药枣

Cornus officinalis Sieb. et Zucc.

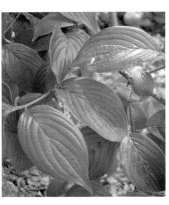 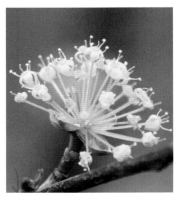 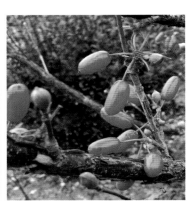

【识 别 要 点】落叶灌木或乔木。叶对生；叶片纸质，卵形至椭圆形。伞形花序先叶开花，花黄色。核果椭圆形，成熟时红色。花期3~4月，果期9~10月。

【生　　　境】杂生于山坡灌木林中。

【采 收 加 工】秋末冬初果皮变红时采收果实，用文火烘或置沸水中略烫后，及时除去种子，果肉晒干或烘干。亦可用机械脱粒法，挤出果肉干燥。

【药 用 部 位】果实（山茱萸）。

【化 学 成 分】含环烯醚萜类、鞣质、黄酮类、三萜类、芳香酚酸类、多糖、甾体类、生物碱类、有机酸类、挥发油等成分。

【性　　　味】酸，微温。

【功　　　用】补益肝肾，收敛固脱。主治头晕目眩，耳聋耳鸣，腰膝酸软，遗精滑精，遗尿尿频，虚汗不止，妇女崩漏。

【用 法 用 量】煎汤，5~10g；或入丸、散剂。

【使 用 注 意】命门火炽、素有湿热、小便淋涩者禁服。

【营 养 成 分】含蛋白质、脂肪、糖类等。

【地方食用习俗】果肉可煮粥，风干后可作菜品配料，鲜果可加工成饮料、果酱、蜜饯及罐头等。

八角金盘

别名：手树、金刚纂

Fatsia japonica (Thunb.) Decne. et Planch.

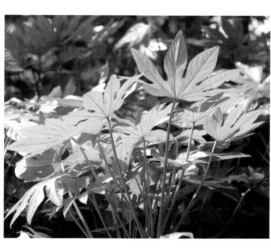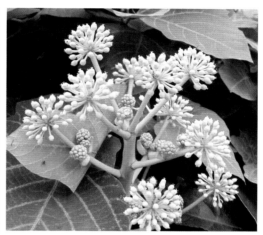

【识 别 要 点】常绿灌木或小乔木。茎光滑无刺。叶片掌状 7~9 深裂，革质。伞形花序聚生为顶生圆锥花序；花瓣 5，黄白色；花盘凸起半圆形。果实近球形，熟时黑色。花期 10~11 月，果期翌年 4 月。

【生　　　　境】多于庭院中栽培，作观赏植物。

【采 收 加 工】7~10 月采叶，根皮全年可采，鲜用或晒干。

【药 用 部 位】叶或根皮（八角金盘）。

【化 学 成 分】含三萜皂苷类、皂苷元、倍半萜烯类、烷烃类、挥发油等成分。

【性　　　　味】辛、苦，温。有小毒。

【功　　　　用】化痰止咳，散风除湿，化瘀止痛。主治咳嗽痰多，风湿痹痛，痛风，跌打损伤。

【用 法 用 量】煎汤，1~3g。外用适量，捣敷，或煎汤熏洗。

【使 用 注 意】孕妇慎服。

【食 用 注 意】八角金盘的根、茎、叶和果实都含有大量的草酸钙和草酸，不能食用。

芫 荽

别名：胡荽、香菜

Coriandrum sativum L.

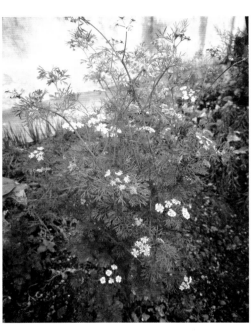
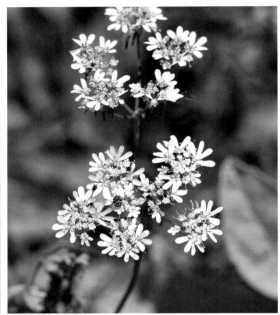

【识别要点】一年生或二年生草本。全株有强烈香气。基生叶一至二回羽状全裂，茎生叶三回至多回羽状分裂。伞形花序，花白色或带淡紫色。双悬果近球形。花、果期4~11月。

【生　　　境】多为栽培。

【采收加工】带根全草全年均采收，晒干。春季采收茎梗，晒干。夏季采果实，去杂质，晒干。

【药用部位】带根全草（胡荽）、茎梗（芫荽茎）、果实（芫荽子）。

【化学成分】含挥发油、黄酮类、酚类、萜类、脂肪酸类等成分。

【性　　　味】（1）**胡荽**：辛，温。

（2）**芫荽茎**：辛，温。

（3）**芫荽子**：辛，平。

【功　　　用】（1）**胡荽**：发表透疹，消食开胃，止痛解毒。主治风寒感冒，麻疹、痘疹透发不畅，食积，脘腹胀痛，呕恶，头痛，牙痛，脱肛，肝毒，疮肿初起，蛇伤。

（2）芫荽茎：宽中健胃，透疹。主治胸脘胀闷，消化不良，麻疹不透。

（3）芫荽子：透疹，健胃。主治麻疹初起，透发不畅，发热无汗，饮食乏味，痢疾，痔疮。

【用 法 用 量】（1）胡荽：煎汤，9~15g，鲜品 15~30g；或捣汁。外用适量，煎汤洗，或捣敷，或绞汁服。

（2）芫荽茎：煎汤，3~9g。外用适量，煎汤喷涂。

（3）芫荽子：煎汤，6~15g。外用适量，煎汤含漱或熏洗。

【使 用 注 意】胡荽疹出已透，或虽未透出而热毒壅滞，非风寒外束者禁服。芫荽子气虚者忌用。

【营 养 成 分】含蛋白质、维生素、矿物质等。

【地方食用习俗】嫩苗具有特殊香味，生吃熟吃都可以，多做菜肴和汤类的调味品。种子可作香料调味。常见菜品有凉拌香菜。

茴 香

别名：小茴香、茴香菜

Foeniculum vulgare Mill.

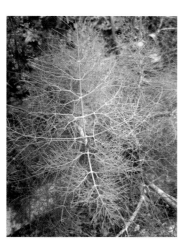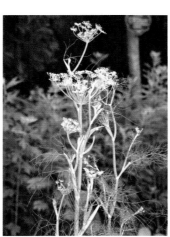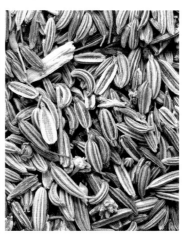

【识 别 要 点】多年生草本。具强烈香气。茎生叶互生；中部或上部叶的叶柄部或全部成鞘状；叶片轮廓为阔三角形，四至五回羽状全裂。复伞形花序；无总苞和小总苞；伞辐6~30；花小，花瓣黄色。双悬果长圆形，主棱 5 条。花期 5~6 月，果期 7~9 月。

【生　　　境】多为栽培。

【采收加工】9~10月果实成熟时，割取全株，晒干后，打下果实，去净杂质，晒干。春、夏季割取地上部分，晒干或鲜用。7月间采挖根，去除茎叶，鲜用或晒干。

【药用部位】果实（小茴香）、茎叶（茴香茎叶）、根（茴香根）。

【化学成分】含挥发油、黄酮类、酚类、脂肪酸类等成分。

【性　　　味】（1）**小茴香：**辛，温。

（2）**茴香茎叶：**甘、辛，温。

（3）**茴香根：**辛、甘，温。

【功　　　用】（1）**小茴香：**散寒止痛，理气和胃。主治寒疝腹痛，睾丸偏坠，痛经，少腹冷痛，脘腹胀痛，食少吐泻。

（2）**茴香茎叶：**理气和胃，散寒止痛。主治恶心呕吐，疝气，腰痛，痈肿。

（3）**茴香根：**温肾和中，行气止痛，杀虫。主治寒疝，耳鸣，胃寒呕逆，腹痛，风寒湿痹，鼻疳，蛔虫病。

【用法用量】（1）**小茴香：**煎汤，3~6g；或入丸、散剂。外用适量，研末调敷，或炒热温熨。

（2）**茴香茎叶：**煎汤，10~15g；或捣汁、浸酒。外用适量，捣敷。

（3）**茴香根：**煎汤，9~15g，鲜品加倍；或鲜品捣汁；或泡酒。外用适量，捣敷，或煎汤洗。

【使用注意】小茴香、茴香根阴虚火旺者禁服。

【营养成分】含蛋白质、膳食纤维、维生素、钙等。

【地方食用习俗】茴香嫩苗开水氽熟可凉拌、做馅等。果实可作食用香辛料。常见菜品有茴香菜饺子、茴香菜拌花生米、茴香菜鸡蛋饼。

水　芹

别名：野芹菜、水芹菜

Oenanthe javanica (Bl.) DC.

【识别要点】多年生草本。全株无毛。基生叶基部有叶鞘，叶一至二回羽状分裂；茎上部叶无柄。复伞形花序；伞辐6~16；花瓣白色，倒卵形。双悬果椭圆形或近圆锥形。花期6~7月，果期8~9月。

【生　　　境】生于浅水低洼地方或池沼、水沟旁。

【采收加工】9~10月采割地上部分，鲜用或晒干。6~7月花开时采收，晒干。

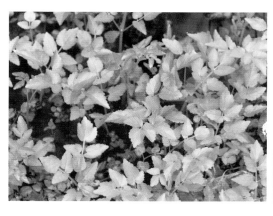 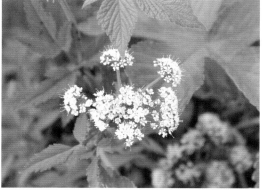

【药 用 部 位】全草（水芹）、花（芹花）。

【化 学 成 分】含黄酮类、酚酸类、挥发油等成分。

【性　　　味】（1）**水芹**：辛、甘，凉。

　　　　　　　（2）**芹花**：苦，寒。

【功　　　用】（1）**水芹**：清热解毒，利尿，止血。主治感冒，暴热烦渴，吐泻，
　　　　　　　浮肿，小便不利，淋痛，尿血，便血，吐血，衄血，崩漏，月经过
　　　　　　　多，目赤，咽痛，喉肿，口疮，牙疳，乳痈，痈疽，瘰疬，痄腮，
　　　　　　　带状疱疹，痔疮，跌打伤肿。

　　　　　　　（2）**芹花**：主治脉溢。

【用 法 用 量】（1）**水芹**：煎汤，30~60g；或捣汁。外用适量，捣敷或捣汁涂。

　　　　　　　（2）**芹花**：煎汤，3~9g。

【使 用 注 意】水芹脾胃虚寒者慎绞汁服。

【营 养 成 分】含蛋白质、糖类、粗纤维、脂肪、维生素和微量元素。

【地方食用习俗】嫩叶开水烫后可凉拌、可炒食，或可做配料、做馅心。叶可凉拌、
　　　　　　　做汤。常见菜品有水芹炒肉丝、水芹炒豆腐干、清炒水芹菜、凉拌
　　　　　　　水芹菜。

防　风

别名：关防风、屏风

Saposhnikovia divaricata (Turcz.) Schischk.

【识 别 要 点】多年生草本。根粗壮，根头处被有纤维状叶残基及明显的环纹。茎
　　　　　　　单生。基生叶丛生，基部有宽叶鞘；叶二回或近于三回羽状分裂。
　　　　　　　复伞形花序，无总苞片，花瓣白色。双悬果棱槽内有油管。花期

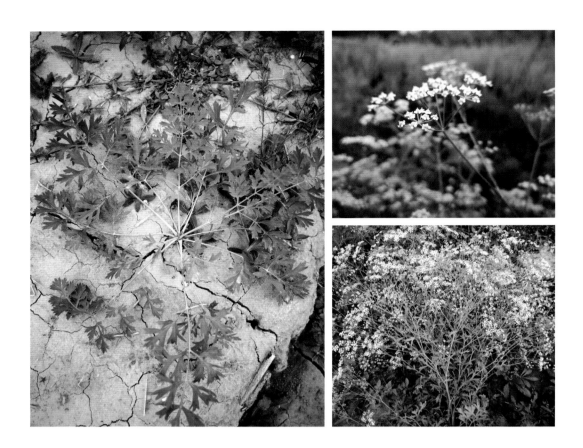

8~9 月，果期 9~10 月。

【生　　境】生于草原、丘陵和多石砾山坡上。

【采 收 加 工】春、秋季采挖未抽花茎植株的根，除去须根和泥沙，晒干。花
8~9 月开时采收，阴干。

【药 用 部 位】根（防风）、花（防风花）。

【化 学 成 分】含色酮类、香豆精类、挥发油、多糖、甘露醇、香草酸等成分。

【性　　味】（1）防风：辛、甘，微温。

　　　　　　（2）防风花：辛，微温。

【功　　用】（1）防风：祛风解表，胜湿止痛，止痉。主治感冒头痛，风湿痹
痛，风疹瘙痒，破伤风。

　　　　　　（2）防风花：理气通络止痛。主治脘腹痛，四肢拘挛，骨节疼痛。

【用 法 用 量】（1）防风：煎汤，5~10g；或入丸、散剂。外用适量，煎水熏洗。

　　　　　　（2）防风花：煎汤，3~6g。

【使 用 注 意】防风血虚发痉及阴虚火旺者慎服。

【营 养 成 分】含蛋白质、糖类、膳食纤维、胡萝卜素、维生素、微量元素等。

【地方食用习俗】嫩幼苗及嫩茎叶可炒食、凉拌、制馅或腌渍。常见菜品有防风葱白
粥、防风青菜粥。

柿

别名：柿树、柿子

Diospyros kaki Thunb.

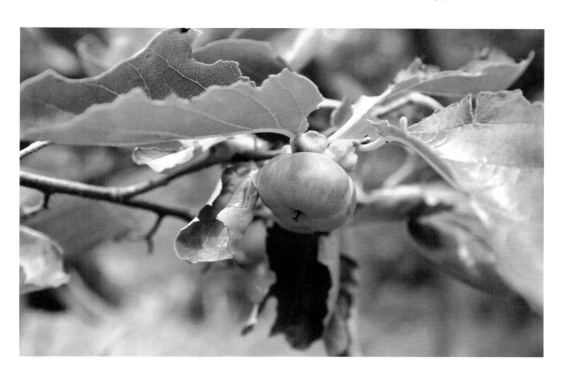

【识 别 要 点】落叶大乔木。单叶互生，叶片卵状椭圆形至倒卵形或近圆形。花杂性，雄花成聚伞花序，雌花单生叶腋；花冠黄白色，钟形。浆果卵圆球形，橙黄色或鲜黄色，基部有宿存萼片。种子椭圆形。花期5月，果期9~10月。

【生　　　境】多为栽培。

【采 收 加 工】秋、冬季收集成熟柿子的果蒂（带宿存花萼），去柄，晒干。霜降至立冬间采摘果实，经脱涩红熟后，食用。

【制　　　法】取近成熟的柿子，剥去外皮，日晒夜露（防雨、防虫蝇、防尘），经月余后，放置席圈内，再经月余，即成柿饼。其上生有白色粉霜，用洁净竹片刮下即成柿霜。除去杂质及残留宿萼，过40目筛。将柿霜放锅内加热熔化，成饴状时，倒入模型中，晾至七成干，用刀铲下，再晾至全干，刷净，即成柿霜饼。贮干燥瓷缸内，置石灰箱内保存，防潮。

【药 用 部 位】宿存花萼（柿蒂）、果实（柿子）、经过加工的果实（柿饼）、果实制成柿饼析出的白色粉霜（柿霜）。

【化 学 成 分】含萘醌类、萘酚类、三萜类、黄酮类、鞣质等成分。

【性　　　味】（1）柿蒂：苦、涩，平。

（2）柿子：甘、涩，凉。

（3）柿饼：甘，平、微温。

（4）柿霜：甘，凉。

【功 能 用 于】（1）柿蒂：降逆下气。主治呃逆，噫气，反胃。

（2）柿子：清热，润肺，生津，解毒。主治咳嗽，吐血，热渴，口疮，热痢，便血。

（3）柿饼：润肺，止血，健脾，涩肠。主治咯血，吐血，便血，尿血，脾虚消化不良，泄泻，痢疾，喉干音哑，颜面黑斑。

（4）柿霜：润肺止咳，生津利咽，止血。主治肺热燥咳，咽干喉痛，口舌生疮，吐血，咯血，消渴。

【用 法 用 量】（1）柿蒂：煎汤，5~10g；或入散剂。外用适量，研末撒。

（2）柿子：适量，作食品；或煎汤；或烧炭研末；或在未成熟时，捣汁冲服。

（3）柿饼：适量，嚼食；或煎汤；或烧存性入散剂。

（4）柿霜：冲服，3~9g；或入丸剂噙化。外用适量，撒敷。

【使 用 注 意】柿子凡脾胃虚寒、痰湿内盛、外感咳嗽、脾虚泄泻、疟疾等症禁食鲜柿。柿饼脾胃虚寒，痰湿内盛者慎服。柿霜风寒咳嗽患者禁服。

【营 养 成 分】含糖类、维生素、脂肪油等。

【地方食用习俗】柿子在软熟前极涩，不能食用，要等熟软去涩后再吃。常见菜品有鲜柿、柿饼。

【食 用 注 意】不宜与螃蟹同食。

金钟花

Forsythia viridissima Lindl.

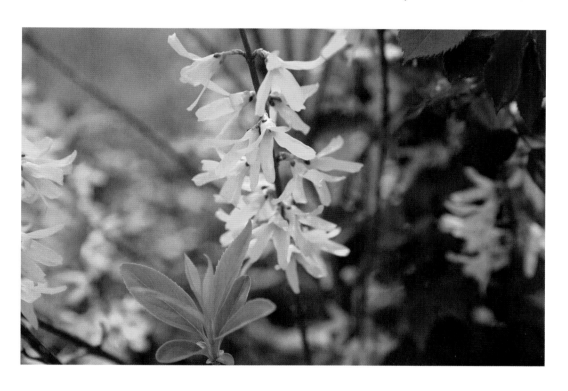

【识 别 要 点】落叶灌木。枝呈四棱形。单叶对生；叶片长椭圆形至披针形，或倒卵
状长椭圆形。花生于叶腋，先于叶开放；花冠深黄色，内面基部具橘
黄色条纹，反卷。蒴果卵形或宽卵形。花期3~4月，果期8~11月。

【生　　　境】生于山坡灌丛中、溪岸、林缘。

【采 收 加 工】夏、秋季采收果实，晒干。全年可挖取根，切段，鲜用或晒干。春、
夏、秋季均可采集叶，鲜用或晒干。

【药 用 部 位】果壳、根或叶（金钟花）。

【化 学 成 分】含木脂素类、苯乙醇苷类、黄酮类、萜类、挥发油、酚酸类等成分。

【性　　　味】苦，凉。

【功　　　用】清热，解毒，散结。主治感冒发热，目赤肿痛，痈疮，丹毒，瘰疬。

【用 法 用 量】煎汤，10~15g，鲜品加倍。外用适量，煎汤外洗。

女 贞

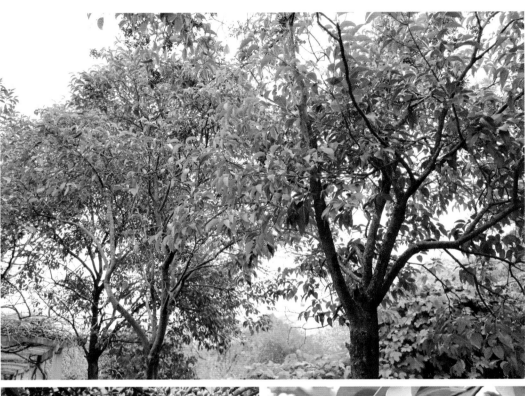

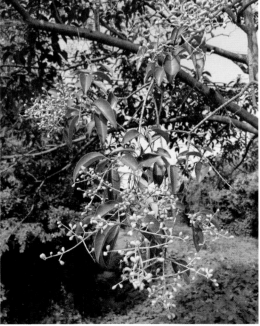

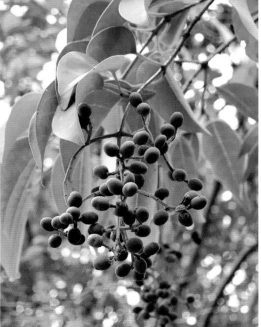

【识 别 要 点】常绿灌木或乔木。单叶对生；叶片革质，卵形、长卵形或椭圆形至宽椭圆形。圆锥花序，花冠白色。果肾形或近肾形，深蓝黑色，成熟时呈红黑色，被白粉。花期 5~7 月，果期 7 月至翌年 5 月。

【生　　　境】生于疏、密林中，多于庭院或道路边栽培。

【采 收 加 工】冬季果实成熟时采收，除去枝叶，稍蒸或置沸水中略烫后，干燥；或直接干燥。全年可采叶，鲜用或晒干。全年或秋、冬季剥取树皮，切片，晒干。全年或秋季采挖根，切片，晒干。

【药 用 部 位】成熟果实（女贞子）、叶（女贞叶）、树皮（女贞皮）、根（女贞根）。

【化 学 成 分】含三萜类、环烯醚萜类、苯乙醇苷类、黄酮类等成分。

【性　　　味】（1）女贞子：甘、苦，凉。

（2）女贞叶：苦，凉。

（3）女贞皮：微苦，凉。

（4）女贞根：苦，平。

【功　　　用】（1）女贞子：滋补肝肾，明目乌发。主治肝肾阴虚，眩晕耳鸣，腰膝酸软，须发早白，目暗不明，内热消渴，骨蒸潮热。

（2）女贞叶：清热明目，解毒散瘀，消肿止咳。主治头目昏痛，风热赤眼，口舌生疮，牙龈肿痛，疮肿溃烂，水火烫伤，肺热咳嗽。

（3）女贞皮：强筋健骨。主治腰膝酸痛，两脚无力，水火烫伤。

（4）女贞根：行气活血，止咳喘，祛湿浊。主治哮喘，咳嗽，闭经，带下病。

【用 法 用 量】（1）女贞子：煎汤，6~15g；或入丸剂。外用适量，敷膏点眼。清虚热宜生用，补肝肾宜熟用。

（2）女贞叶：煎汤，10~15g。外用适量，捣敷，绞汁含漱，熬膏涂或点眼。

（3）女贞皮：煎汤，30~60g；或浸酒。外用适量，研末调敷或熬膏涂。

（4）女贞根：炖肉，45g；或浸酒。

【使 用 注 意】女贞子脾胃虚寒泄泻及阳虚者慎服。

【营 养 成 分】含粗脂肪、粗蛋白、粗纤维、矿物元素、氨基酸等。

【地方食用习俗】果实可加工制作饮料、食用色素、保健酒等，亦可做畜禽饲料添加剂。常见菜品有女贞子鸭汤、椰盅女贞子乌鸡汤。

木 犀

Osmanthus fragrans (Thunb.) Lour.

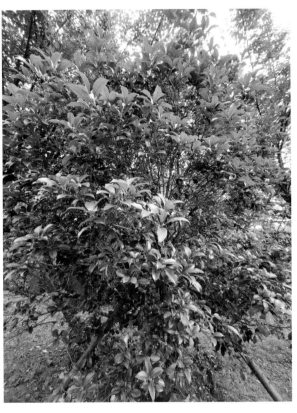
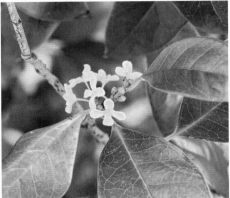
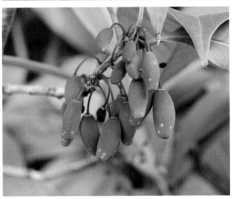

【识 别 要 点】常绿乔木或灌木。叶片革质，椭圆形、长椭圆形或椭圆状披针形。聚伞花序簇生于叶腋，花极芳香，花冠黄白色、淡黄色、黄色或橘红色。果歪斜，椭圆形，紫黑色。花期 9~10 月上旬，果期翌年 3 月。

【生　　　境】广泛栽培。

【采 收 加 工】9~10 月开花时采收，阴干，拣去杂质，密闭贮藏。花采收后，阴干，蒸馏获得的液体即为"桂花露"。4~5 月果实成熟时采收，用温水浸泡后，晒干。枝叶全年均可采，鲜用或晒干。秋季采挖老树的根或剥取根皮，切片，晒干。

【药 用 部 位】花（桂花）、花经蒸馏而得的液体（桂花露）、果（桂花子）、枝叶（桂花枝）、根或根皮（桂花根）。

【化 学 成 分】含环烯醚萜类、苯丙素类、木质素类、酚酸类、甾醇类、生物碱类等成分。

【性　　　味】（1）**桂花**：辛，温。

（2）**桂花露**：微辛、微苦，温。

（3）**桂花子**：甘、辛，温。

（4）**桂花枝**：辛、微甘，温。

（5）**桂花根**：辛、甘，温。

【功　　　用】（1）**桂花**：温肺化饮，散寒止痛。主治痰饮咳喘，脘腹冷痛，肠风血痢，经闭痛经，寒疝腹痛，牙痛，口臭。

（2）**桂花露**：疏肝理气，醒脾辟秽，明目，润喉。主治肝气郁结，胸胁不舒，牙痛龈肿，咽干，口燥，口臭。

（3）**桂花子**：温中行气，止痛。主治胃寒疼痛，肝胃气痛。

（4）**桂花枝**：发表散寒，祛风止痒。主治风寒感冒，皮肤瘙痒，漆疮。

（5）**桂花根**：祛风除湿，散寒止痛。主治风湿痹痛，肢体麻木，胃脘冷痛，肾虚牙痛。

【用 法 用 量】（1）**桂花**：煎汤，3~9g；或泡茶。外用适量，煎汤含漱，或蒸热外熨。

（2）**桂花露**：炖温，30~60g。

（3）**桂花子**：煎汤，5~10g。

（4）**桂花枝**：煎汤，5~10g。外用适量，煎汤外洗。

（5）**桂花根**：煎汤，15~30g；炖肉或泡酒。外用适量，煎汤外洗，或熬膏贴。

【营 养 成 分】含蛋白质、脂肪、粗纤维、糖类等。

【地方食用习俗】花晒干可做花茶、糕点制作配料、酒酿配料等，亦可制酱。常见菜品有桂花酒酿元宵、桂花糕。

夹竹桃科

长春花

Catharanthus roseus (L.) G. Don

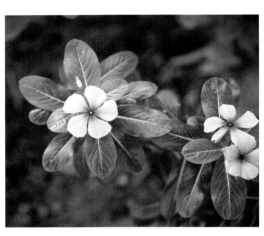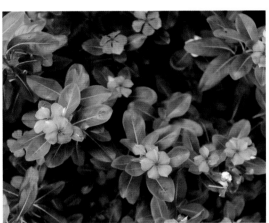

【识别要点】半灌木或多年生草本。茎近方形。单叶对生，膜质，倒卵状长圆形。聚伞花序；花冠红色，高脚碟状，花冠筒圆筒状。蓇葖果双生。种子黑色，长圆状圆筒形。花、果期几乎全年。

【生　　　境】各处栽培。

【采　收　加　工】9月下旬至10月上旬选晴天收割地上部分，先切除植株茎部木质化硬茎，再切成长6cm的小段，晒干。

【药　用　部　位】全草（长春花）。

【化　学　成　分】含生物碱类、黄酮类、酚类等成分。

【性　　　味】苦，寒。有毒。

【功　　　用】解毒抗癌，清热平肝。主治多种肿瘤，高血压，痈肿疮毒，烫伤。

【用　法　用　量】煎汤，5~10g；或将提取物制成注射剂静脉注射。外用适量，捣敷或研末调敷。

【使　用　注　意】长春花用于肿瘤治疗时，多用其提取物静脉注射，但可引起白细胞减少、食欲减退、恶心呕吐、腹痛、便秘、肌肉酸痛、手指麻木、深肌腱反射消失、复视、脱发等毒副反应，故必须在医师指导下使用。此外，本品注射剂局部刺激可引起栓塞性静脉炎，注射时切勿使药液漏出血管外，以免发生局部组织坏死。

萝 藦

别名：老鸹瓢、天浆壳

Metaplexis japonica (Thunb.) Makino

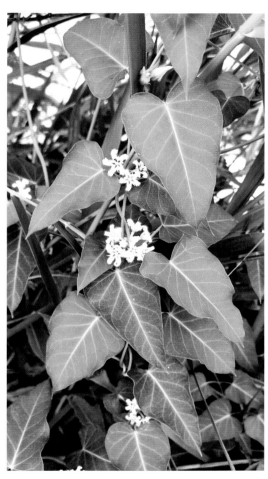
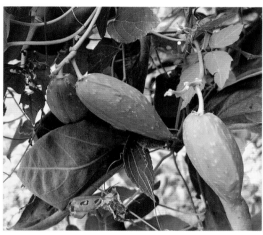
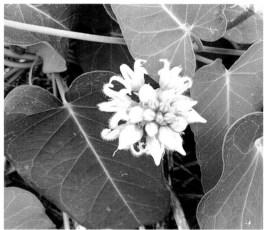

【识 别 要 点】多年生草质藤本。全株具乳汁。叶膜质，卵状心形。总状式聚伞花
序，具长总花梗；花蕾圆锥状，顶端尖；花冠白色，有淡紫红色斑
纹；副花冠环状。蓇葖果叉生，纺锤形。种子顶端具白色绢质种毛。
花期 7~8 月，果期 9~12 月。

【生　　　境】生于林边荒地、河边、路旁灌木丛中。

【采 收 加 工】7~8 月采收全草，鲜用或晒干。块根夏、秋季采挖，晒干。秋季采
收成熟果实，晒干为"萝藦子"，剥取果壳晒干为"天浆壳"。

【药 用 部 位】全草或根（萝藦）、果实（萝藦子）、果壳（天浆壳）。

【化 学 成 分】含甾类、萜类、黄酮类、苯丙素类、生物碱类等成分。乳汁含蛋白酶。果实含混合苷。

【性　　　味】（1）萝藦：甘、辛，平。

（2）萝藦子：甘、微辛，温。

（3）天浆壳：甘、辛，平。

【功　　　用】（1）萝藦：补精益气，通乳，解毒。主治虚损劳伤，阳痿，遗精白带，乳汁不足，丹毒，瘰疬，疔疮，蛇虫咬伤。

（2）萝藦子：补肾益精，生肌止血。主治虚劳，阳痿，遗精，金创出血。

（3）天浆壳：清肺化痰，散瘀止血。主治咳嗽痰多，气喘，百日咳，惊痫，麻疹透发不畅，跌打损伤，外伤出血。

【用 法 用 量】（1）萝藦：煎汤，15~60g。外用鲜品适量，捣敷。

（2）萝藦子：煎汤，9~18g；或研末。外用适量，捣敷。

（3）天浆壳：煎汤，6~9g。外用适量，捣敷。

【营 养 成 分】含维生素、矿物质和营养素等。

【地方食用习俗】成熟果实可生食果仁，或炒制后食用。果实亦可凉拌、炒食、油炸和做汤等。常见菜品有萝藦炖鸡。

猪殃殃

别名：拉拉藤、八仙草

Galium aparine L.

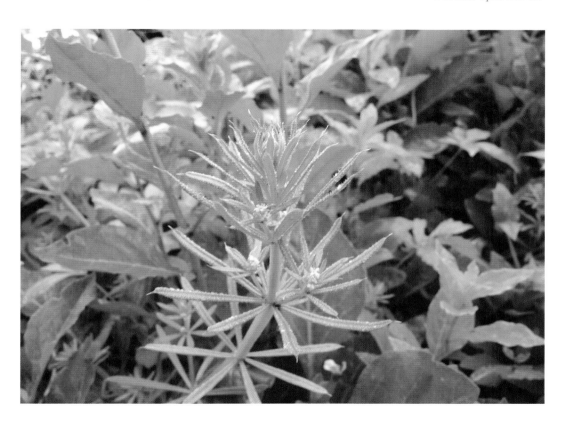

【识 别 要 点】一年生蔓生或攀缘草本。茎具四棱，沿棱生有倒生刺毛。叶 4~8 片
轮生；叶片线状披针形至椭圆状披针形，被倒白刺毛。聚伞花序；
花黄绿色。果爿近球形，表面密生钩刺。花期 4~5 月，果期 6~8 月。

【生　　　境】生于路边、荒野、田埂边及草地上。

【采 收 加 工】秋季采收，鲜用或晒干。

【药 用 部 位】全草（八仙草）。

【化 学 成 分】含生物碱类、环烯醚萜类、黄酮苷类、有机酸类、香豆精类、鞣质、
蒽醌类等成分。

【性　　　味】辛、微苦，微寒。

【功　　　用】清热解毒，利尿通淋，消肿止痛。主治痈疽肿毒，乳腺炎，阑尾炎，
水肿，感冒发热，痢疾，尿路感染，尿血，牙龈出血，刀伤出血。

【用 法 用 量】煎汤，15~30g；或捣汁饮。外用适量，捣敷。

【营 养 成 分】含维生素等。

【地方食用习俗】嫩茎叶开水烫熟后可凉拌、炒食或做汤。

栀　子

别名：黄栀子、栀子花

Gardenia jasminoides Ellis

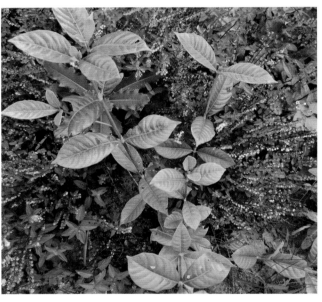
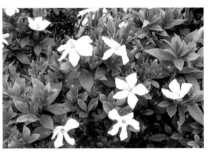
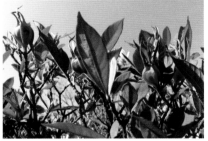

【识 别 要 点】常绿灌木。小枝绿色。单叶对生；叶片革质，椭圆形、阔倒披针形或倒卵形。花大，极芳香；萼绿色；花冠高脚碟状，白色。果实深黄色，倒卵形或长椭圆形，具翅状纵棱。种子鲜黄色，扁椭圆形。花期5~7月，果期8~11月。

【生　　　境】生于旷野、丘陵、山谷、山坡、溪边的灌丛或林中。

【采 收 加 工】于10月中、下旬果皮由绿色转为黄绿色时采收，除去果柄杂物，置蒸笼内微蒸或放入明矾水中微煮，取出晒干或烘干。亦可直接将果实晒干或烘干。

【药 用 部 位】果实（栀子）。

【化 学 成 分】含环烯醚萜类、萜类、黄酮类、有机酸酯类、挥发油类、多糖等成分。

【性　　味】苦，寒。

【功　　用】泻火除烦，清热利湿，凉血解毒。主治热病心烦，肝火目赤，头痛，湿热黄疸，淋证，吐血衄血，血痢尿血，口舌生疮，疮疡肿毒，扭伤肿痛。

【用法用量】煎汤，5~10g；或入丸、散剂。外用适量，研末掺或调敷。清热泻火多生用，止血宜炒焦用。

【使用注意】脾虚便溏，胃寒作痛者慎服。

【营养成分】含维生素、蛋白质、脂肪、微量元素等。

【地方食用习俗】花可裹面炸食或做肉类的配菜，也可糖渍做蜜饯，晒干后亦可泡茶饮。果实可作黄色染料制作黄色糯米等。常见菜品有凉拌栀子花、栀子仁莲子粥、香附栀子粥等。

鸡矢藤

别名：解暑藤、牛皮冻

Paederia scandens (Lour.) Merr.

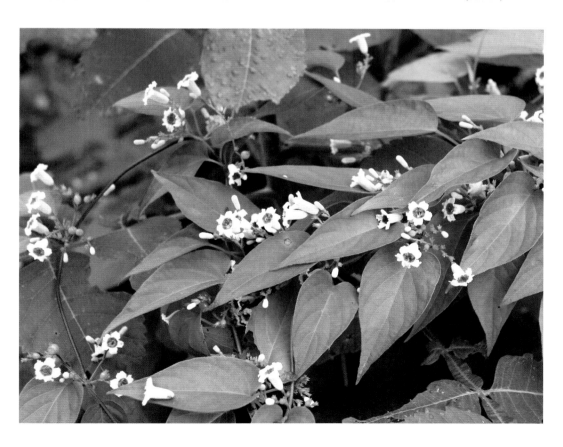

【识 别 要 点】多年生草质藤本。叶对生；托叶三角形，早落；叶片卵形至披针形，纸质，新鲜揉之有臭气。聚伞花序；花紫色，花冠筒内面红紫色，被粉状柔毛。浆果球形，熟时草黄色。花期 7~8 月，果期 9~10 月。

【生　　　境】生于山地路旁或岩石缝隙、田埂沟边草丛中。

【采 收 加 工】9~10 月割取地上部分，晒或晾干。秋季挖根，切片晒干。9~10 月采摘果实，鲜用或晒干。

【药 用 部 位】全草或根（鸡屎藤）、果实（鸡屎藤果）。

【化 学 成 分】含环烯醚萜类、黄酮类、挥发油、三萜类、甾体及其苷类、苯丙素类等成分。

【性　　　味】（1）鸡屎藤：甘、微苦，平。

（2）鸡屎藤果：苦，平。

【功　　　用】（1）鸡屎藤：祛风利湿，消食化积，解毒消肿，活血止痛。主治风湿痹痛，食积腹胀，小儿疳积，腹泻，痢疾，中暑，黄疸，肝炎，肝脾肿大，咳嗽，瘰疬，肠痈，无名肿毒，脚湿肿烂，烫火伤，湿疹，皮炎，跌打损伤，蛇咬蝎蜇。

（2）鸡屎藤果：解毒生肌。主治毒虫蜇伤，冻疮。

【用 法 用 量】（1）鸡屎藤：煎汤，10~15g，大剂量 30~60g；或浸酒。外用适量，捣敷，或煎汤外洗。

（2）鸡屎藤果：外用适量，捣敷。

【营 养 成 分】含矿物质、氨基酸等。

【地方食用习俗】新鲜藤叶可炒菜、煲汤，或晒干后磨成粉，加入糯米粉中做成面团。常见菜品有鸡屎藤饼、鸡屎藤炒火腿、鸡屎藤炒鸡蛋。

番薯

别名：红薯、红苕、番芋（如皋习称）

Ipomoea batatas (L.) Lamarck

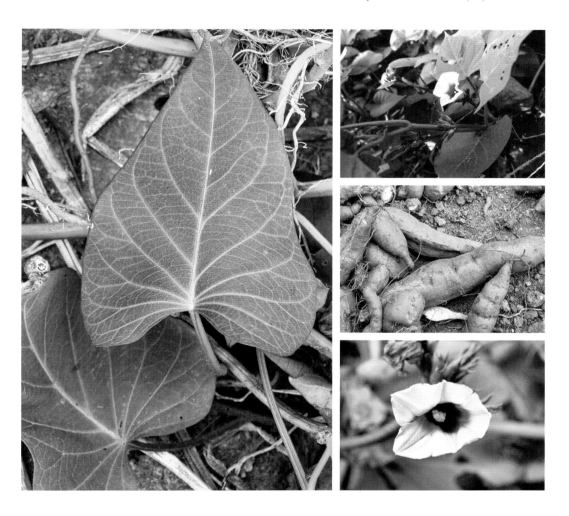

【识 别 要 点】一年生草本。地下具圆形、椭圆形或纺锤形的块根。茎平卧或上升，
偶有缠绕。单叶互生；叶片常为宽卵形，全缘或 3~5 裂。聚伞花序；
花冠粉红色、白色、淡紫色或紫色，钟状或漏斗状。蒴果，通常少
见。花期 9~12 月。

【生　　　境】各处栽培。

【采 收 加 工】秋、冬季采挖根，洗净，切片，晒干；亦可窖藏。秋、冬季收割茎
藤，晒干或鲜用。

【药 用 部 位】块根（番薯）、茎叶（番薯藤）。

【化 学 成 分】含糖苷类、三萜类、苯丙素类、香豆素类等成分。

【性　　　味】（1）番薯：甘，平。

（2）番薯藤：甘、涩，微凉。

【功　　　用】（1）番薯：补中和血，益气生津，宽肠胃，通便秘。主治脾虚水肿，便泄，疮疡肿毒，大便秘结。

（2）番薯藤：主治吐泻，便血，血崩，乳汁不通，痈疮。

【用 法 用 量】（1）番薯：适量生食或煮食。外用适量，捣敷。

（2）番薯藤：煎汤，15~24g。外用捣敷。

【使 用 注 意】番薯湿阻中焦，气滞食积者慎服。

【营 养 成 分】含膳食纤维、维生素、微量元素等。

【地方食用习俗】"寒露吃红薯，冬天吃老虎。"有地方认为白露吃番薯可使饭后不会发胃酸，所以农家在白露节气以吃番薯为习。红薯的家常吃法以蒸、煮、烤、熬粥为多。老人吃红薯以熬粥为宜。常菜品有番芋饼、蒸番芋、番芋粥、烤番芋。

附地菜

别名：地胡椒、地瓜香

Trigonotis peduncularis (Trev.) Benth. ex Baker et Moore

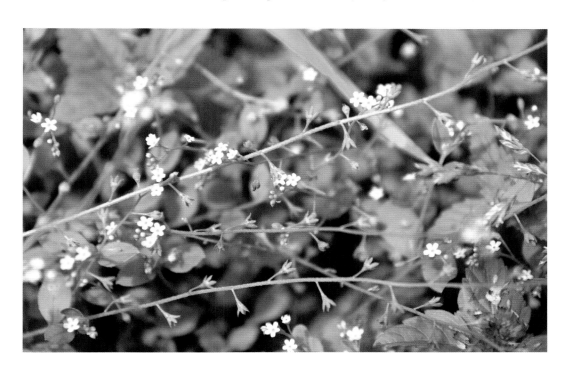

【识别要点】一年生或二年生草本。基部分枝。单叶互生；叶片匙形、椭圆形或长圆形，具糙伏毛。聚伞花序，花生于花序的一侧，叶状苞片，花冠蓝色。小坚果。花期4~6月，果期7~9月。

【生　　境】生于田野、路旁、荒草地或丘陵林缘、灌木林间。

【采收加工】初夏采收全草，鲜用或晒干。

【药用部位】全草（附地菜）。

【化学成分】含木质素类、糖苷类、有机酸类等成分。

【性　　味】苦、辛，平。

【功　　用】行气止痛，解毒消肿。主治胃痛吐酸，痢疾，热毒痈肿，手脚麻木。

【用法用量】煎汤，15~30g；或研末服。外用适量，捣敷或研末擦。

【营养成分】含微量元素、多糖、粗纤维、粗蛋白、粗脂肪和维生素C。

【地方食用习俗】幼嫩茎叶用沸水焯熟后可以凉拌、炒食、炖汤。常见菜品有凉拌附地菜、附地菜炒肉丝、附地菜鸡蛋汤。

马鞭草科

重瓣臭茉莉

别名：臭牡丹、冬地梅

Clerodendrum philippinum Schauer

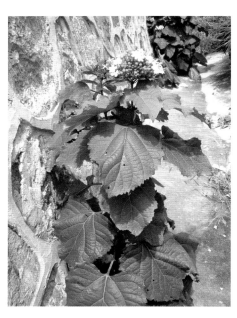
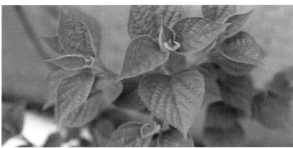
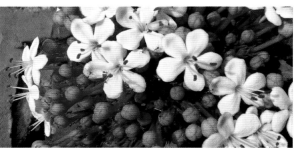

【识 别 要 点】落叶灌木。小枝近四棱形或近圆形。单叶对生，叶片宽卵形、三角
状卵形或近心形。伞房状聚伞花序，花萼钟状，花冠红色、淡红色
或白色，有香味。果近球形。花、果期5~11月。

【生　　　境】生于溪旁或林下。

【采 收 加 工】根或根皮全年均可采，切片，晒干或鲜用。春、夏季采收叶，鲜用
或晒干。

【药 用 部 位】根或根皮（臭茉莉）、叶（臭茉莉叶）。

【化 学 成 分】含黄酮苷类、酚类、皂苷类、鞣质等成分。

【性　　　味】（1）臭茉莉：苦、辛，微温。
　　　　　　　（2）臭茉莉叶：苦，平。

【功　　　用】（1）臭茉莉：祛风湿，强筋骨，活血消肿。主治风湿痹痛，脚气水
肿，跌打扭伤，血瘀肿痛，痔疮脱肛，慢性骨髓炎。
　　　　　　　（2）臭茉莉叶：解毒，降血压。主治痈肿疮毒，疥癣，湿疹瘙痒，
高血压。

【用 法 用 量】（1）臭茉莉：煎汤，15~30g；或入丸剂。外用适量，煎汤外洗，或取根皮捣敷。

（2）臭茉莉叶：煎汤，15~30g。外用适量，捣敷，或煎汤外洗。

【使 用 注 意】臭茉莉孕妇慎服。

海州常山

别名：臭梧桐、臭牡丹

Clerodendrum trichotomum Thunb.

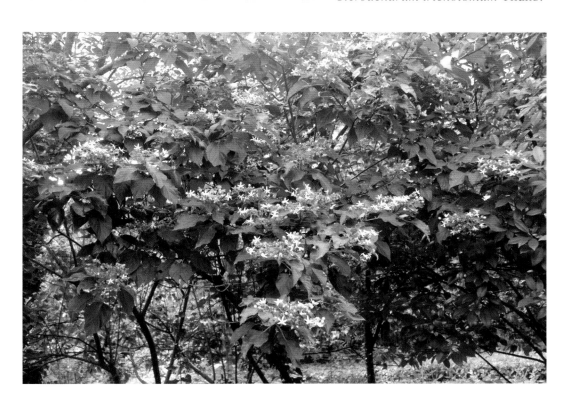

【识 别 要 点】灌木或小乔木。髓部白色，有横隔。单叶对生，叶片宽卵形、卵形、卵状椭圆形或三角状卵形。伞房状聚伞花序，二歧分枝；花萼幼时绿白色，后紫红色，果时宿存；花冠白色或带粉红色，花冠管细。核果近球形。花、果期6~11月。

【生　　　　境】生于山坡灌丛中。

【采 收 加 工】6~10月采收嫩枝及叶，捆扎成束，晒干。6~7月采花，晾干。9~10月果实成熟时采收，晒干或鲜用。秋季采挖根，切片晒干或鲜用。

【药 用 部 位】嫩枝及叶（臭梧桐）、花（臭梧桐花）、果实或带萼的果实（臭梧桐子）、根（臭梧桐根）。

【化 学 成 分】含挥发油、黄酮类、生物碱类、苯丙素类和糖苷类等成分。

【性　　　　味】（1）臭梧桐：苦、微辛，平。

（2）臭梧桐花：苦、微辛，平。

（3）臭梧桐子：苦、微辛，平。

（4）臭梧桐根：苦、微辛，温。

【功　　　　用】（1）臭梧桐：祛风除湿，平肝潜阳，解毒杀虫。主治风湿痹痛，半身不遂，高血压，偏头痛，疟疾，痢疾，痈疽疮毒，湿疹疥癣。

（2）臭梧桐花：祛风，降血压，止痢。主治风气头痛，高血压，痢疾，疝气。

（3）臭梧桐子：祛风，止痛，平喘。主治风湿痹痛，牙痛，气喘。

（4）臭梧桐根：祛风止痛，行气消食。主治头风痛，风湿痹痛，食积气滞，脘腹胀满，小儿疳积，跌打损伤，乳痈肿毒。

【用 法 用 量】（1）臭梧桐：煎汤，10~15g，鲜品 30~60g；或浸酒；或入丸、散剂。外用适量，煎汤外洗，捣敷，研末掺或调敷。

（2）臭梧桐花：煎汤，5~10g；或研末；或浸酒。

（3）臭梧桐子：煎汤，10~15g。外用适量，捣敷。

（4）臭梧桐根：煎汤，10~15g；或捣汁冲酒。

【使 用 注 意】臭梧桐经高热煎煮后，降血压作用减弱。

马鞭草

别名：蜻蜓草、风须草

Verbena officinalis L.

【识 别 要 点】多年生草本。茎四方形。单叶对生，叶片卵圆形至倒卵形或长圆状披针形。穗状花序，细弱；花冠淡紫色至蓝色。果长圆形。花期 6~8 月，果期 7~10 月。

【生　　　　境】生于山坡、路边、溪旁或林边。

【采 收 加 工】6~8 月花开放时采收，晒干。

【药 用 部 位】全草（马鞭草）。

【化 学 成 分】含黄酮类、蒽醌类、环烯醚萜类、苯乙醇苷类、三萜类、挥发油等成分。

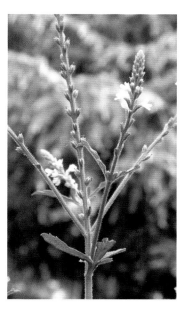 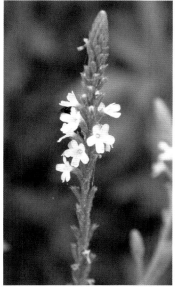 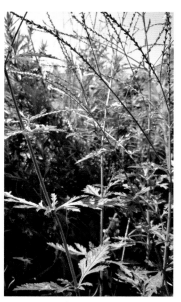

【性　　　味】苦、辛，微寒。

【功　　　用】活血散瘀，解毒，利水，退黄，截疟。主治癥瘕积聚，痛经，闭
经，喉痹，痈肿，水肿，黄疸，疟疾。

【用 法 用 量】煎汤，15~30g，鲜品30~60g；或入丸、散剂。外用适量，捣敷，或
煎汤外洗。

【使 用 注 意】孕妇慎服。

【营 养 成 分】含维生素、微量元素等。

【地方食用习俗】叶可茶饮，亦可做沙拉、蔬菜。常见菜品有马鞭草绿豆蜜饮、马鞭
草蒸猪肝、马鞭草猪肚汤。

唇形科

藿 香

别名：苏藿香、土藿香

Agastache rugosa (Fisch. et Mey.) O. Ktze.

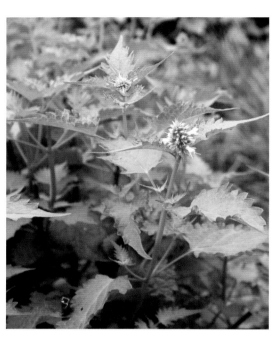 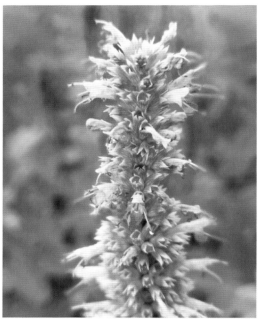

【识 别 要 点】一年生或多年生草本。茎直立，四棱形。单叶对生；叶片椭圆状卵
形或卵形，边缘具不整齐的钝锯齿。轮伞花序；花冠唇形，紫色或
白色。小坚果倒卵状三棱形。花期 6~7 月，果期 10~11 月。

【生　　　　境】生于山坡或路旁。多栽培。

【采 收 加 工】北方作一年生栽培，南方种后可连续收获 2 年，产量以第二年为高。
6~7 月，当花序抽出而未开花时，择晴天齐地割取全草，薄摊晒至
日落后，收回堆叠过夜，次日再晒。第二次在 10 月收割，迅速晾
干、晒干或烤干。

【药 用 部 位】地上部分（藿香）。

【化 学 成 分】含黄酮类、萜类、酚酸类、挥发油、甾体类等成分。

【性　　　　味】辛，微温。

【功　　　　用】祛暑解表，化湿和胃。主治暑湿感冒，寒热头痛，胸脘痞闷，呕吐
泄泻，妊娠呕吐，鼻渊，手足癣。

【用 法 用 量】煎汤，6~10g；或入丸、散剂。外用适量，煎汤外洗，或研末搽。

【使 用 注 意】不宜久煎。阴虚火旺者禁服。

【营 养 成 分】含蛋白质、维生素、微量元素等。

【地方食用习俗】嫩茎叶开水烫后可凉拌或油炸，也可做成饮料和粥。夏天可用新鲜
的茎叶泡水代茶饮。常见菜品有藿香饼、藿香肉丸子、藿香炒鸡蛋。

活血丹

别名：退骨草、连钱草

Glechoma longituba (Nakai) Kupr.

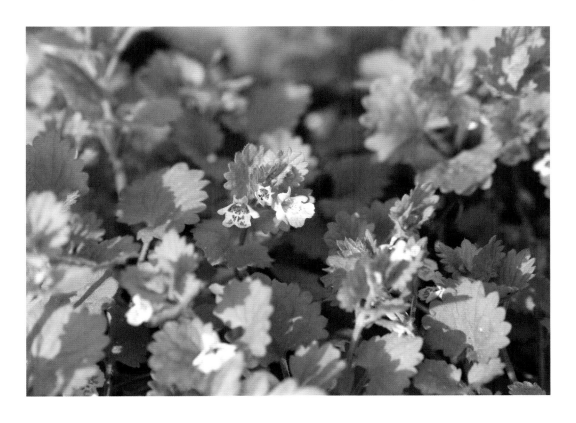

【识 别 要 点】多年生草本。具匍匐茎，四棱形。单叶对生；叶柄长；叶草质，心
形或近肾形，边缘具圆齿或粗锯齿状圆齿。轮伞花序；花萼管状；
花冠淡蓝、蓝至紫色，二唇形。小坚果。花期 4~5 月，果期 5~6 月。

【生　　　境】生于林缘、疏林、草地、溪边等阴湿处。

【采 收 加 工】4~5 月采收全草，晒干或鲜用。

【药 用 部 位】全草（活血丹）。

【化 学 成 分】含黄酮及其苷类、萜类、挥发油、有机酸类、生物碱类、香豆素类
和木脂素类等成分。

【性　　　味】苦、辛，凉。

【功　　　用】利湿通淋，清热解毒，散瘀消肿。主治热淋，石淋，湿热黄疸，疮
痈肿痛，跌打损伤。

【用 法 用 量】煎汤，15~30g；或浸酒；或捣汁。外用适量，捣敷或绞汁涂敷。

【使 用 注 意】阴疽、血虚及孕妇慎服。

【营 养 成 分】含矿物质、果胶、胡萝卜素、蛋白质和维生素 C 等。

【地方食用习俗】常见菜品有活血丹炒鸡蛋、活血丹炖肉汤。

宝盖草

别名：接骨草、珍珠莲、鹅头（如皋习称）

Lamium amplexicaule L.

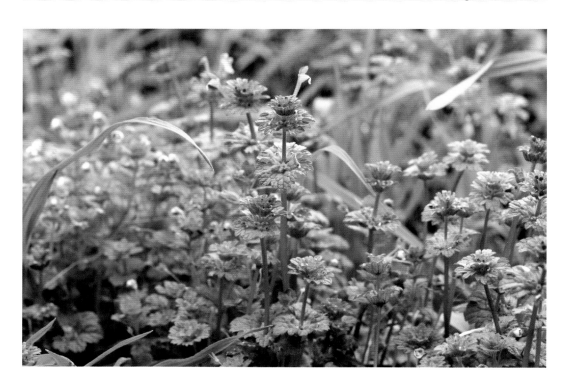

【识 别 要 点】一年生或二年生草本。茎分枝，四棱形，中空。叶对生，有短柄；
叶片肾形或近圆形。轮伞花序；花萼管状；花冠紫红色或粉红色，
二唇形。小坚果长圆形。花期 3~5 月，果期 7~8 月。

【生　　　境】生于路旁、林缘、沼泽、草地及宅旁。

【采 收 加 工】夏季采收全草，洗净，晒干或鲜用。

【药 用 部 位】全草（宝盖草）。

【化 学 成 分】含环烯醚萜苷类、黄酮醇苷类、苯并噁唑类等成分。

【性　　　味】辛、苦，微温。

【功　　　用】活血通络，解毒消肿。主治跌打损伤，筋骨疼痛，四肢麻木，半身不遂，面瘫，黄疸，鼻渊，瘰疬，肿毒，黄水疮。

【用 法 用 量】煎汤，10~15g；或入丸、散剂。外用适量，捣敷或研末撒。

【营 养 成 分】含蛋白质、脂肪、糖类、维生素、微量元素等。

【地方食用习俗】嫩茎叶经沸水焯后以清水浸去苦味，挤干水分后切段清炒，或配豆干等同炒，亦可做炒鸡蛋或其他荤菜垫底。切碎腌制后，凉拌做小菜也可。常见菜品有清炒鹅头、凉拌珍珠莲、宝盖草炒茶干、蟹黄肉丸垫底等。

地　笋

别名：地参、地瓜儿苗

Lycopus lucidus Turcz. ex Benth.

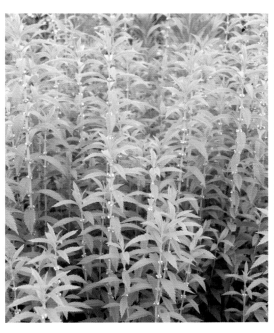
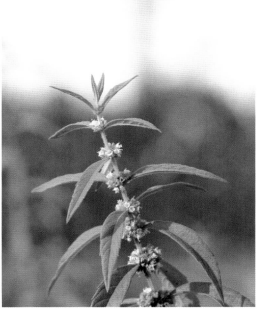

【识 别 要 点】多年生草本。根茎先端肥大，呈圆柱形。茎直立，四棱形，具槽，节上带紫红色。叶对生，边缘具齿。轮伞花序；花萼钟形；花冠白色，不明显二唇形。小坚果扁平，倒卵状三棱形。花期 6~9 月，果期 8~11 月。

【生　　　境】生于沼泽地、水边、沟边等潮湿处。

【采 收 加 工】夏、秋季茎叶茂盛时采割地上部分，晒干。秋季采挖根茎，除去地上部分，洗净，晒干。

【药 用 部 位】地上部分（泽兰）、根茎（地笋）。

【化 学 成 分】含鞣质、挥发油、萜类、甾体类、酚酸类、黄酮类等成分。

【性　　　味】（1）泽兰：苦、辛，微温。
　　　　　　　（2）地笋：甘、辛，平。

【功　　　用】（1）泽兰：活血调经，祛瘀消痈，利水消肿。主治月经不调，闭经，痛经，产后瘀血腹痛，疮痈肿毒，水肿腹水。
　　　　　　　（2）地笋：化瘀止血，益气利水。主治衄血，吐血，产后腹痛，黄疸，水肿，带下病，气虚乏力。

【用 法 用 量】（1）泽兰：煎汤，6~12g；或入丸、散剂。外用适量，鲜品捣敷，或煎水熏洗。
　　　　　　　（2）地笋：煎汤，4~9g；或浸酒。外用适量，捣敷或浸酒涂。

【使 用 注 意】泽兰无血瘀或血虚者慎服。

【营 养 成 分】含糖类、蛋白质、矿物质、维生素等。

【地方食用习俗】春、夏季可采摘嫩茎叶凉拌、炒食、做汤。晚秋后采挖地下膨大根茎，可鲜食或炒食，或做酱菜等。常见菜品有腌地笋、炒地笋、地笋炒肉片。

薄 荷

别名：仁丹草、见肿消

Mentha haplocalyx Briq.

【识 别 要 点】多年生芳香草本。具匍匐根茎。茎锐四棱形。单叶对生。轮伞花序腋生，花萼管状钟形，花冠淡紫色至白色。小坚果长卵球形。花期 7~9 月，果期 10~11 月。

【生　　　境】生于溪沟旁、路边及山野湿地。江苏为传统地道产区之一。

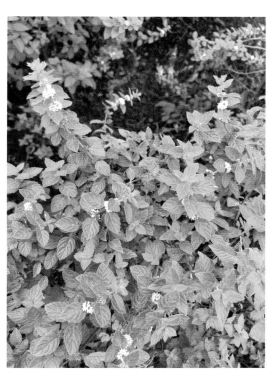
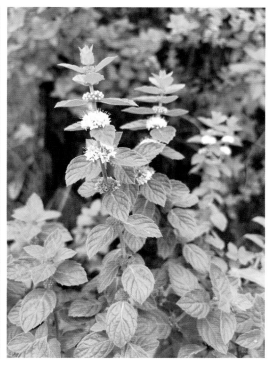

【采 收 加 工】每年可收 2 次，夏、秋季茎叶茂盛或花开至 3 轮时，选晴天分次采
割。一般头刀收割在 7 月，二刀在 10 月，选晴天采割，摊晒 2 天，
稍干后扎成小把，再晒干或阴干。

【药 用 部 位】地上部分（薄荷）。

【化 学 成 分】含挥发油，主要成分有薄荷脑、薄荷酮及其他萜烯类化合物等。

【性　　　味】辛，凉。

【功　　　用】疏散风热，清利头目，利咽，透疹，疏肝行气。主治风热感冒，风
温初起，头痛，目赤，喉痹，口疮，风疹，麻疹，胸胁胀闷。

【用 法 用 量】煎汤，3~6g，不可久煎，宜作后下；或入丸、散剂。外用适量，煎
汤外洗或捣汁涂敷。

【使 用 注 意】表虚汗多者禁服。

【营 养 成 分】含蛋白质、脂肪、脂肪酸、膳食纤维、叶酸、微量元素、维生素等。

【地方食用习俗】薄荷可作为调味剂，又可作香料，还可配酒、冲茶等。绿叶薄荷糖
是江苏南通市的传统名特食品，源于民间，始于清初，已有二三百
年的历史。以薄荷、糯米、酒曲、凉开水为主料制作的薄荷甜酒酿，
以薄荷、粳米粉、白糖为主料制作的清凉薄荷糕，是夏天的消暑佳
品。常见菜品有生姜薄荷水、薄荷豆腐、薄荷鸡丝、薄荷糕、鲜薄
荷鲫鱼汤、薄荷汤、薄荷凉茶、薄荷酒、薄荷冰等。

【食 用 注 意】薄荷味辛，性凉，故孕妇不宜过量食用，哺乳中的妇女也不宜多用；
肺虚咳嗽、阴虚发热多汗的患者也应慎用；薄荷具提神醒脑的功效，
故晚上不宜食用过多。

罗　勒

别名：九层塔、金不换

Ocimum basilicum L.

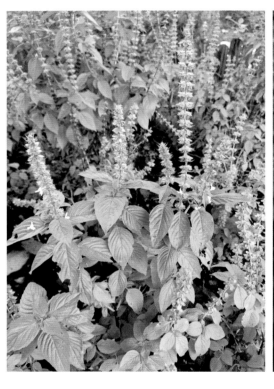
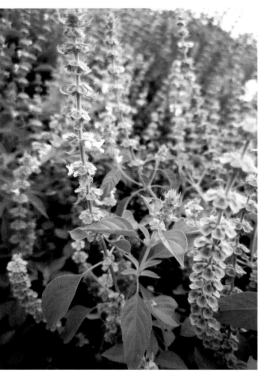

【识 别 要 点】一年生草本。全株芳香。茎直立，四棱形。单叶对生，叶片卵形或
卵状披针形。轮伞花序；花萼钟形，萼齿5，果时花萼增大、宿存；花
冠淡紫色或白色，二唇形。小坚果褐色。花期6~9月，果期7~10月。
【生　　　境】多为栽培。在长江以南地区有逸为野生。
【采 收 加 工】开花后割取地上部分，鲜用或阴干。9月间采挖根，除去茎叶，洗
净，晒干。9月间采收成熟的果实，晒干。
【药 用 部 位】全草（罗勒）、果实（罗勒子）、根（罗勒根）。
【化 学 成 分】含挥发油、黄酮及其苷类、香豆素类、甾体类等成分。

【性　　　　味】（1）**罗勒**：辛、甘，温。

（2）**罗勒子**：甘、辛，凉。

（3）**罗勒根**：苦，平。

【功　　　　用】（1）**罗勒**：疏风解表，化湿和中，行气活血，解毒消肿。主治感冒头痛，发热咳嗽，中暑，食积不化，不思饮食，脘腹胀满疼痛，呕吐泻痢，风湿痹痛，遗精，月经不调，牙痛口臭，胬肉遮睛，皮肤湿疮，瘾疹瘙痒，跌打损伤，蛇虫咬伤。

（2）**罗勒子**：清热，明目，祛翳。主治目赤肿痛，倒睫目翳，走马牙疳。

（3）**罗勒根**：收湿敛疮。主治黄烂疮。

【用　法　用　量】（1）**罗勒**：煎汤，5~15g，大剂量可用至30g；或捣汁；或入丸、散剂。外用适量，捣敷或烧存性研末调敷，亦可煎汤洗或含漱。

（2）**罗勒子**：煎汤，3~5g。外用适量，研末点目。

（3）**罗勒根**：外用适量，炒炭存性，研末敷。

【使　用　注　意】罗勒气虚血燥者慎服。罗勒子凡风寒头目作痛者忌用。

【营　养　成　分】含蛋白质、脂肪、膳食纤维和矿物质等。

【地方食用习俗】嫩茎叶经沸水焯熟后，用清水漂洗干净，去除异味，可以凉拌或与其他菜品一起炒食，也可以烙饼或做馅蒸食，还可以洗净烫过后晒干，贮为冬菜食用。常见菜品有凉拌罗勒、罗勒鸡蛋汤、罗勒馅饼、罗勒烧鸡。

紫　苏

别名：赤苏、红苏

Perilla frutescens (L.) Britt.

【识　别　要　点】一年生草本，具有特殊芳香。茎紫色、绿紫色或绿色，钝四棱形，密被长柔毛。叶对生，紫红色或绿色，叶片阔卵形、卵状圆形或卵状三角形。轮伞花序组成偏向一侧的假总状花序；花冠唇形，白色或紫红色。小坚果近球形。花期6~8月，果期7~9月。

【生　　　　境】生于山地、路旁、村边或荒地。多栽培。

【采　收　加　工】枝叶茂盛时收割，摊在地上或悬于通风处阴干，干后将叶摘下即可。9~11月割取地上部分，除去小枝、叶片、果实，晒干。秋季果实成熟时采收，晒干。秋季将成熟果实打下，留取宿存果萼，晒干。秋

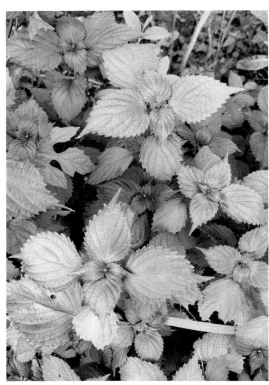
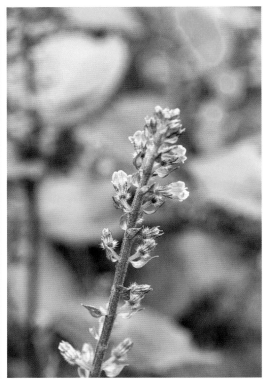

季拔起植株，切取根头，晒干。

【药 用 部 位】叶或带叶小软枝（紫苏叶）、茎（紫苏梗）、果实（紫苏子）、宿萼（紫苏苞）、根及近根的老茎（苏头）。

【化 学 成 分】含挥发油、黄酮类、酚酸类、脂肪油、烯酮类等成分。

【性　　　　味】（1）**紫苏叶**：辛，温。

（2）**紫苏梗**：辛，温。

（3）**紫苏子**：辛，温。

（4）**紫苏苞**：微辛，平。

（5）**苏头**：辛，温。

【功　　　用】（1）**紫苏叶**：散寒解表，宣肺化痰，行气和中，安胎，解鱼蟹毒。主治风寒表证，咳嗽痰多，胸脘胀满，恶心呕吐，腹痛吐泻，胎气不和，妊娠恶阻，食鱼蟹中毒。

（2）**紫苏梗**：理气宽中，安胎，和血。主治脾胃气滞，脘腹痞满，胎气不和，水肿脚气，咯血吐衄。

（3）**紫苏子**：降气，消痰，平喘，润肠。主治痰壅气逆，咳嗽气喘，肠燥便秘。

（4）**紫苏苞**：解表。主治血虚感冒。

（5）苏头：疏风散寒，降气祛痰，和中安胎。主治头晕，身痛，鼻塞流涕，咳逆上气，胸膈痰饮，胸闷胁痛，腹痛泄泻，妊娠呕吐，胎动不安。

【用法用量】（1）紫苏叶：煎汤，5~10g。外用适量，捣敷，研末掺或煎汤洗。

（2）紫苏梗：煎汤，5~10g；或入散剂。

（3）紫苏子：煎汤，5~10g；或入丸、散剂。

（4）紫苏苞：煎汤，3~9g。

（5）苏头：煎汤，6~12g。外用适量，煎汤洗。

【使用注意】紫苏叶阴虚、气虚及温病者慎服。紫苏子肺虚咳喘，脾虚便溏者禁服。苏头体虚无外感者忌用。

【营养成分】含脂肪、蛋白质、微量元素。

【地方食用习俗】嫩苗沸水烫后可炒食、凉拌、做汤或腌渍食用。嫩根茎可凉拌、炖食、腌制。常见菜品有紫苏砂仁鲫鱼汤。

溪黄草

别名：熊胆草、香茶菜

Rabdosia serra (Maxim.) H. Hara

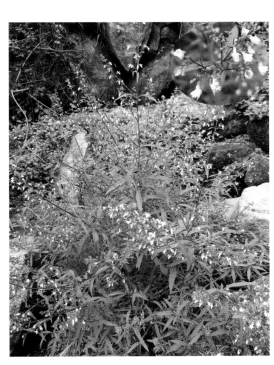
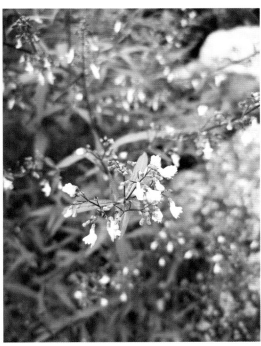

【识 别 要 点】多年生草本。根茎呈疙瘩状。茎四棱。叶对生；叶片卵圆形或卵状
　　　　　　　披针形。聚伞花序；花萼钟状，果时增大；花冠紫色，二唇形。小
　　　　　　　坚果阔倒卵形。花、果期 8~10 月。

【生　　　　　境】生于山坡、路旁、田边、溪旁、河岸、草丛、灌丛、林下沙壤土中。

【采 收 加 工】每年可采收 2~3 次，晒干。

【药 用 部 位】全草（溪黄草）。

【化 学 成 分】含挥发油、萜类、黄酮类、酚酸类、多糖、香豆素类等成分。

【性　　　　　味】苦，寒。

【功　　　　　用】清热解毒，利湿退黄，散瘀消肿。主治湿热黄疸，胆囊炎，泄泻，
　　　　　　　痢疾，疮肿，跌打伤痛。

【用 法 用 量】煎汤，15~30g。外用适量，捣敷或研末搽。

【使 用 注 意】脾胃虚寒者慎服。

【营 养 成 分】含糖类、蛋白质和维生素等。

【地方食用习俗】嫩苗食用方法同常见蔬菜。常见菜品有溪黄草泥鳅汤、溪黄草鲫
　　　　　　　鱼汤。

丹 参

别名：大叶活血丹、紫丹参

Salvia miltiorrhiza Bunge

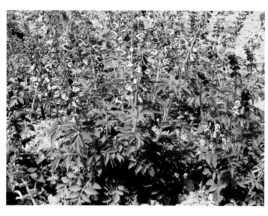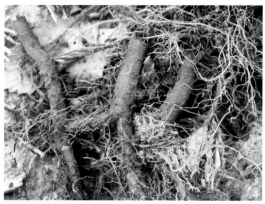

【识 别 要 点】多年生草本。全株密被毛。茎四棱形，具槽。叶对生，奇数羽状复叶，
　　　　　　　密被白色柔毛。轮伞花序组成总状花序；花萼紫色；花冠二唇形，蓝
　　　　　　　紫色。小坚果长圆形，包于宿萼中。花期 5~9 月，果期 8~10 月。

【生　　　境】生于山坡、林下草地或沟边。

【采 收 加 工】春、秋两季采挖，除去泥沙，干燥。

【药 用 部 位】根（丹参）。

【化 学 成 分】含二萜类、三萜类、酚酸类、黄酮类、含氮类化合物、内酯类化合物、多糖等成分。

【性　　　味】苦，微寒。

【功　　　用】活血祛瘀，通经止痛，清心除烦，凉血消痈。主治胸痹心痛，脘腹胁痛，癥瘕积聚，热痹疼痛，心烦不眠，月经不调，痛经经闭，疮疡肿痛。

【用 法 用 量】煎汤，10~15g。

【使 用 注 意】妇女月经过多及无瘀血者禁服。孕妇慎服。反藜芦。

黄　芩

别名：香水水草、黄筋子

Scutellaria baicalensis Georgi

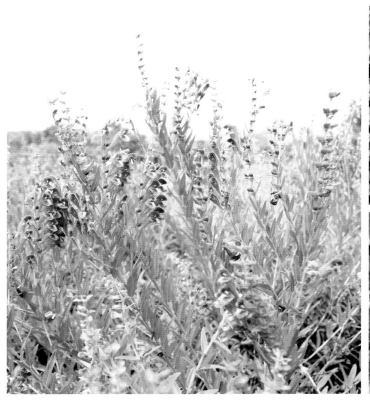

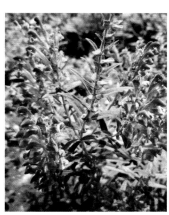

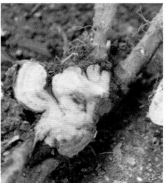

【识 别 要 点】多年生草本。茎钝四棱形。叶交互对生，无柄或几无柄，叶片披针形至线状披针形。总状花序偏向一侧；苞片叶状；花萼二唇形，紫绿色；花冠二唇形，蓝紫色或紫红色。小坚果。花期 6~9 月，果期 8~10 月。

【生　　　境】生于向阳干燥山坡、荒地上。

【采 收 加 工】栽培 2~3 年收获，于秋后茎叶枯黄时，选晴天挖取根。将根部附着的茎叶去掉，抖落泥土，晒至半干，撞去外皮，晒干或烘干。夏、秋季果实成熟后采摘，晒干备用。

【药 用 部 位】根（黄芩）、果实（黄芩子）。

【化 学 成 分】含黄酮类、生物碱类、黄酮苷类、苯丙素类、挥发油等成分。

【性　　　味】（1）黄芩：苦，寒。

　　　　　　　（2）黄芩子：苦，寒。

【功　　　用】（1）黄芩：清热泻火，燥湿解毒，止血，安胎。主治肺热咳嗽，高热神昏，肝火头痛，目赤肿痛，湿热黄疸，泻痢，热淋，吐衄，崩漏，胎热不安，痈肿疔疮。

　　　　　　　（2）黄芩子：止痢。主治痢下脓血。

【用 法 用 量】（1）黄芩：煎汤，3~9g；或入丸、散剂。外用适量，煎汤外洗，或研末调敷。清热泻火、解毒生用，治上部热证酒炒用，猪胆汁炒可泻肝胆火，炒炭用于止血。枯芩轻虚，多用于上焦之火；子芩重实，多用于下焦之热。

　　　　　　　（2）黄芩子：煎汤，5~10g。

【使 用 注 意】黄芩脾胃虚寒，少食便溏者禁服。

半枝莲

别名：水黄芩、牙刷草

Scutellaria barbata D. Don

【识 别 要 点】多年生草本。茎四棱形。单叶对生，具短柄或近无柄。花对生，偏向一侧，排成总状花序；花冠蓝紫色，二唇形；雄蕊 4；子房 4 裂。小坚果扁球形。花期 5~10 月，果期 6~11 月。

【生　　　境】生于溪沟边、田边或湿润草地中。

【采 收 加 工】夏、秋季茎叶茂盛时采挖，洗净，晒干。

【药 用 部 位】全草（半枝莲）。

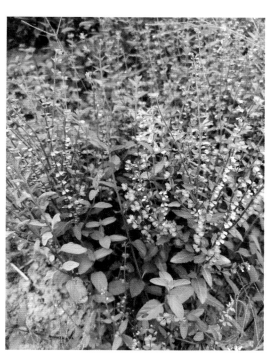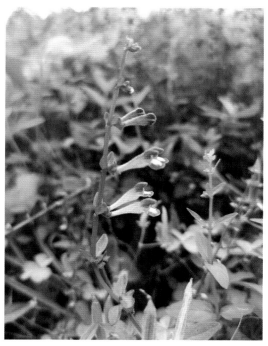

【化 学 成 分】含黄酮类、二萜类、甾醇类、有机酸类、挥发油、生物碱类、多糖
等成分。

【性　　　味】辛、苦，寒。

【功　　　用】清热解毒，化瘀利尿。主治疔疮肿毒，咽喉肿痛，跌扑伤痛，水
肿，黄疸，蛇虫咬伤。

【用 法 用 量】煎汤，15~30g，鲜品加倍；或入丸、散剂。外用适量，鲜品捣敷。

【使 用 注 意】体虚及孕妇慎服。

【营 养 成 分】含微量元素等。

【地方食用习俗】嫩茎叶可煲汤、泡茶。常见菜品有半枝莲炖墨鱼、半枝莲炖猪肚。

茄 科

白曼陀罗

别名：醉心花、闹羊花

Datura metel L.

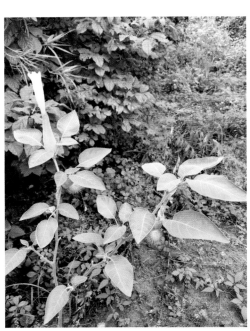
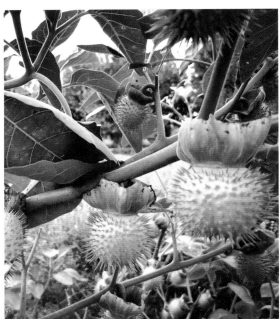

【识 别 要 点】一年生草本。全株近无毛。茎基部木质化。单叶互生，叶片宽卵形、长卵形或心脏形。花单生；花后花萼萼管脱落，萼筒基部宿存；花冠管漏斗状，白色或淡紫色。蒴果圆球形或扁球状，外被疏短刺。种子略呈三角形。花期3~11月，果期4~11月。

【生　　　境】生于向阳的山坡草地或住宅旁。

【采 收 加 工】7月下旬至8月下旬盛花期于下午4~5时采摘，晒干；遇雨可用50~60℃烘4~6h即干。夏、秋季果实成熟时采收种子，亦可晒干后取出种子。7~8月间采收叶，鲜用，亦可晒干或烘干。夏、秋季挖取根，鲜用或晒干。

【药 用 部 位】花（洋金花）、果实或种子（曼陀罗子）、叶（曼陀罗叶）、根（曼陀罗根）。

【化 学 成 分】含醉茄内酯类、黄酮类、倍半萜类、木脂素类、生物碱类及酚酸类等成分。

【性　　　味】（1）**洋金花**：辛，温。有毒。

（2）**曼陀罗子**：辛、苦，温。有毒。

（3）**曼陀罗叶**：苦、辛，温。有毒。

（4）**曼陀罗根**：辛、苦，温。有毒。

【功　　　用】（1）**洋金花**：平喘止咳，解痉定痛。主治哮喘咳嗽，脘腹冷痛，风湿痹痛，小儿慢惊，外科麻醉。

（2）**曼陀罗子**：平喘，祛风，止痛。主治喘咳，惊痫，风寒湿痹，脱肛，跌打损伤，疮疖。

（3）**曼陀罗叶**：镇咳平喘，止痛拔脓。主治喘咳，痹痛，脚气病，脱肛，痈疽疮疖。

（4）**曼陀罗根**：镇咳，止痛，拔脓。主治喘咳，风湿痹痛，疖癣，恶疮，狂犬咬伤。

【用 法 用 量】（1）**洋金花**：煎汤，0.3~0.5g；宜入丸、散用；如作卷烟分次燃吸，每日量不超过1.5g。外用适量，煎汤外洗，或研末调敷。

（2）**曼陀罗子**：煎汤，0.15~0.3g；或浸酒。外用适量，煎汤外洗，或浸酒涂擦。

（3）**曼陀罗叶**：煎汤，0.3~0.6g；或浸酒。外用适量，煎汤外洗，或捣汁涂。

（4）**曼陀罗根**：煎汤，0.9~1.5g。外用适量，煎水熏洗，或研末调涂。

【使 用 注 意】洋金花内服宜慎；外感及痰热喘咳、青光眼、高血压、心脏病及肝肾功能不全者和孕妇禁用。曼陀罗全株有毒，以种子最毒，吃3粒可引起中毒。

枸　杞

别名：红珠仔刺、地仙苗

Lycium chinense Miller

【识 别 要 点】落叶灌木。茎具短棘。叶片卵状菱形、长椭圆形或卵状披针形。花紫色，花萼钟状，花冠漏斗状。浆果卵形或长圆形。种子黄色。花期6~9月，果期7~10月。

【生　　　境】生于山坡、荒地、丘陵地、盐碱地、路旁及村边宅旁。

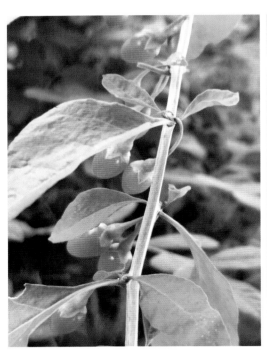
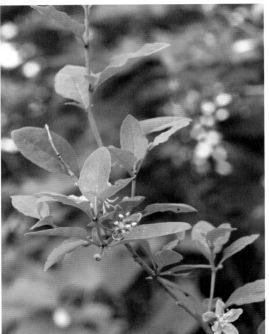

【采 收 加 工】春初或秋后采挖根部，剥取根皮，晒干。3~6月采摘嫩茎叶，多
鲜用。

【药 用 部 位】根皮（地骨皮）、嫩茎叶（枸杞叶）。

【化 学 成 分】含生物碱类、多糖、黄酮类、苯丙素类等成分。

【性　　　　味】（1）**地骨皮**：甘，寒。

　　　　　　　　（2）**枸杞叶**：苦、甘，凉。

【功　　　　用】（1）**地骨皮**：清虚热，泻肺火，凉血。主治阴虚劳热，骨蒸盗汗，
小儿疳积发热，肺热喘咳，吐血，衄血，尿血，消渴。

　　　　　　　　（2）**枸杞叶**：补虚益精，清热明目。主治虚劳发热，烦渴，目赤昏
痛，障翳夜盲，崩漏带下，热毒疮肿。

【用 法 用 量】（1）**地骨皮**：煎汤，9~15g，大剂量可用15~30g。

　　　　　　　　（2）**枸杞叶**：煎汤，鲜品60~240g；或煮食；或捣汁。外用适量，
煎汤外洗，或捣汁滴眼。

【使 用 注 意】地骨皮脾胃虚寒者慎服。枸杞叶与乳酪相恶。

【营 养 成 分】含蛋白质、氨基酸、维生素和矿物质等。

【地方食用习俗】枸杞嫩茎叶地方俗称"枸杞头"，春季采集，沸水焯熟后可凉拌或
炒食。常见菜品有凉拌枸杞头、枸杞头炒鸡蛋、枸杞头猪肝汤。

苦蘵

别名：灯笼果、灯笼草

Physalis angulata L.

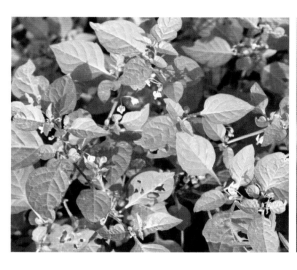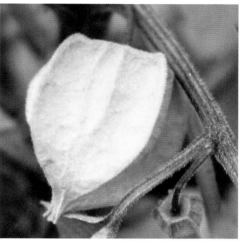

江苏如皋
常见中草药图鉴

209

【识 别 要 点】一年生草本。茎多分枝。叶片卵形至卵状椭圆形。花单生于叶腋；花萼钟状；花冠淡黄色，喉部常有紫斑。浆果球形，包藏于宿萼之内。宿萼膀胱状，绿色。种子圆盘状。花、果期5~12月。

【生　　　境】生于山谷林下及村边路旁。

【采 收 加 工】夏、秋季采全草，鲜用或晒干。秋季果实成熟时采收，鲜用或晒干。夏、秋季采挖根，鲜用或晒干。

【药 用 部 位】全草（苦蘵）、果实（苦蘵果实）、根（苦蘵根）。

【化 学 成 分】含甾体类、黄酮类、苯丙素类、脂肪酸类、多糖等成分。

【性　　　味】（1）**苦蘵**：苦、酸，寒。

（2）**苦蘵果实**：酸，平。

（3）**苦蘵根**：苦，寒。

【功　　　用】（1）**苦蘵**：清热，利尿，解毒，消肿。主治感冒，肺热咳嗽，咽喉肿痛，牙龈肿痛，湿热黄疸，痢疾，水肿，热淋，天疱疮，疔疮。

（2）**苦蘵果实**：解毒，利湿。主治牙痛，天疱疮，疔疮。

（3）**苦蘵根**：利水通淋。主治水肿腹胀，黄疸，热淋。

【用 法 用 量】（1）**苦蘵**：煎汤，15~30g；或捣汁。外用适量，捣敷，煎水含漱或熏洗。

（2）**苦蘵果实**：煎汤，6~9g。外用适量，捣汁涂。

（3）**苦蘵根**：煎汤，15~30g。

【使 用 注 意】苦蘵孕妇禁服。苦蘵果实、苦蘵根孕妇忌服。

【营 养 成 分】全草含酸浆果红素，果实含糖类、蛋白质、氨基酸、维生素、矿物质等。

【地方食用习俗】嫩茎叶可炒食、煮汤。成熟果可以生食。

龙 葵

别名：山辣椒、灯龙草

Solanum nigrum L.

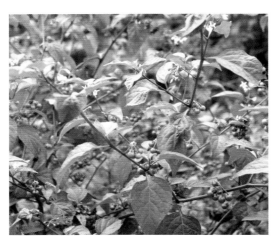 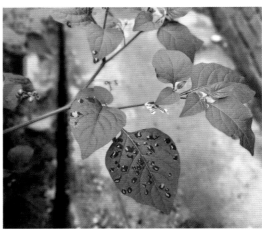

【识 别 要 点】一年生直立草本。叶卵形，互生。蝎尾状聚伞花序腋外生，花萼浅杯状，花冠白色。浆果球形，熟时黑色。种子近卵形。花、果期9~10月。

【生　　　境】生于田边、路旁或荒地。

【采 收 加 工】夏、秋季采收全草，鲜用或晒干。秋季果实成熟时采收，取出种子，鲜用或晒干。夏、秋季采挖根，鲜用或晒干。

【药 用 部 位】全草（龙葵）、种子（龙葵子）、根（龙葵根）。

【化 学 成 分】含甾体生物碱类、甾体皂苷类、黄酮类、有机酸类等成分。

【性　　　味】（1）**龙葵**：苦、微甘，寒。有小毒。

　　　　　　　（2）**龙葵子**：苦，寒。

　　　　　　　（3）**龙葵根**：苦，寒。

【功　　　用】（1）**龙葵**：清热解毒，活血消肿。主治疔疮，痈肿，丹毒，跌打扭伤，慢性气管炎，肾炎水肿。

（2）**龙葵子**：清热解毒，化痰止咳。主治咽喉肿痛，疔疮，咳嗽痰喘。

（3）**龙葵根**：清热利湿，活血解毒。主治痢疾，淋浊，尿路结石，白带异常，风火牙痛，跌打损伤，痈疽肿毒。

【用 法 用 量】（1）**龙葵**：煎汤，9~30g。外用，捣敷或煎汤外洗。

（2）**龙葵子**：煎汤，6~9g；或浸酒。外用适量，煎水含漱或捣敷。

（3）**龙葵根**：煎汤，9~15g，鲜品加倍。外用适量，捣敷或研末调敷。

【使 用 注 意】龙葵根凡虚寒而无实热者禁服。

【营 养 成 分】含胡萝卜素、维生素、脂肪、氨基酸等。

【地方食用习俗】嫩茎叶开水烫熟后可凉拌或者切碎做馅，也可以与其他菜品一起炒食。嫩果可以拌糖生食。常见菜品有凉拌龙葵。

马铃薯

别名：阳芋、洋山芋、洋番芋（如皋习称）

Solanum tuberosum L.

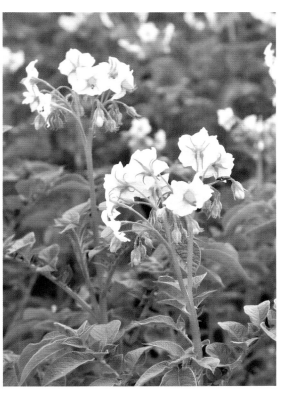
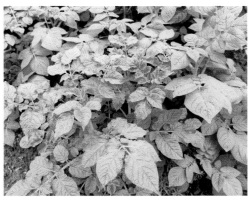
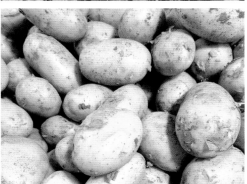

【识 别 要 点】一年生草本。地下块茎椭圆形、扁圆形或长圆形。奇数羽状复叶。伞房花序；花萼钟形；花冠辐射状，白色或蓝紫色；结实少。浆果圆球形，熟时红色。种子扁圆形。花期夏季。

【生　　　境】均为栽培。

【采 收 加 工】夏、秋季采收，鲜用或晒干。

【药 用 部 位】块茎（马铃薯）。

【化 学 成 分】含黄酮类、香豆素类、生物碱类、萜类、挥发油等成分。

【性　　　味】甘，平。

【功　　　用】和胃健中，解毒消肿。主治胃痛，疖腮，痈肿，湿疹，烫伤。

【用 法 用 量】适量煮食或煎汤。外用适量，磨汁涂。

【营 养 成 分】含淀粉、脂肪、蛋白质、粗纤维、赖氨酸、矿物质等。

【地方食用习俗】块茎适合煎、炒、烹、炸、烤、煮等各种做法，是中式菜系和西式菜系常用食材。常见菜品有薯条、土豆烧牛肉、青椒土豆丝。

通泉草

别名：脓泡药、绿蓝花

Mazus japonicus (Thunb.) O. Kuntze

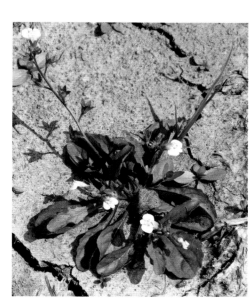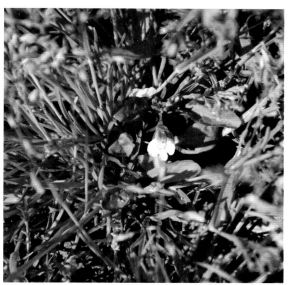

【识别要点】一年生草本。茎基部分枝多而披散。基生叶呈莲座状或早落，叶片倒卵状匙形至卵状披针形；茎生叶对生或互生。疏散总状花序；花冠紫色或蓝色，二唇形。蒴果球形。种子黄色。花、果期 4~10 月。

【生　　境】生于湿润的草坡、沟边、路旁及林缘。

【采收加工】春、夏、秋季均可采收，鲜用或晒干。

【药用部位】全草（绿兰花）。

【化学成分】含黄酮类、糖及糖醇等成分。

【性　　味】苦、微甘，凉。

【功　　用】清热解毒，利湿通淋，健脾消积。主治热毒痈肿，脓疱疮，疔疮，烧烫伤，尿路感染，腹水，黄疸性肝炎，消化不良，小儿疳积。

【用法用量】煎汤，10~15g。外用，鲜品适量，捣敷。

毛泡桐

别名：紫花桐、冈桐

Paulownia tomentosa (Thunb.) Steud.

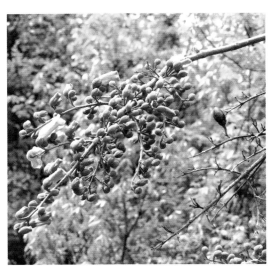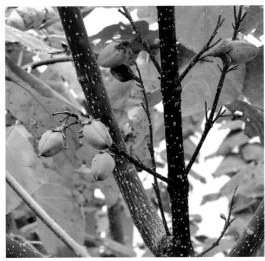

【识 别 要 点】乔木。全株被黄褐色星状绒毛。叶对生；叶片心形，全缘或波状浅
裂。小聚伞花序；花萼浅钟形；花冠紫色，漏斗状钟形，檐部二唇
形。蒴果卵圆形，宿萼不反卷。花期4~5月，果期8~9月。

【生　　　境】生于低海拔的山坡、林中、山谷及荒地。野生或栽培。

【采 收 加 工】全年均可采收树皮，鲜用或晒干。春季开花时采收，晒干或鲜用。
夏、秋季果实成熟时采摘，晒干。夏、秋季采摘叶，鲜用或晒干。
秋季采挖根，鲜用或晒干。

【药 用 部 位】树皮（泡桐树皮）、花（泡桐花）、果实（泡桐果）、叶（泡桐
叶）、根或根皮（泡桐根）。

【化 学 成 分】含黄酮类、木脂素类、酚苷类、醌类、萜类等成分。

【性　　　味】（1）泡桐树皮：苦，寒。

（2）泡桐花：苦，寒。

（3）泡桐果：苦，微寒。

（4）泡桐叶：苦，寒。

（5）泡桐根：微苦，微寒。

【功　　　用】（1）泡桐树皮：祛风除湿，消肿解毒。主治风湿热痹，淋病，丹
毒，痔疮肿毒，肠风下血，外伤肿痛，骨折。

（2）泡桐花：清肺利咽，解毒消肿。主治肺热咳嗽，急性扁桃体炎，细菌性痢疾，急性肠炎，急性结膜炎，腮腺炎，疖肿，疮癣。

（3）泡桐果：化痰止咳，平喘。主治慢性支气管炎，咳嗽咯痰。

（4）泡桐叶：清热解毒，止血消肿。主治痈疽，疔疮肿毒，创伤出血。

（5）泡桐根：祛风止痛，解毒活血。主治风湿热痹，筋骨疼痛，疮疡肿毒，跌打损伤。

【用法用量】（1）泡桐树皮：煎汤，15~30g。外用，鲜品适量，捣敷或煎汁涂。

（2）泡桐花：煎汤，10~25g。外用，鲜品适量，捣敷或制成膏剂搽。

（3）泡桐果：煎汤，15~30g。

（4）泡桐叶：煎汤，15~30g。外用，以醋蒸贴、捣敷或捣汁涂。

（5）泡桐根：煎汤，15~30g。外用，鲜品适量，捣烂敷。

【营养成分】含粗脂肪、粗纤维、蛋白质、微量元素等。

【地方食用习俗】泡桐花蒸熟后可凉拌、炒食。常见菜品有凉拌泡桐花、炒泡桐花。

地 黄

别名：怀庆地黄、野地黄

Rehmannia glutinosa (Gaert.) Libosch. ex Fisch. et Mey.

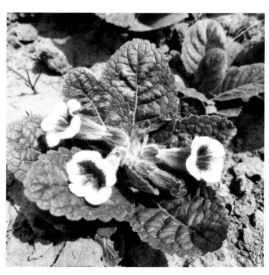
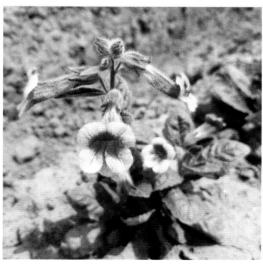

【识 别 要 点】多年生草本。全株被灰白色长柔毛及腺毛。根肥厚，肉质，块状、圆柱形或纺锤形。茎直立。叶基生，叶片倒卵状披针形。总状花序，花萼钟状，花冠略呈二唇形。蒴果卵形或长卵形。种子多数。花期4~5月，果期5~6月。

【生　　　　境】生于山坡及路旁荒地。主要为栽培。

【采 收 加 工】秋季采挖根，除去芦头、须根及泥沙，鲜用，称"鲜地黄"。或将地黄缓缓烘焙至约八成干称"干地黄"，或将干地黄反复蒸晒九次，每次蒸后晒干，最后呈黑色，称"熟地黄"。

【药 用 部 位】块根（鲜地黄、干地黄、熟地黄）。

【化 学 成 分】含环烯醚萜类、紫罗兰酮类、苯乙醇类、三萜类、黄酮类等成分，以环烯醚萜苷类为主。

【性　　　　味】（1）鲜地黄：甘、苦，寒。

（2）干地黄：甘、苦，微寒。

（3）熟地黄：甘，温。

【功　　　　用】（1）鲜地黄：清热生津，凉血，止血。主治热病伤阴，舌绛烦渴，温毒发斑，吐血，衄血，咽喉肿痛。

（2）干地黄：清热凉血，养阴生津。主治热入营血，温毒发斑，吐血衄血，热病伤阴，舌绛烦渴，津伤便秘，阴虚发热，骨蒸劳热，内热消渴。

（3）熟地黄：补血滋阴，益精填髓。主治血虚萎黄，心悸怔忡，月经不调，崩漏下血，肝肾阴虚，腰膝酸软，骨蒸潮热，盗汗遗精，内热消渴，眩晕，耳鸣，须发早白。

【用 法 用 量】（1）鲜地黄：煎汤，12~30g；捣汁或熬膏。外用适量，捣烂敷或取汁涂搽。

（2）干地黄：煎汤，10~15g；亦可熬膏或入丸、散剂；或浸润后捣绞汁饮。外用适量，捣敷。

（3）熟地黄：煎汤，9~15g；或入丸、散剂；或熬膏；或浸酒。

【使 用 注 意】鲜地黄胃虚食少、脾虚有湿者慎服。干地黄脾虚泄泻、胃寒食少、胸膈有痰者慎服。熟地黄脾胃虚弱、气滞痰多、腹满便溏者禁服。

【营 养 成 分】含微量元素、维生素等。

【地方食用习俗】地黄可腌咸菜、泡酒、泡茶、切丝凉拌、煮粥而食。常见菜品有生地黄鸡、凉拌地黄、地黄羊肉、鲜地黄炖鸡、地黄老鸭煲、地黄粥、生地黑豆排骨汤、生地炖猪蹄等。

蚊母草

Veronica peregrina L.

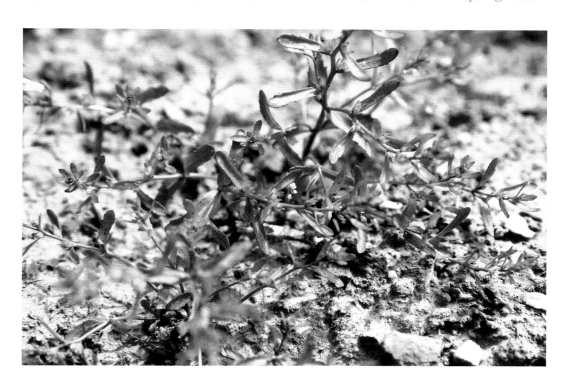

【识 别 要 点】一年生草本。茎侧枝披散。茎下部叶对生，倒披针形；上部叶互生，
长圆形。总状花序，花冠白色或浅蓝色。蒴果倒心形，侧扁，花柱
宿存；果内常被虫瘿寄生，熟时肉质，微红色，膨大成桃形。种子
长圆形，扁平。花期 4~5 月，果期 5~6 月。

【生　　　境】生于潮湿的荒地、路边。

【采 收 加 工】春、夏间采集果未开裂的全草（以带虫瘿者为佳），剪去根，晒干
或用文火烘干。

【药 用 部 位】带虫瘿的全草（仙桃草）。

【化 学 成 分】含原儿茶酸、木犀草素、甘露醇和香草酸等成分。

【性　　　味】甘、微辛，平。

【功　　　用】活血消肿，止血止痛。主治呕血，咯血，衄血，便血，跌扑损伤。

【用 法 用 量】煎汤，6~15g。外用适量，研末加白酒调敷患处。

【使 用 注 意】孕妇忌服。

阿拉伯婆婆纳

别名：肾子草、灯笼草

Veronica persica Poir.

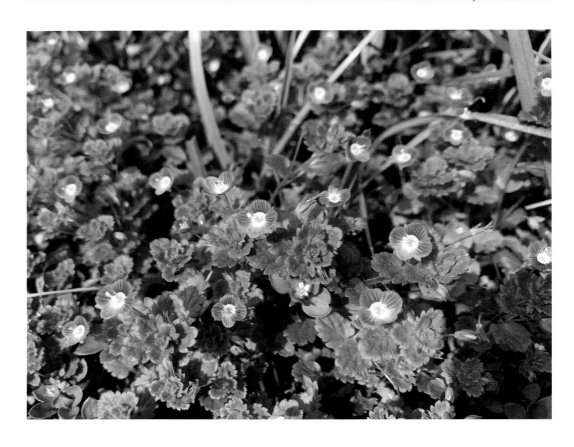

【识别要点】二年生铺散多分枝草本。叶 2~4 对，具短柄，卵形或圆形。总状花序，苞片互生，花萼果期增大，花冠蓝色、紫色或蓝紫色。蒴果肾形。花期 3~5 月。

【生　　　境】生于路边及荒野杂草中。

【采 收 加 工】夏季采收，鲜用或晒干。

【药 用 部 位】全草（肾子草）。

【化 学 成 分】含环烯醚萜类、苯乙醇苷类、黄酮类、二萜类和生物碱等成分。

【性　　　味】辛、苦、咸，平。

【功　　　用】祛风除湿，壮腰，截疟。主治风湿痹痛，肾虚腰痛，久疟。

【用 法 用 量】煎汤，15~30g。外用适量，煎水熏洗。

【营 养 成 分】含蛋白质、矿物质和维生素等。

【地方食用习俗】未开花嫩苗经沸水烫熟后用清水浸泡半天去涩，可炒食或者做汤。

美洲凌霄

别名：五爪龙、吊墙花

Campsis radicans (L.) Seem.

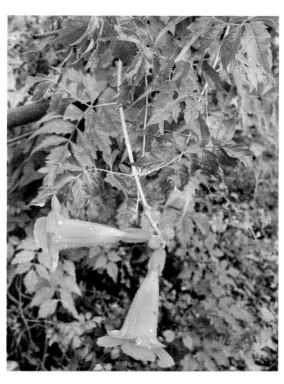
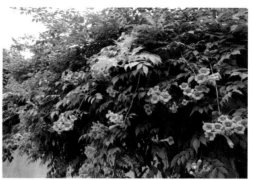
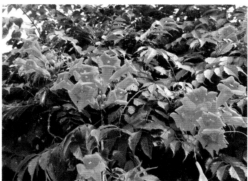

【识别要点】落叶木质藤本，借气根攀附于其他物上。叶对生，奇数羽状复叶；小叶 9~11 枚，椭圆形至卵状椭圆形。圆锥状花序；花萼钟状；花冠筒漏斗状，橙红色至深红色，内有明显的棕红色纵纹。蒴果长圆柱形。花期 7~10 月，果期 11 月。

【生　　境】多为栽培。

【采 收 加 工】夏、秋季花盛开时采收，干燥。夏、秋季采收茎叶，晒干。全年均可采根，切片，晒干。

【药 用 部 位】花（凌霄花）、茎叶（紫葳茎叶）、根（紫葳根）。

【化 学 成 分】含酚酸类、三萜类、甾体类等成分。

【性　　味】（1）凌霄花：甘、酸，寒。

（2）紫葳茎叶：苦，平。

（3）紫葳根：甘、辛，寒。

【功　　用】（1）凌霄花：活血通经，凉血祛风。主治月经不调，经闭癥瘕，产后乳肿，风疹发红，皮肤瘙痒，痤疮。

（2）紫葳茎叶：清热，凉血，散瘀。主治血热生风，身痒，风疹，手脚酸软麻木，咽喉肿痛。

（3）紫葳根：凉血祛风，活血通络。主治血热生风，身痒，风疹，腰脚不遂，痛风，风湿痹痛，跌打损伤。

【用法用量】（1）凌霄花：煎汤，3~6g；或入散剂。外用适量，研末调涂，或煎汤熏洗。

（2）紫葳茎叶：煎汤，9~15g。

（3）紫葳根：煎汤，6~9g；或入丸、散剂；或浸酒。外用，鲜品适量，捣敷。

【使用注意】凌霄花气血虚弱、内无瘀热及孕妇慎服。紫葳茎叶孕妇禁服；体虚者慎服。紫葳根孕妇禁服。

【营养成分】含蛋白质、维生素、矿物质等。

【地方食用习俗】常见菜品有凌霄花鱼头汤、凌霄花炖豆腐。

紫　薇

别名：千日红、痒痒树

Lagerstroemia indica L.

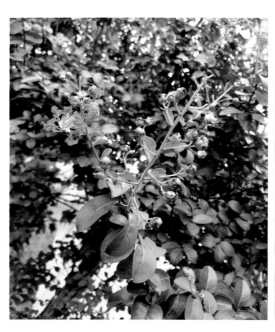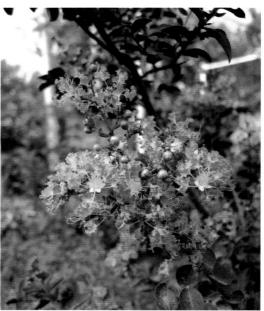

【识 别 要 点】落叶灌木或小乔木。小枝有 4 棱，略呈翅状。叶互生或有时近对生，叶片椭圆形、倒卵形或长椭圆形。圆锥花序；花淡红色、紫色；花瓣皱缩，有长爪。蒴果。种子有翅。花期 6~9 月，果期 9~12 月。

【生　　　　境】均为栽培。

【采 收 加 工】5~8 月采花，晒干。春、夏季采收叶，鲜用或晒干。全年采挖根，切片，晒干或鲜用。5~6 月剥取茎皮，秋、冬季挖根，剥取根皮，切片，晒干。

【药 用 部 位】花（紫薇花）、叶（紫薇叶）、根（紫薇根）、茎皮或根皮（紫薇皮）。

【化 学 成 分】含生物碱、谷甾醇、花色苷等成分。

【性　　　　味】（1）**紫薇花**：苦、微酸，寒。

（2）**紫薇叶**：微苦、涩，寒。

（3）**紫薇根**：微苦，微寒。

（4）**紫薇皮**：苦，寒。

【功　　　　用】（1）**紫薇花**：清热解毒，活血止血。主治疮疖痈疽，小儿胎毒，疥癣，血崩，带下病，肺痨咳血，小儿惊风。

（2）**紫薇叶**：清热解毒，利湿止血。主治疮痈肿毒，乳痈，痢疾，湿疹，外伤出血。

（3）**紫薇根**：清热利湿，活血止血，止痛。主治痢疾，水肿，烧烫伤，湿疹，痈肿疮毒，跌打损伤，血崩，偏头痛，牙痛，痛经，产后腹痛。

（4）**紫薇皮**：清热解毒，利湿祛风，散瘀止血。主治无名肿毒，丹毒，乳痈，咽喉肿痛，肝炎，疥癣，鹤膝风，跌打损伤，内外伤出血，崩漏带下。

【用 法 用 量】（1）**紫薇花**：煎汤，10~15g；或研末。外用适量，研末调敷，或煎汤外洗。

（2）**紫薇叶**：煎汤，10~15g；或研末。外用适量，捣敷或研末敷，或煎汤外洗。

（3）**紫薇根**：煎汤，10~15g。外用适量，研末调敷，或煎汤外洗。

（4）**紫薇皮**：煎汤，10~15g；或浸酒；或研末。外用适量，研末调敷，或煎汤外洗。

【使 用 注 意】紫薇花、紫薇根孕妇禁服。

爵床科

爵 床

别名：小青草、野万年青

Rostellularia procumbens (L.) Nees

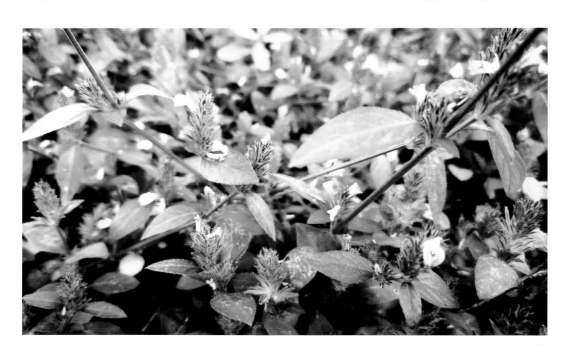

【识别要点】一年生草本。茎方形，节稍膨大。叶对生，叶片卵形、长椭圆形或阔披针形。穗状花序；花淡红色或紫色，二唇形。蒴果线形。种子表面有瘤状皱纹。花期8~11月，果期10~11月。

【生　　　境】生于旷野草地、路旁、水沟边较阴湿处。

【采 收 加 工】8~9月盛花期采收，割取地上部分，晒干。

【药 用 部 位】全草（爵床）。

【化 学 成 分】含木脂素类及其苷类、黄酮及其苷类、萜类及其苷类等成分。

【性　　　味】苦、咸、辛，寒。

【功　　　用】清热解毒，利湿消积，活血止痛。主治感冒发热，咳嗽，咽喉肿痛，目赤肿痛，疳积，湿热泻痢，疟疾，黄疸，浮肿，小便淋浊，筋骨疼痛，跌打损伤，痈疽疔疮，湿疹。

【用 法 用 量】煎汤，10~15g，鲜品30~60g；或捣汁；或研末。外用适量，鲜品捣敷，或煎汤洗浴。

【使 用 注 意】脾胃虚寒者禁服。

车　前

别名：饭匙草、车轱辘菜

Plantago asiatica L.

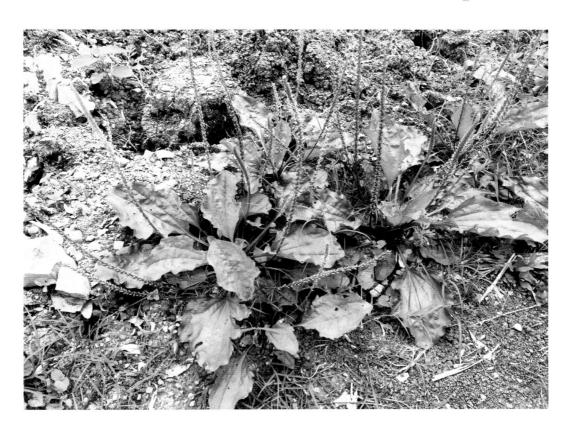

【识别要点】多年生草本。须根多数。叶基生，呈莲座状，具长柄，叶片卵形或椭圆形。穗状花序；花淡绿色，有宿存苞片；花萼4；花冠膜质。蒴果卵状圆锥形。种子近椭圆形，黑褐色。花期4~8月，果期6~9月。

【生　　　境】生于山野、路旁、花圃或菜园、河边湿地。

【采 收 加 工】夏季采收全草，除去泥沙，晒干。夏、秋季种子成熟时采收果穗，晒干，搓出种子，除去杂质。

【药 用 部 位】全草（车前草）、种子（车前子）。

【化 学 成 分】全草含黄酮类、苯乙醇糖苷、环烯醚萜苷类、三萜类、酚类、生物碱、挥发油等成分。根含水苏糖、蔗糖、棉子糖等。种子含月桃叶珊瑚苷、车前黏多糖及脂肪油等。

【性　　　味】（1）**车前草**：甘，寒。

（2）**车前子**：甘，寒。

【功　　　用】（1）**车前草**：清热利尿通淋，祛痰，凉血，解毒。主治热淋涩痛，
水肿尿少，暑湿泄泻，痰热咳嗽，吐血，痈肿疮毒。

（2）**车前子**：清热利尿通淋，渗湿止泻，明目，祛痰。主治热淋涩
痛，水肿胀满，暑湿泄泻，目赤肿痛，痰热咳嗽。

【用　法　用　量】（1）**车前草**：煎汤，9~30g，鲜品 30~60g；或捣汁服。外用适量，
煎汤外洗，捣烂敷或绞汁涂。

（2）**车前子**：煎汤，9~15g，包煎；或入丸、散剂。外用适量，煎汤
外洗或研末调敷。

【使　用　注　意】车前草虚滑精气不固者禁用。车前子阳气下陷、肾虚遗精及内无湿
热者禁服。

【营　养　成　分】含蛋白质、脂肪、糖类、胡萝卜素、维生素及微量元素等。

【地方食用习俗】幼嫩苗叶经沸水焯后可凉拌、清炒、伴炒、蘸酱、做馅、做汤、和
面蒸食、制成饮料。常见菜品有牛舌头茶、车前草粥、车前银耳冰
糖汤、清炒车前草、车前草竹叶甘草汤、凉拌车前草。

忍 冬

别名：金银藤、双花

Lonicera japonica Thunb.

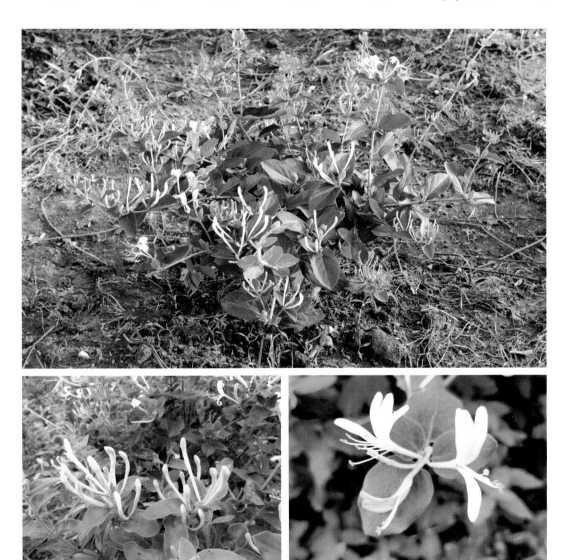

【识 别 要 点】多年生半常绿缠绕木质藤本。幼枝密被短柔毛和腺毛。单叶对生，叶纸质。花成对腋生；花冠唇形，花冠筒细长，花初开时为白色，2~3天后变金黄色。浆果球形。花期4~7月，果期6~11月。

【生　　　境】生于山坡灌丛或疏林中、乱石堆、山脚路旁及村庄篱笆边。

【采 收 加 工】5月中旬至6月下旬间，当花蕾上部膨大尚未开放，呈青白色时采收，立即晾干或烘干。秋末冬初采收果实，晒干。秋、冬两季采割茎枝，晒干。

【制　　　　法】以金银花500g计，加水1000ml，浸泡1~2h，放入蒸馏锅内，同时加适量水进行蒸馏，收集初蒸馏液1600ml，再继续将初蒸馏液重蒸馏1次，收集第二次蒸馏液800ml，过滤分装，灭菌，得金银花露。

【药 用 部 位】花蕾（金银花）、花蕾的蒸馏液（金银花露）、果实（金银花子）、茎枝（忍冬藤）。

【化 学 成 分】含挥发油、有机酸类、黄酮类、三萜皂苷类、环烯醚萜类等成分。

【性　　　　味】（1）金银花：甘，寒。

（2）金银花露：甘，寒。

（3）金银花子：苦、涩、微甘，凉。

（4）忍冬藤：甘，寒。

【功　　　　用】（1）金银花：清热解毒，疏散风热。主治痈肿疔疮，喉痹，丹毒，热毒血痢，风热感冒，温病发热。

（2）金银花露：清热，消暑，解毒。主治暑热烦渴，恶心呕吐，热毒疮疖，痱子。

（3）金银花子：清肠化湿。主治肠风泄泻，赤痢。

（4）忍冬藤：清热解毒，疏风通络。主治温病发热，热毒血痢，痈肿疮疡，风湿热痹，关节红肿热痛。

【用 法 用 量】（1）金银花：煎汤，10~20g；或入丸、散剂。外用适量，捣敷。

（2）金银花露：隔水炖温饮，60~120g；或冲水代茶。外用适量，涂擦。

（3）金银花子：煎汤，3~9g。

（4）忍冬藤：煎汤，10~30g；或入丸、散剂；或浸酒。外用适量，煎水熏洗，或熬膏贴，或研末调敷，亦可用鲜品捣敷。

【使 用 注 意】金银花脾胃虚寒及疮疡属阴证者慎服。金银花子形寒痢下腹痛者忌用。忍冬藤脾胃虚寒者慎服。

【营 养 成 分】含胡萝卜素、维生素、纤维糖、淀粉等。

【地方食用习俗】鲜花或嫩茎叶可炒食、炖食，或开水略焯后可凉拌、做沙拉。金银花可做茶饮，也可与菊花、薄荷、芦根等同饮，还可制作金银花露、金银花软糖和其他饮品。常见饮品有金银花茶、金银花露。

接骨草

别名：陆英、蒴藋

Sambucus chinensis Lindl.

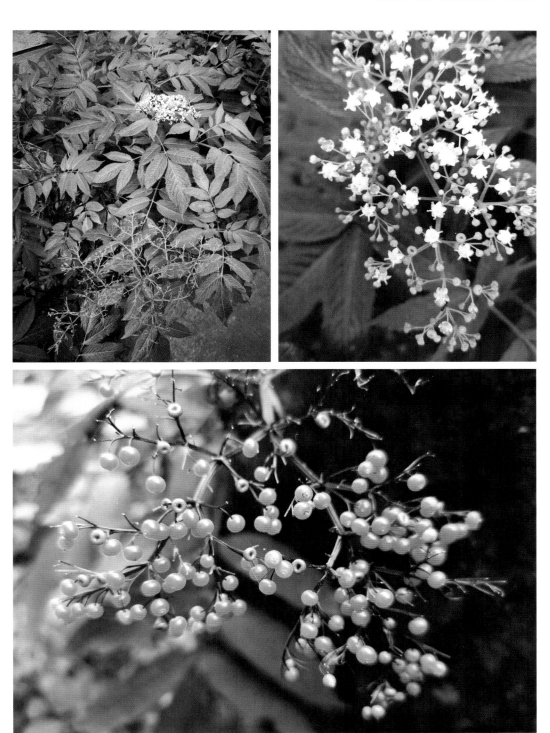

【识 别 要 点】高大草本或半灌木。髓部白色。奇数羽状复叶对生，小叶片披针形。大型复伞房花序；花冠辐状。浆果红色，近球形，表面有小疣状突起。花期4~5月，果期8~9月。

【生　　　境】生于林下、沟边或山坡草丛。

【采 收 加 工】夏、秋季采收茎叶，切段，鲜用或晒干。9~10月采收果实，鲜用。秋后采根，鲜用或切片晒干。

【药 用 部 位】茎叶（陆英）、果实（陆英果实）、根（陆英根）。

【化 学 成 分】含黄酮类、甾体类、三萜类、苯丙素类和酚酸类等成分。

【性　　　味】（1）陆英：甘、微苦，平。

（2）陆英根：甘、酸，平。

【功　　　用】（1）陆英：祛风，利湿，舒筋，活血。主治风湿痹痛，腰腿痛，水肿，黄疸，跌打损伤，产后恶露不行，风疹瘙痒，丹毒，疮肿。

（2）陆英果实：蚀疣。

（3）陆英根：祛风，利湿，活血，散瘀，止血。主治风湿痹痛，头风，腰腿痛，水肿，淋证，白带异常，跌打损伤，骨折，癥积，咯血，吐血，风疹瘙痒，疮肿。

【用 法 用 量】（1）陆英：煎汤，9~15g，鲜品60~120g。外用适量，捣敷或研末调敷，或煎汤外洗。

（2）陆英果实：外用适量，捣烂涂。

（3）陆英根：煎汤，9~15g，鲜品30~60g。外用适量，捣敷，或煎汤外洗。

【使 用 注 意】陆英孕妇禁服。

接骨木

别名：九节风、续骨草

Sambucus williamsii Hance

【识 别 要 点】落叶灌木或小乔木。羽状复叶，叶搓揉后有臭气。圆锥形聚伞花序花小而密；萼筒杯状；花冠蕾时粉红色，开后白色或淡黄色。果实卵圆形或近圆形。花期4~5月，果熟期9~10月。

【生　　　境】生于林下、灌丛或平原路旁。

【采 收 加 工】茎枝全年可收，鲜用或切段晒干。春、夏季采收叶，鲜用或晒干。4~5月采收整个花序，加热后花即脱落，除去杂质，晒干。9~10月

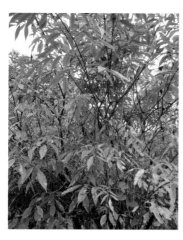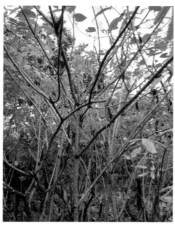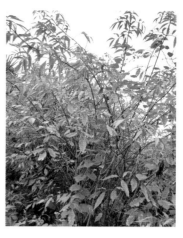

采挖根，洗净切片，鲜用或晒干。

【药 用 部 位】茎枝（接骨木）、叶（接骨木叶）、花（接骨木花）、根（接骨木根）。

【化 学 成 分】含黄酮类、生物碱类、酚酸类、糖苷类、甾体类等成分。

【性　　　　味】（1）接骨木：甘、苦，平。

（2）接骨木叶：辛、苦，平。

（3）接骨木花：辛，温。

（4）接骨木根：苦、甘，平。

【功　　　　用】（1）接骨木：接骨续筋，祛风通络，消肿止痛。主治风湿痹痛，痛风，大骨节病，急、慢性肾炎，风疹，跌打损伤，骨折肿痛，外伤出血。

（2）接骨木叶：活血，舒筋，止痛，利湿。主治跌打骨折，筋骨疼痛，风湿疼痛，痛风，脚气病，烫火伤。

（3）接骨木花：发汗利尿。主治感冒，小便不利。

（4）接骨木根：祛风除湿，活血舒筋，利尿消肿。主治风湿疼痛，痰饮，黄疸，跌打瘀痛，骨折肿痛，急、慢性肾炎，烫伤。

【用 法 用 量】（1）接骨木：煎汤，15~30g；或入丸、散剂。外用适量，捣敷或研末撒，或煎汤熏洗。

（2）接骨木叶：煎汤，6~9g；或泡酒。外用适量，捣敷或研末调敷，或煎水熏洗。

（3）接骨木花：煎汤，4.5~9g；或泡茶饮。

（4）接骨木根：煎汤，15~30g。外用适量，捣敷或研粉撒、调敷。

【使 用 注 意】接骨木孕妇禁服。接骨木根孕妇慎服。

【营 养 成 分】果实含维生素、花青素等。

【地方食用习俗】果实可以制果酱、制软糖或果茶。

桔　梗

别名：铃铛花、道拉基

Platycodon grandiflorus (Jacq.) A. DC.

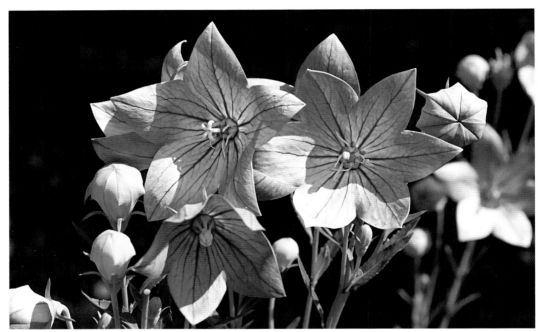

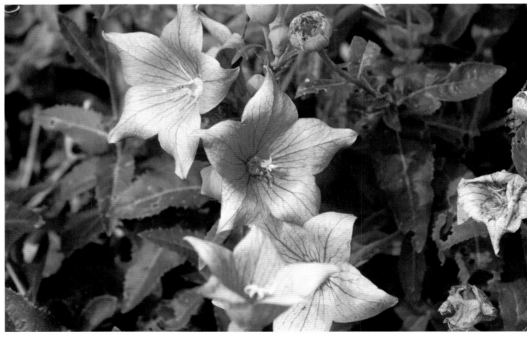

【识 别 要 点】多年生草本。全株有白色乳汁。主根长纺锤形，少分枝。叶轮生、对生或互生。花萼钟状；花冠阔钟状，蓝色或蓝紫色，裂片5。蒴果倒卵圆形。种子褐色。花期7~9月，果期8~10月。

【生　　　境】生于阳处草丛、灌丛中，少生于林下。

【采 收 加 工】秋季挖出全根，趁鲜用碗片或竹片刮去外皮，放清水中浸2~3h，捞起，晒干；或去芦切片，晒干。

【药 用 部 位】根（桔梗）。

【化 学 成 分】含三萜皂苷类、黄酮类、酚酸类、多糖、甾醇类等成分。

【性　　　味】苦、辛，平。

【功　　　用】宣肺，利咽，祛痰，排脓。主治咳嗽痰多，胸闷不畅，咽痛音哑，肺痈吐脓。

【用 法 用 量】煎汤，3~10g；或入丸、散剂。外用适量，烧灰研末敷。

【使 用 注 意】阴虚久咳及咳血者禁服，胃溃疡者慎服。内服过量可引起恶心呕吐。

【营 养 成 分】含蛋白质、膳食纤维、胡萝卜素、维生素C、糖类、微量元素等。

【地方食用习俗】根和幼嫩茎叶可做菜食。根剥去外皮，用水泡去苦味，切成细丝，直接炒食或加调料拌食，也可加工成咸菜。幼嫩茎叶焯水后可拌、腌、炒、烧、做汤或熬粥等。常见菜品有桔梗拌黄瓜、五香桔梗丝、桔梗甘草薄荷粥。

菊 科

牛 蒡

Arctium lappa L.

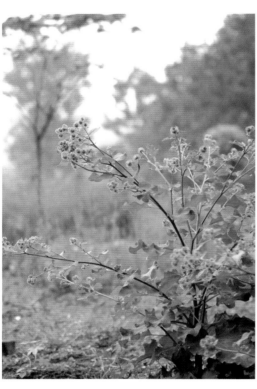
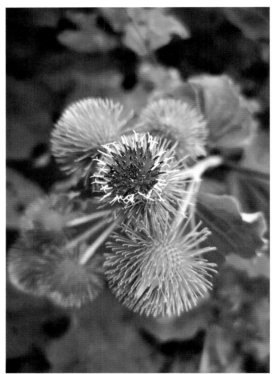

【识别要点】二年生草本。根粗壮，肉质，圆锥形。基生叶大型，丛生；茎生叶
互生；叶片长卵形或广卵形。头状花序；总苞球形；花小，红紫色，
管状花。瘦果长圆形或长圆状倒卵形，冠毛短刺状。花期 6~8 月，
果期 8~10 月。

【生　　境】多为栽培。

【采 收 加 工】7~8 月果实呈灰褐色时，分批采摘，堆积 2~3 天，暴晒，脱粒，再
晒至全干。6~9 月采收茎叶，晒干或鲜用。10 月间采挖 2 年以上的
根，晒干。

【药 用 部 位】成熟果实（牛蒡子）、茎叶（牛蒡茎叶）、根（牛蒡根）。

【化 学 成 分】含木脂素类、萜类、挥发油、脂肪酸类、酚酸衍生物等成分。根含
愈创木内酯类、硫炔类等成分。

【性　　　味】（1）牛蒡子：辛、苦，寒。

　　　　　　　（2）牛蒡茎叶：苦、微甘，凉。

　　　　　　　（3）牛蒡根：苦、微甘，凉。

【功　　　用】（1）牛蒡子：疏散风热，宣肺透疹，解毒利咽。主治风热感冒，咳嗽痰多，麻疹，风疹，咽喉肿痛，痄腮，丹毒，痈肿疮毒。

　　　　　　　（2）牛蒡茎叶：清热除烦，消肿止痛。主治风热头痛，心烦口干，咽喉肿痛，小便涩少，痈肿疮疖，皮肤风痒，白屑风。

　　　　　　　（3）牛蒡根：祛风热，消肿毒。主治风热感冒，头痛，咳嗽，热毒面肿，咽喉肿痛，齿龈肿痛，风湿痹痛，癥瘕积块，痈疖恶疮，痔疮脱肛。

【用 法 用 量】（1）牛蒡子：煎汤，5~10g；或入散剂。外用适量，煎汤含漱。

　　　　　　　（2）牛蒡茎叶：煎汤，10~15g，鲜品加倍；或捣汁。外用适量，鲜品捣敷，或绞汁涂，或熬膏涂。

　　　　　　　（3）牛蒡根：煎汤，6~15g；或捣汁；或研末；或浸酒。外用适量，捣敷，或熬膏涂，或煎汤外洗。

【使 用 注 意】牛蒡子脾虚便溏者禁服。牛蒡根恶实根，蒸暴干，不尔，令人欲吐。

【营 养 成 分】含蛋白质、纤维素、矿物质、氨基酸、胡萝卜素、维生素等。

【地方食用习俗】鲜根去皮切块后可蒸、煮、炖、炒、凉拌等。常见菜品有牛蒡莲藕排骨汤、牛蒡瘦肉汤、凉拌芝麻牛蒡、茄汁牛蒡鸡块。

黄花蒿

别名：青蒿、黄香蒿

Artemisia annua L.

【识 别 要 点】一年生草本。全株具较强挥发油气味。基生叶平铺地面，开花时凋谢；茎生叶互生；叶片通常为三回羽状全裂，裂片短细。头状花序球形；总苞小；均为管状花，黄色，外围为雌花，中央为两性花。瘦果椭圆形。花期8~10月，果期10~11月。

【生　　　境】生于旷野、山坡、路边、河岸等处。

【采 收 加 工】花蕾期采收全草，切碎，晒干。秋季果实成熟时，采取果枝，打下果实晒干。秋、冬季采挖根，切段晒干。

【药 用 部 位】全草（青蒿）、果实（青蒿子）、根（青蒿根）。

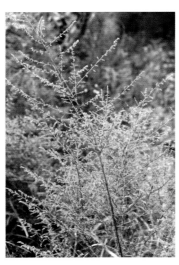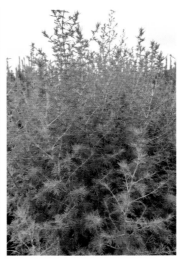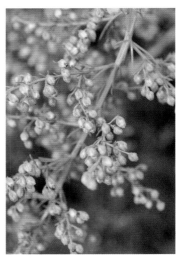

【化 学 成 分】含倍半萜类、挥发油、黄酮类、脂肪酸类、多酚类、香豆素类和酯
　　　　　　　　类等成分。

【性　　　　味】（1）青蒿：苦、微辛，寒。

　　　　　　　　（2）青蒿子：甘，凉。

　　　　　　　　（3）青蒿根：苦、辛，凉。

【功　　　　用】（1）青蒿：清虚热，解暑热，除骨蒸，截疟，退黄。主治温邪伤
　　　　　　　　阴，夜热早凉，阴虚发热，骨蒸劳热，暑邪发热，疟疾寒热，湿热
　　　　　　　　黄疸。

　　　　　　　　（2）青蒿子：清热明目，杀虫。主治骨蒸劳热，痢疾，恶疮，疥
　　　　　　　　癣，风疹。

　　　　　　　　（3）青蒿根：主治劳热骨蒸，关节酸疼，大便下血。

【用 法 用 量】（1）青蒿：煎汤，6~15g，治疟疾可用 20~40g，不宜久煎；鲜品用
　　　　　　　　量加倍，水浸绞汁饮；或入丸、散剂。外用适量，研末调敷或鲜品
　　　　　　　　捣敷，或煎汤外洗。

　　　　　　　　（2）青蒿子：煎汤，3~6g；或研末。外用适量，煎汤外洗。

　　　　　　　　（3）青蒿根：煎汤，3~15g。

【使 用 注 意】青蒿脾胃虚寒者慎服。

【营 养 成 分】含维生素、微量元素等。

【地方食用习俗】黄花蒿早期多作酒曲而不作食用。现多采嫩茎凉拌或与其他蔬菜搭
　　　　　　　　配烹饪食用。常见菜品有蒸黄蒿芽、黄花蒿饺子。

野艾蒿

别名：大叶艾蒿、艾叶

Artemisia lavandulifolia DC.

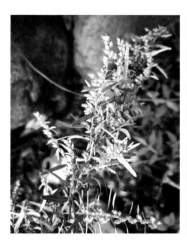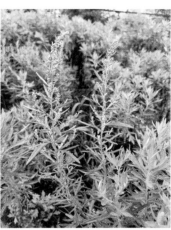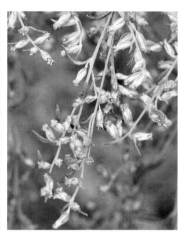

【识 别 要 点】多年生草本。植株有香气。茎、枝被灰白色蛛丝状短柔毛。叶纸质；
基生叶与茎下部叶宽卵形或近圆形，中部叶卵形、长圆形或近圆形，
上部叶羽状全裂。头状花序；雌花花冠狭管状，紫红色；两性花花
冠管状，檐部紫红色。瘦果长卵形或倒卵形。花、果期8~10月。

【生　　　境】生于路旁、林缘、山坡、草地、山谷、灌丛及河湖滨草地。

【采 收 加 工】6~9月间花未开时割取地上部分，摘取叶片嫩梢，晒干。

【药 用 部 位】叶（艾叶）。

【化 学 成 分】含黄酮类、萜类、挥发油、甾醇类等成分。

【性　　　味】辛、苦，温。

【功　　　用】温经止血，散寒止痛，祛湿止痒。主治吐血，衄血，咯血，便血，
崩漏，妊娠下血，月经不调，痛经，胎动不安，心腹冷痛，泄泻久
痢，霍乱转筋，带下病，湿疹，疥癣，痔疮，痈疡。

【用 法 用 量】煎汤，3~10g；或入丸、散剂；或捣汁。外用适量，捣绒作炷或制成
艾条熏灸，或捣敷，或煎水熏洗，或炒热温熨。

【使 用 注 意】阴虚血热者慎服。

【营 养 成 分】含糖类、蛋白质、脂肪、不溶性膳食纤维、微量元素、维生素、胡
萝卜素等。

【地方食用习俗】嫩叶加工后和糯米粉揉成团下剂子，可做饼、饺子、艾青团等糕点。
常见菜品有蒿团。

茅苍术

别名：茅术、南苍术

Atractylodes lancea (Thunb.) DC.

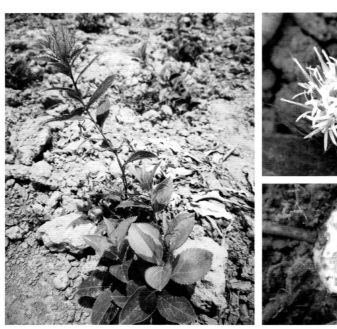
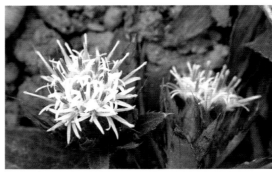
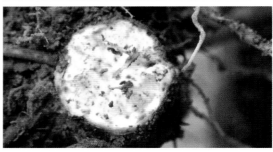

【识别要点】多年生草本。根茎横走，结节状。叶互生，革质，叶片边缘有刺状锯齿或重刺齿。头状花序；花冠筒状，白色或稍带红色；两性花有多数羽状分裂的冠毛。瘦果倒卵形。花期 8~10 月，果期 9~10 月。

【生　　境】生于山坡灌丛、草丛中。

【采收加工】春、秋季采挖，除去泥沙，晒干，撞去须根。

【药用部位】根茎（苍术）。

【化学成分】含萜类、多烯炔类、木脂素类、香豆素类、酚酸类、生物碱类等成分。

【性　　味】辛、苦，温。

【功　　用】燥湿健脾，祛风散寒，明目。主治湿阻中焦，脘腹胀满，泄泻，水肿，脚气痿躄，风湿痹痛，风寒感冒，夜盲症，眼目昏涩。

【用法用量】煎汤，3~9g；或入丸、散剂。

【使用注意】阴虚内热，气虚多汗者禁服。

【营养成分】含膳食纤维、氨基酸、维生素、矿物质等。

【地方食用习俗】常见菜品有苍术瘦肉粥、米饭煲苍术。

【食 用 注 意】短期内不宜大量食用苍术，否则会引起口干舌燥、口渴易饥、大便燥结等症状。孕妇、哺乳期妇女和儿童不宜食用苍术。未经煮制的苍术不能生吃，否则会引起中毒反应。

白 术

别名：冬术、浙术

Atractylodes macrocephala Koidz.

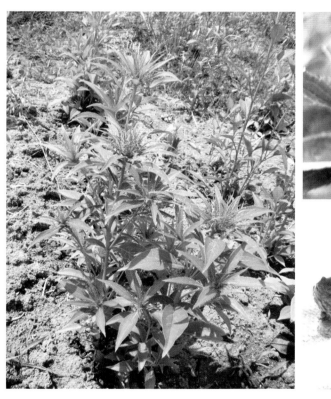
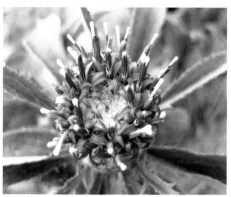
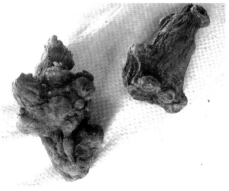

江苏如皋
常见中草药图鉴

237

【识 别 要 点】多年生草本。根茎结节状。茎直立。茎中下部叶羽状全裂，花序下部叶不裂；叶边缘或裂片边缘有刺状缘毛或细刺齿。头状花序；管状花，花冠紫红色。瘦果长圆状椭圆形。花、果期9~12月。

【生　　　　境】生于山坡草地及山坡林下。

【采 收 加 工】10月下旬至11月中旬挖掘根部，除去泥土，剪去茎秆，将根茎烘干，烘温开始用100℃，待表皮发热时，温度减至 60~70℃，4~6h上、下翻动一遍，半干时搓去须根，再烘至八成干，取出，堆放5~6

天，使表皮变软，再烘至全干。亦可晒干，需用 15~20 天，晒至全干。

【药 用 部 位】根茎（白术）。

【化 学 成 分】含挥发油、内酯类、苷类等成分。

【性 　 味】苦、甘、温。

【功 　 用】健脾益气，燥湿利水，止汗，安胎。主治脾虚食少，腹胀泄泻，痰饮眩悸，水肿，自汗，胎动不安。

【用 法 用 量】煎汤，6~12g；或熬膏；或入丸、散剂。

【使 用 注 意】阴虚内热，津液亏耗者慎用。

【营 养 成 分】含糖类、维生素 A、氨基酸、无机元素等。

【地方食用习俗】常见菜品有白术焖鸭、白术陈皮粥。

金盏菊

别名：金盏花、山金菊

Calendula officinalis L.

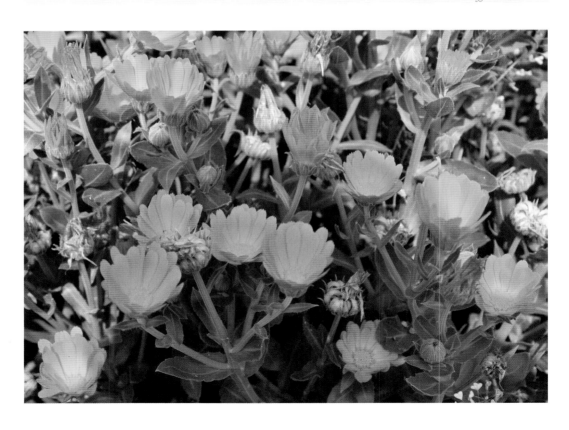

【识别要点】一年生或越年生草本。单叶互生；下部叶匙形，上部叶长椭圆形至
长椭圆状倒卵形。头状花序；舌状花黄色或橘黄色，雌性；管状花
两性。瘦果无冠毛。花期 4~7 月。

【生　　　境】多为栽培。

【采 收 加 工】春、夏季采收全草，鲜用或切段晒干。春、夏季采收花，鲜用或阴
干。6~8 月开花期采挖根，烘干或置通风处干燥，亦可鲜用。

【药 用 部 位】全草（金盏菊）、花（金盏菊花）、根（金盏菊根）。

【化 学 成 分】含皂苷、黄酮类、齐墩果烷型三萜寡糖苷、紫罗兰酮糖苷、倍半萜
苷等成分。

【性　　　味】（1）金盏菊：苦，寒。

（2）金盏菊花：淡，平。

（3）金盏菊根：微苦，平。

【功　　　用】（1）金盏菊：清热解毒，活血调经。主治中耳炎，月经不调。

（2）金盏菊花：凉血止血，清热泻火。主治肠风便血，目赤肿痛。

（3）金盏菊根：活血散瘀，行气止痛。主治癥瘕，疝气，胃寒疼痛。

【用 法 用 量】（1）金盏菊：煎汤，5~15g。外用适量，鲜品取汁滴耳。

（2）金盏菊花：煎汤，5~10 朵。外用适量，捣敷，或煎汤外洗。

（3）金盏菊根：煎汤，30~60g，鲜品可用至 120g。

【营 养 成 分】含维生素、胡萝卜素等。

【地方食用习俗】花瓣可制作茶、汤、饮料、糕点等食品，花萼可以制作腌菜和凉菜。
常见菜品有金盏花鸡肉饼等。

红　花

别名：刺红花、红蓝花

Carthamus tinctorius L.

【识 别 要 点】越年生直立草本。叶互生，革质，无柄，叶边缘具大锯齿、重锯齿、
小锯齿或全缘。头状花序；苞片椭圆形或卵状披针形，边缘有或无
针刺；小花红色、橘红色，全部为两性管状花。瘦果无冠毛。花、
果期 5~8 月。

【生　　　境】多为栽培。

【采 收 加 工】夏季花由黄变红时采摘，阴干或晒干。

【药 用 部 位】花（红花）。

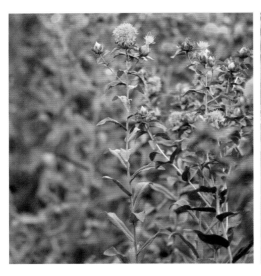 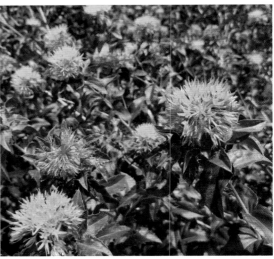

【化 学 成 分】含黄酮类、生物碱类、木脂素类、有机酸类、烷基二醇类及甾体类
等成分。

【性　　　味】辛，温。

【功　　　用】活血通经，散瘀止痛。主治闭经，痛经，恶露不行，癥瘕痞块，胸
痹心痛，瘀滞腹痛，胸胁刺痛，跌扑损伤，疮疡肿痛。

【用 法 用 量】煎汤，3~10g。养血和血宜少用，活血祛瘀宜多用。

【使 用 注 意】孕妇及月经过多者禁服。

【营 养 成 分】含蛋白质、维生素、矿物质等。

【地方食用习俗】常见菜品有红花素羊肝、红花鱼头汤、红花炒鱿鱼。

南茼蒿

别名：蓬蒿、蓬蒿菜

Chrysanthemum segetum L.

【识 别 要 点】一年生草本。基生叶花期枯萎；中下部茎叶倒卵形至长椭圆形，叶
边缘有不规则大锯齿或羽状分裂。头状花序；舌状花边缘浅黄色，
管状花黄色。舌状花瘦果有 2 条明显突起的椭圆形侧肋，管状花瘦
果两侧压扁。花、果期 6~8 月。

【生　　　境】多为栽培。

【采 收 加 工】春、夏季采收，鲜用。

【药 用 部 位】茎叶（茼蒿）。

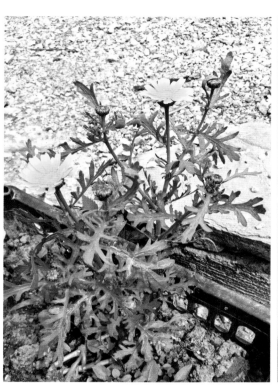
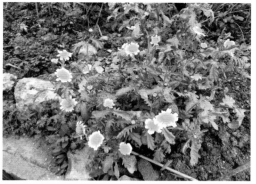
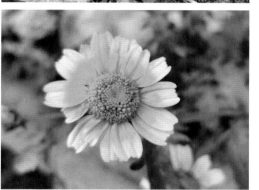

江苏如皋
常见中草药图鉴

【化 学 成 分】含黄酮类、酚酸类、萜类、挥发油、生物碱类等成分。

【性　　　味】辛、甘，凉。

【功　　　用】和脾胃，消痰饮，安心神。主治脾胃不和，二便不通，咳嗽痰多，
烦热不安。

【用 法 用 量】煎汤，鲜品60~90g。

【使 用 注 意】不可多食，泄泻者禁用。

【营 养 成 分】含蛋白质、膳食纤维、胡萝卜素、维生素、微量元素等。

【地方食用习俗】嫩茎叶可炒、烧汤，开火焯后可凉拌。常见菜品有清炒茼蒿、茼蒿
炒鸡蛋、茼蒿炖带鱼、茼蒿炒鸭血。

刺儿菜

别名：野红花、小蓟

Cirsium setosum (Willd.) MB.

【识 别 要 点】多年生草本。根茎长。茎直立，无毛或被蛛丝状毛。单叶互生，
叶缘有细密的针刺或刺齿，无毛。头状花序，雌雄异株，雄花花药

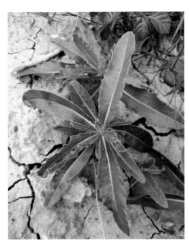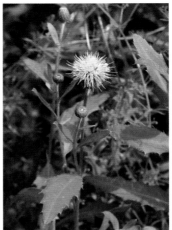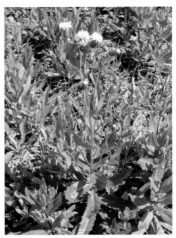

紫红色，雌花花冠紫红色。瘦果椭圆形或长卵形，冠毛羽状。花期
5~6月，果期5~7月。

【生　　　境】生于山坡、河旁或荒地、田间。

【采 收 加 工】夏、秋季花开时采割，除去杂质，晒干。

【药 用 部 位】全草或根（小蓟）。

【化 学 成 分】含黄酮类、有机酸类、甾体类、木脂素类、挥发油、皂苷类和生物
碱类等成分。

【性　　　味】甘、苦，凉。

【功　　　用】凉血止血，散瘀解毒消痈。主治衄血，吐血，尿血，便血，崩漏，
外伤出血，痈肿疮毒。

【用 法 用 量】煎汤，5~12g，鲜品可用30~60g；或捣汁。外用适量，捣敷。

【使 用 注 意】虚寒出血及脾胃虚寒者禁服。

【营 养 成 分】含维生素、膳食纤维等。

【地方食用习俗】嫩叶沸水焯过用，可凉拌、炒、煮。如皋人用刺儿菜煮玉米糁菜粥。
常见菜品有刺儿菜粥、炒刺儿菜、蒜泥刺儿菜。

小蓬草

别名：小白酒草、蒿子草

Conyza canadensis (L.) Cronq.

【识 别 要 点】一年生草本。具锥形直根。茎被粗糙毛。单叶互生；基部叶近匙形，
上部叶条形或条状披针形。头状花序，舌状花白色微紫，两性花筒

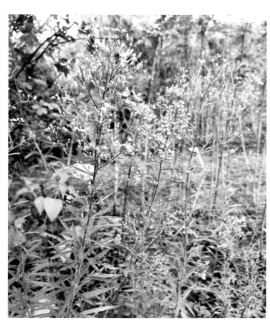
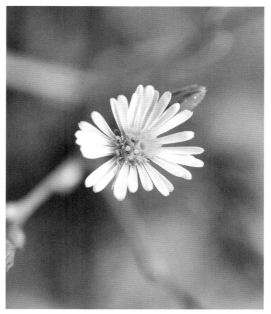

状。瘦果矩圆形，冠毛污白色。花期 5~9 月。

【生　　　　境】生于旷野、荒地、田边和路旁。

【采 收 加 工】春、夏季采收，鲜用或切段晒干。

【药 用 部 位】全草（小飞蓬）。

【化 学 成 分】含挥发油、萜类、黄酮类等成分。

【性　　　　味】微苦、辛，凉。

【功　　　　用】清热利湿，散瘀消肿。主治肠炎，痢疾，肝炎，胆囊炎，跌打损
伤，风湿骨痛，疮疖肿毒，外伤出血，牛皮癣。

【用 法 用 量】煎汤，15~30g。外用适量，鲜品捣敷。

【营 养 成 分】含粗纤维、粗脂肪、粗蛋白等。

【地方食用习俗】嫩叶焯后可凉拌、做馅。

菊

别名：甘菊花、白菊花

Chrysanthemum morifolium Ramat.

【识 别 要 点】多年生直立草本。茎被柔毛。叶互生；叶片卵形至披针形，羽状浅
裂或半裂。头状花序，舌状花白色、红色、紫色或黄色。瘦果不发
育。花期 9~11 月。

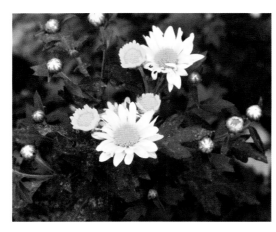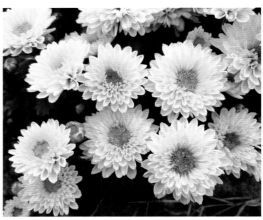

【生　　　境】栽培种，培育的品种极多，头状花序形色各异。

【采 收 加 工】9~11月花盛开时分批采收，阴干，或焙干，或熏、蒸后晒干。药材
　　　　　　　按产地和加工方法不同，分为"亳菊""滁菊""贡菊""杭菊"
　　　　　　　"怀菊"。春季或夏初采收幼嫩茎叶，阴干或鲜用。夏、秋季采摘
　　　　　　　叶，鲜用或晒干。秋、冬季采挖根，鲜用或晒干。

【药 用 部 位】头状花序（菊花）、幼嫩茎叶（菊花苗）、叶（菊花叶）、根（菊
　　　　　　　花根）。

【化 学 成 分】含黄酮类、三萜类、甾醇类、挥发油、有机酸类等成分。

【性　　　味】（1）菊花：甘、苦，微寒。
　　　　　　　（2）菊花苗：甘、微苦，凉。
　　　　　　　（3）菊花叶：辛、甘，平。
　　　　　　　（4）菊花根：苦、甘，寒。

【功　　　用】（1）菊花：散风清热，平肝明目，清热解毒。主治风热感冒，头痛
　　　　　　　眩晕，目赤肿痛，眼目昏花，疮痈肿毒。
　　　　　　　（2）菊花苗：清肝明目。主治头风眩晕，目生翳膜。
　　　　　　　（3）菊花叶：清肝明目，解毒消肿。主治头风，目眩，疔疮，痈肿。
　　　　　　　（4）菊花根：利小便，清热解毒。主治癃闭，咽喉肿痛，痈肿疔毒。

【用 法 用 量】（1）菊花：煎汤，5~10g；或入丸、散剂；或泡茶。外用适量，煎
　　　　　　　汤外洗，或捣敷。
　　　　　　　（2）菊花苗：煎汤，6~12g。外用适量，煎水熏洗。
　　　　　　　（3）菊花叶：煎汤，9~15g；或捣汁。外用适量，捣敷。
　　　　　　　（4）菊花根：煎汤，15~30g；或捣汁。外用适量，捣敷。

【使 用 注 意】菊花气虚胃寒，食减泄泻者慎用。

【营 养 成 分】含氨基酸、维生素，微量元素等。

【地方食用习俗】花可凉拌、炒食、煎汤、制饼、制糕点、煮粥、酿制菊花酒，亦可
经窨制后作茶饮。嫩叶可作蔬菜用。常见菜品有菊花糕、菊花粥、
菊花羹、菊花肉片等。

鳢　肠

别名：墨旱莲、旱莲草

Eclipta prostrata L.

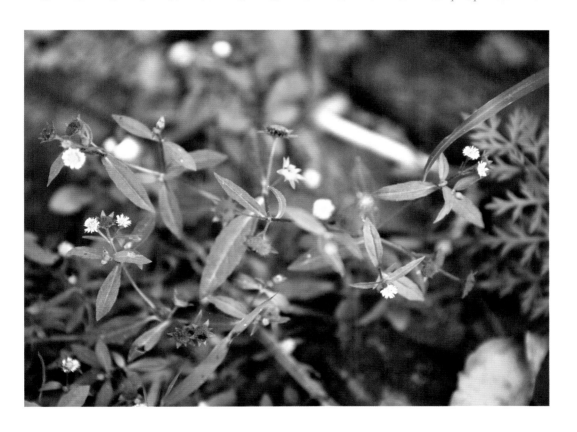

【识 别 要 点】一年生草本。全株被白色粗毛，折断面汁液数分钟后呈蓝黑色。叶
对生，叶片线状椭圆形至披针形。头状花序；舌状花雌性，花冠白
色；管状花两性，黄绿色。瘦果黄黑色，无冠毛。花期7~9月，果
期9~10月。
【生　　　　境】生于田野、路边、溪边及阴湿地上。
【采 收 加 工】夏、秋季割取全草，阴干或晒干。鲜用可随采随用。
【药 用 部 位】全草（墨旱莲）。

【化 学 成 分】含三萜皂苷类、黄酮类、噻吩类、香豆醚类、甾体生物碱类、酚酸类、挥发油等成分。

【性　　味】甘、酸，寒。

【功　　用】滋补肝肾，凉血止血。主治肝肾阴虚，牙齿松动，须发早白，眩晕耳鸣，腰膝酸软，阴虚血热，吐血，衄血，尿血，血痢，崩漏下血，外伤出血。

【用 法 用 量】煎汤，9~30g；或熬膏；或捣汁；或入丸、散剂。外用适量，捣敷或研末敷，或捣绒塞鼻。

【使 用 注 意】脾肾虚寒者慎服。

【营 养 成 分】含蛋白质、胡萝卜素、维生素、微量元素等。

【地方食用习俗】嫩株洗净后略烫，去除黑色液汁，捞出用水冲洗，控干水分，切段，与肉类炒食。洗净烫过的菜也可做成汤，或是加入大米煮粥。常见菜品有凉拌醩肠。

一年蓬

别名：千层塔、治疟草

Erigeron annuus (L.) Pers.

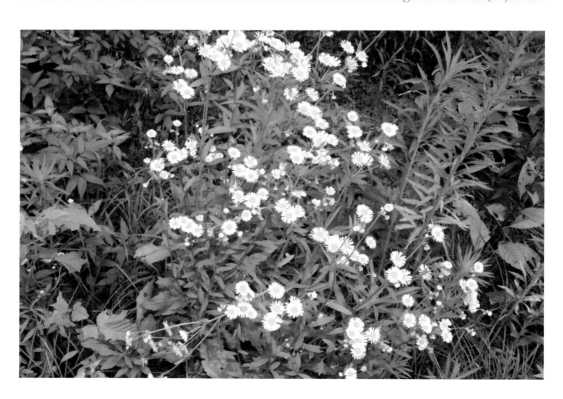

【识别要点】一年生或两年生草本。茎被上曲的短硬毛。基生叶长圆形或宽卵形，中上部叶长圆状披针形或披针形，最上部叶条形。头状花序；舌状花白色或淡蓝色；两性花筒状，黄色。瘦果披针形，具宿存冠毛。花期6~9月。

【生　　　境】生于山坡、路边及田野中。

【采 收 加 工】夏、秋季采收，洗净，鲜用或晒干。

【药 用 部 位】全草（一年蓬）。

【化 学 成 分】含焦迈康酸、槲皮素、挥发油等成分。

【性　　　味】甘、苦，凉。

【功　　　用】消食止泻，清热解毒，截疟。主治消化不良，胃肠炎，齿龈炎，疟疾，毒蛇咬伤。

【用 法 用 量】煎汤，30~60g。外用适量，捣敷。

【营 养 成 分】含维生素等。

【地方食用习俗】嫩苗可煲汤，亦可用水煮成茶。常见菜品有一年蓬炖猪脚汤、一年蓬红枣饮。

鼠曲草

别名：清明菜、追骨风

Gnaphalium affine D. Don

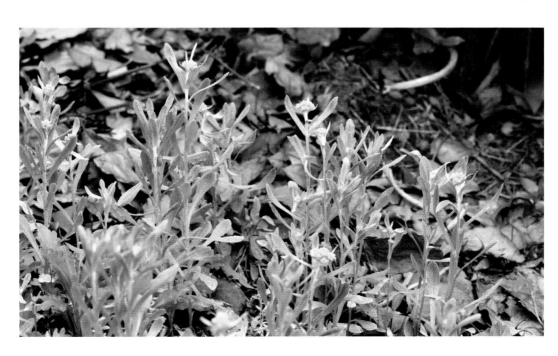

【识别要点】一年生草本。茎密被白色绵毛。叶互生，无柄，两面被灰白色绵毛。头状花序；总苞金黄色；花黄色，外围的雌花花冠丝状，中央的两性花花冠筒状。瘦果长圆形，冠毛黄白色。花期4~6月，果期8~9月。

【生　　　境】生于田埂、荒地、路旁。

【采 收 加 工】春季开花时采收，去尽杂质，晒干，贮藏干燥处。鲜品随采随用。

【药 用 部 位】全草（鼠曲草）

【化 学 成 分】含黄酮类、二萜类等成分。

【性　　　味】甘、微酸，平。

【功　　　用】化痰止咳，祛风除湿，解毒。主治咳喘痰多，风湿痹痛，泄泻，水肿，蚕豆病，赤白带下，痈肿疔疮，阴囊湿痒，荨麻疹，高血压。

【用 法 用 量】煎汤，6~15g；或研末；或浸酒。外用适量，煎汤外洗，或捣敷。

【使 用 注 意】孕妇忌用。

【营 养 成 分】含维生素、胡萝卜素、叶绿素、脂肪等。

【地方食用习俗】2月至3月初采摘刚长出来且未开花的嫩叶，洗净后可炒食、煮粥或做馅，也可用开水煮后凉拌或烙菜饼。把切碎的鼠曲草与发面揉合后蒸馒是清明前后的传统小吃。如皋人最常见的食用方法是将鼠曲草与面粉裹后蒸食的清明粿。常见菜品有清明果、清明粿等。

泥胡菜

别名：剪刀草、石灰菜

Hemistepta lyratia (Bunge) Bunge

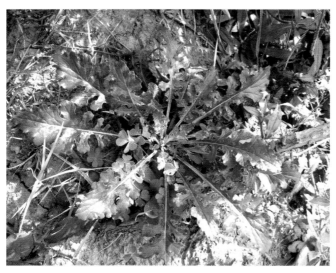
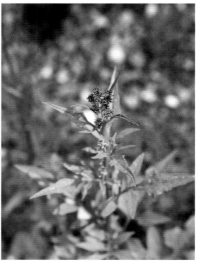

【识 别 要 点】一年生草本。根圆锥形，肉质。基生叶具柄，倒披针状椭圆形；中部叶椭圆形；上部叶线状披针形至线形。头状花序，总苞球形，管状花紫红色。瘦果椭圆形，冠毛白色。花期 5~6 月。

【生　　　　境】生于路旁荒地或水塘边。

【采 收 加 工】夏、秋采集，鲜用或晒干。

【药 用 部 位】全草或根（泥胡菜）。

【化 学 成 分】含黄酮类、木脂素类、倍半萜内酯类、三萜类、有机酸类、甾醇类等成分。

【性　　　　味】辛、苦，寒。

【功　　　　用】清热解毒，散结消肿。主治痔漏，痈肿疔疮，乳痈，淋巴结炎，风疹瘙痒，外伤出血，骨折。

【用 法 用 量】煎汤，9~15g。外用适量，捣敷，或煎汤外洗。

【营 养 成 分】含维生素、微量元素、粗纤维等。

【地方食用习俗】嫩茎叶用沸水焯后，在清水中浸泡 1~2 天，捞出去水后可炒食或凉拌，亦可切碎后同糯米粉做糕点。常见菜品有泥胡菜青团、泥胡菜炒鸡蛋、凉拌泥胡菜。

续断菊

别名：花叶滇苦菜、大叶苣荬菜

Sonchus asper (L.) Hill

【识 别 要 点】一年生草本。根纺锤状或圆锥状。叶互生；下部叶叶柄有翅；中上部叶无柄，基部有扩大的圆耳；叶片长椭圆形或倒圆形，边缘有刺状尖齿。头状花序，总苞钟状，舌状花黄色。瘦果，冠毛白色。花、果期 5~10 月。

【生　　　　境】生于山坡、林缘及水边。

【采 收 加 工】春、夏采收，鲜用或切段晒干。

【药 用 部 位】全草或根（大叶苣荬菜）。

【化 学 成 分】含倍半萜内酯及其苷类、三萜类、甾醇类、黄酮类、挥发油等成分。

【性　　　　味】苦，寒。

【功　　　　用】清热解毒，止血。主治疮疡肿毒，小儿咳喘，肺痨咳血。

【用 法 用 量】煎汤，9~15g，鲜品加倍。外用适量，鲜品捣敷。

【营 养 成 分】含氨基酸、多糖、胡萝卜素、维生素、矿物质等。

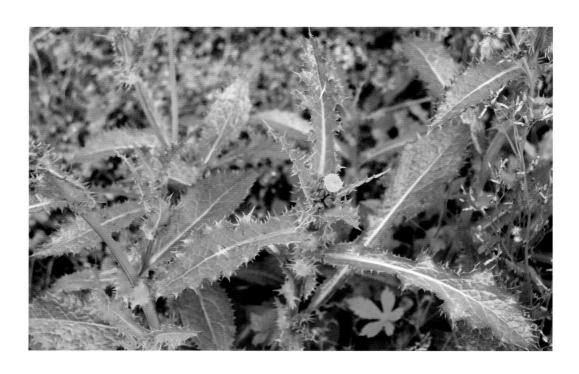

【地方食用习俗】食用方式同其他蔬菜，可以凉拌、清炒、煮汤、烫火锅，或洗净蘸
酱吃。常见菜品有蒸花叶滇苦菜、炒花叶滇苦菜。

苦苣菜

别名：滇苦荬菜、苦马菜

Sonchus oleraceus L.

【识 别 要 点】一年生或二年生草本。根圆锥状。茎具乳汁。叶互生；下部叶基部
扩大抱茎，中上部无柄，基部宽大，叶羽状全裂或羽状半裂。头状
花序；舌状花黄色，两性结实。瘦果；冠毛白色。花期 4~6 月。

【生　　　　境】生于山坡或山谷林缘、林下或平地田间、空旷处或近水处。

【采 收 加 工】四季可采，鲜用或晒干。

【药 用 部 位】全草（苦菜）。

【化 学 成 分】含萜类、黄酮类、甾体类、皂苷类、香豆素类、甘油酸酯等成分。

【性　　　　味】苦，寒。

【功　　　　用】清热解毒，凉血止血。主治肠炎，痢疾，急性黄疸性病毒性肝炎，
阑尾炎，乳腺炎，口腔炎，咽炎，扁桃体炎，吐血，衄血，咯血，
便血，崩漏；外治痈疮肿毒，中耳炎。

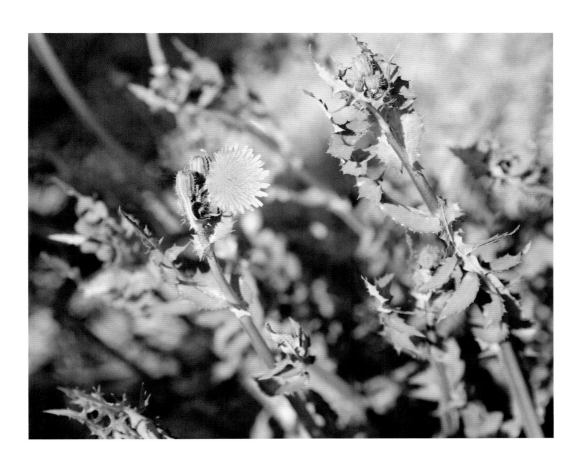

【用 法 用 量】煎汤，15~30g。外用适量，鲜品捣敷，或煎汤熏洗，或取汁涂搽。

【营 养 成 分】含维生素、氨基酸、微量元素等。

【地方食用习俗】嫩茎叶可生食，也可用沸水氽一下，再换清水浸泡，除去苦味，然后凉拌或炒食。

蒲公英

别名：黄花地丁、婆婆丁

Taraxacum mongolicum Hand.-Mazz.

【识 别 要 点】多年生草本。全株含白色乳汁。根深长。叶基部簇生成莲座状，叶片线状披针形、倒披针形或倒卵形。花茎由叶丛中抽出；头状花序；均为两性舌状花，花冠黄色。瘦果倒披针形；冠毛白色。花期4~5月，果期6~7月。

【生　　　境】生于山坡草地、路边、田野、河滩。

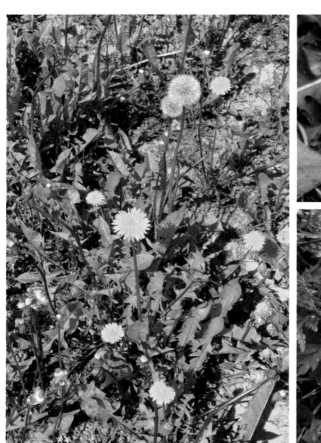
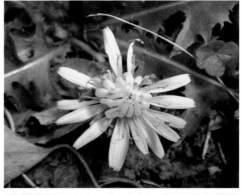
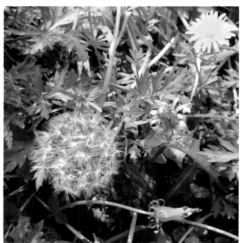

【采 收 加 工】4~5月开花前或刚开花时连根挖取，晒干。

【药 用 部 位】全草（蒲公英）。

【化 学 成 分】含黄酮类、香豆素类、酚酸类、萜类、甾醇类及多糖等成分。

【性　　　味】苦、甘，寒。

【功　　　用】清热解毒，消痈散结。主治乳痈，肺痈，肠痈，痄腮，瘰疬，疔毒
　　　　　　　疮肿，目赤肿痛，感冒发热，咳嗽，咽喉肿痛，胃炎，肠炎，痢疾，
　　　　　　　肝炎，胆囊炎，尿路感染，蛇虫咬伤。

【用 法 用 量】煎汤，10~30g，大剂量60g；或捣汁；或入散剂。外用适量，捣敷。

【使 用 注 意】非实热之证及阴疽者慎服。

【营 养 成 分】含蛋白质、脂肪、微量元素、胡萝卜素、维生素等。

【地方食用习俗】嫩叶、未开花的花蕾、根茎均可食用。嫩苗开水焯后可炒食、凉拌、
　　　　　　　做汤。花序可做汤。常见菜品有凉拌蒲公英、蒲公英炒肉丝、蒲公
　　　　　　　英馄饨。

黄鹌菜

别名：苦菜药、野芥兰

Youngia japonica (L.) DC.

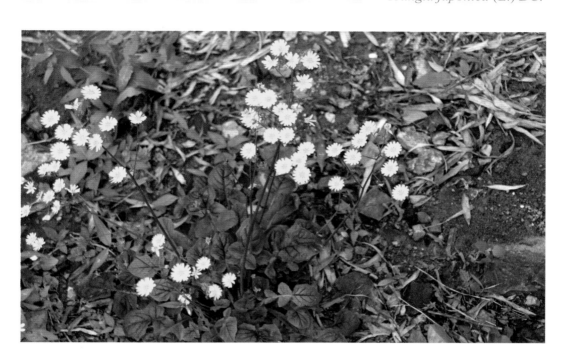

【识 别 要 点】一年生草本。植物体有乳汁。基生叶丛生，倒披针形，琴状或羽状半裂；茎生叶互生，叶形同基生叶；上部叶线形。头状花序，舌状花黄色。瘦果红棕色或褐色，冠毛白色。花、果期6~7月。

【生　　境】生于路旁、溪边、草丛、林内等处。

【采 收 加 工】春季采收全草，秋季采根，鲜用或切段晒干。

【药 用 部 位】全草或根（黄鹌菜）。

【化 学 成 分】含萜类、黄酮类、甾醇类、酚酸类等成分。

【性　　味】甘、微苦，凉。

【功　　用】清热解毒，利尿消肿。主治感冒，咽痛，结膜炎，乳痈，疮疖肿毒，毒蛇咬伤，痢疾，肝硬化腹水，急性肾炎，淋浊，血尿，白带异常，风湿性关节炎，跌打损伤。

【用 法 用 量】煎汤，9~15g，鲜品30~60g；或捣汁。外用适量，鲜品捣敷，或捣汁含漱。

【营 养 成 分】含维生素、纤维素和微量元素等。

【地方食用习俗】嫩苗沸水焯熟，换水漂净，加入油盐调拌食用。常见菜品有凉拌黄鹌菜、炒黄鹌菜。

百日菊

Zinnia elegans Jacq.

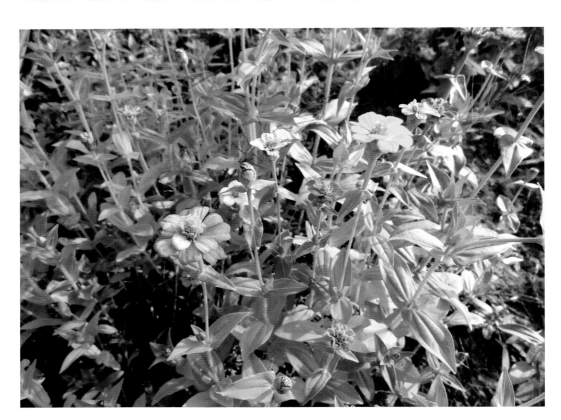

【识别要点】一年生草本。茎直立。叶宽卵圆形或长圆状椭圆形。头状花序；舌状花深红色、玫瑰色、紫堇色或白色，管状花黄色或橙色。雌花瘦果倒卵圆形，管状花瘦果倒卵状楔形。花期 6~9 月，果期 7~10 月。

【生　　　境】多于庭院栽培。

【采收加工】春、夏季采收，鲜用或切段晒干。

【药用部位】全草（百日草）。

【化学成分】含百日菊内酯、葡萄糖苷、棕榈酸、油酸、亚油酸、皂苷类等成分。

【性　　　味】苦、辛，凉。

【功　　　用】清热，利湿，解毒。主治湿热痢疾，淋证，乳痈，疔肿。

【用法用量】煎汤，15~30g。外用适量，鲜品捣敷。

葱

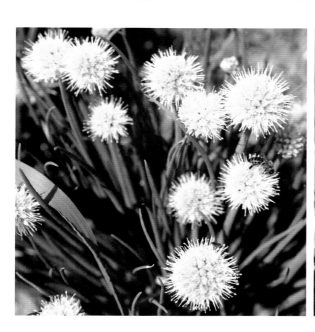 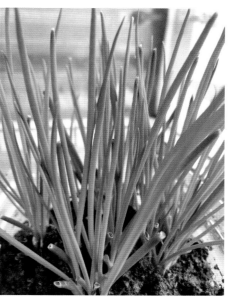

【识 别 要 点】多年生草本。全株具辛臭。须根丛生。鳞茎圆柱形。叶基部簇生，
叶片圆柱形，中空，绿色。花葶长；总苞白色；伞形花序球形；花
被钟状，白色。蒴果三棱形。种子黑色，三角状半圆形。花期7~9
月，果期8~10月。

【生　　　境】各处栽植。

【采 收 加 工】夏、秋季采挖鳞茎，除去须根、叶及外膜，鲜用。全年采茎或全株，
捣汁，鲜用。须根全年均可采收，晒干。叶全年均可采收，鲜用或
晒干。7~9月开花时采收花，阴干。夏、秋季采收果实，晒干，搓
取种子，簸去杂质。

【药 用 部 位】鳞茎（葱白）、叶或全株捣汁（葱汁）、须根（葱须）、叶（葱
叶）、花（葱花）、种子（葱实）。

【化 学 成 分】含挥发油、含硫化合物、甾体皂苷类、黄酮类、脂肪酸类等成分。
鳞茎含黏液质、挥发油等成分，油中主要成分为大蒜辣素。叶含草
酸钙。全草含游离氨基酸等。

【性　　味】（1）葱白：辛，温。

（2）葱汁：辛，温。

（3）葱须：辛，平。

（4）葱叶：辛，温。

（5）葱花：辛，温。

（6）葱实：辛，温。

【功　　用】（1）葱白：发表，通阳，解毒，杀虫。主治感冒风寒，阴寒腹痛，二便不通，痢疾，疮痈肿痛，虫积腹痛。

（2）葱汁：散瘀止血，通窍，驱虫，解毒。主治衄血，尿血，头痛，耳聋，虫积，外伤出血，跌打损伤，疮痈肿痛。

（3）葱须：祛风散寒，解毒，散瘀。主治风寒头痛，喉疮，痔疮，冻伤。

（4）葱叶：发汗解表，解毒散肿。主治感冒风寒，风水浮肿，疮痈肿痛，跌打损伤。

（5）葱花：散寒通阳。主治脘腹冷痛，胀满。

（6）葱实：温肾，明目，解毒。主治肾虚阳毒，遗精，目眩，视物昏暗，疮痈。

【用 法 用 量】（1）葱白：煎汤，9~15g；或煮粥食，鲜品 15~30g；或酒煎。外用适量，捣敷，蜂蜜或醋调敷，煎汤外洗，炒熨。

（2）葱汁：单饮，5~10ml；和酒服，或泛丸。外用适量，涂搽，或滴鼻、滴耳。

（3）葱须：煎汤，6~9g；或研末。外用适量，研末吹，或煎水熏洗。

（4）葱叶：煎汤，9~15g；或煮粥。外用适量，捣敷，或煎汤外洗。

（5）葱花：煎汤，6~12g。

（6）葱实：煎汤，6~12g；或入丸、散；或煮粥。外用适量，熬膏敷贴，煎汤外洗。

【使 用 注 意】葱白表虚多汗者慎服。

【营 养 成 分】含植物蛋白、氨基酸、糖类、维生素、微量元素、叶绿素、膳食纤维等。

【地方食用习俗】葱为饮食中最常用的调味品。如皋特色有葱油老炉烧饼、油炸葱油饼。常见菜品有小葱炒鸡蛋、小葱拌豆腐、小葱鸡蛋饼。

知　母

别名：蚔母、穿地龙

Anemarrhena asphodeloides Bunge

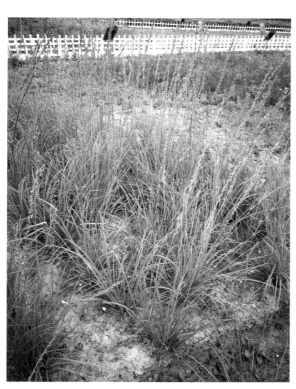
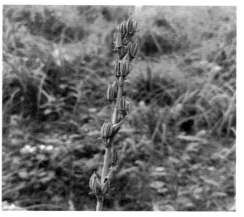
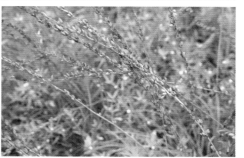

【识　别　要　点】多年生草本。全株无毛。根茎横生，密被许多黄褐色纤维状残叶基。叶基生，丛出，线形。花葶直立；总状花序；花黄白色，干后略带紫色。蒴果卵圆形。种子长卵形，黑色。花期 5~8 月，果期 7~9 月。

【生　　　　境】生于山坡、草地。

【采　收　加　工】春、秋两季采挖，除去须根和泥沙，晒干，习称"毛知母"；或除去外皮，晒干，习称"知母肉"。

【药　用　部　位】根茎（知母）。

【化　学　成　分】含知母皂苷、知母多糖等成分。

【性　　　　味】苦、甘、寒。

【功　　　　用】清热泻火，滋阴润燥。主治外感热病，高热烦渴，肺热燥咳，肠燥便秘，骨蒸潮热。

【用　法　用　量】煎汤，6~12g；或入丸散。清热泻火，滋阴润燥宜生用；入肾降火滋阴宜盐水炒。

【使 用 注 意】脾胃虚寒，大便溏泻者禁服。

【营 养 成 分】含氨基酸、维生素、矿物质等。

【地方食用习俗】根茎多用作炖汤料。常见菜品有知母莲子汤、知母炖鹌鹑。

石刁柏

别名：小百部、芦笋（如皋习称）

Asparagus officinalis L.

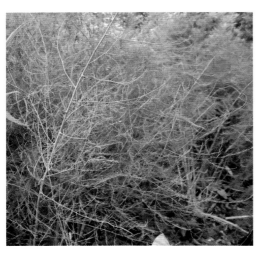
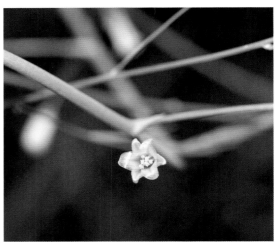

【识 别 要 点】多年生直立草本。根稍肉质。叶状枝稍压扁。花单性，雌雄异株，绿黄色；雄花花被片6；雌花较小。浆果球形，成熟时红色。花期5月，果期7月。

【生　　　　境】多为栽培。

【采 收 加 工】4~5月间采收嫩茎，随即采取保鲜措施，防止日晒、脱水。秋季采挖块根，鲜用或切片晒干。

【药 用 部 位】嫩茎（石刁柏）、块根（小百部）。

【化 学 成 分】含甾体皂苷类、黄酮类化、糖类等成分。

【性　　　　味】（1）**石刁柏**：微甘，平。

　　　　　　　　（2）**小百部**：苦、甘、微辛，温。

【功　　　　用】（1）**石刁柏**：清热利湿，活血散结。主治肝炎，银屑病，高脂血症，乳腺增生，对淋巴肉瘤、膀胱癌、乳腺癌、皮肤癌等有一定疗效。

（2）**小百部**：温肺，止咳，杀虫。主治风寒咳嗽，百日咳，肺结核，老年咳喘，蛔虫，疥癣。

【用法用量】（1）**石刁柏**：煎汤，15~30g。

（2）**小百部**：煎汤，6~9g；或入丸、散剂。外用适量，煎水熏洗或捣汁涂。

【营养成分】含蛋白质、糖类、脂肪、维生素、微量元素等。

【地方食用习俗】嫩茎可制成罐头、粉剂、干品、茶等，一般用淡盐水焯后可凉拌、炒食、炖食、煮食、做汤。常见菜品有清炒芦笋、芦笋炒鸡丝、奶油芦笋、芦笋蘑菇汤。

玉 簪

别名：内消花、白鹤花

Hosta plantaginea (Lam.) Aschers.

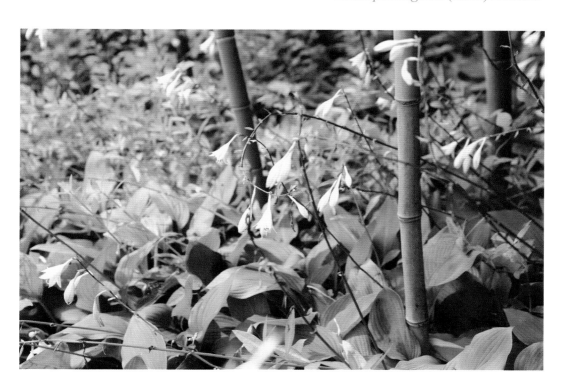

【识别要点】多年生草本。具粗根茎。叶基生，叶片卵形至心状卵形。花葶从叶丛中抽出，具膜质苞片状叶；总状花序；花白色，芳香。蒴果圆柱形。花期7~8月，果期8~9月。

【生　　　　境】生于阴湿地。

【采 收 加 工】7~8月花似开非开时采摘，晒干。夏、秋季采收叶或全草，鲜用或晾干。秋季采挖根茎，除去茎叶、须根，鲜用或切片晾干。

【药 用 部 位】花（玉簪花）、叶或全草（玉簪）、根茎（玉簪根）。

【化 学 成 分】含挥发油、脂肪酸类、生物碱类等成分。

【性　　　　味】（1）玉簪花：苦、甘，凉。有小毒。

　　　　　　　　（2）玉簪：苦、辛，寒。有毒。

　　　　　　　　（3）玉簪根：苦、辛，寒。有小毒。

【功　　　　用】（1）玉簪花：清热解毒，利水，通经。主治咽喉肿痛，疮痈肿痛，小便不利，闭经。

　　　　　　　　（2）玉簪：清热解毒，散结消肿。主治乳痈，痈肿疮疡，瘰疬，毒蛇咬伤。

　　　　　　　　（3）玉簪根：清热解毒，消骨鲠。主治痈肿疮疡，乳痈，瘰疬，咽喉肿痛，骨鲠。

【用 法 用 量】（1）玉簪花：煎汤，3~6g。外用适量，捣敷。

　　　　　　　　（2）玉簪：煎汤，鲜品15~30g；或捣汁和酒。外用适量，捣敷或捣汁涂。

　　　　　　　　（3）玉簪根：煎汤，9~15g；鲜品倍量，捣汁。外用适量，捣敷。

【使 用 注 意】玉簪根凡服勿犯牙齿。

【营 养 成 分】含糖类、维生素、微量元素等。

【地方食用习俗】花可煮粥、炒食、炖汤、做馅、酿酒、作茶饮等。常见菜品有玉簪花粥。

【食 用 注 意】孕妇慎服。

山麦冬

别名：土麦冬、湖北麦冬

Liriope spicata (Thunb.) Lour.

【识 别 要 点】多年生草本。根茎粗短，须根中部膨大成连珠状或纺锤形的肉质小块根。叶丛生；叶片革质，条形。总状花序，花被淡紫色或浅蓝色。浆果球形，熟时蓝黑色。花期5~7月，果期8~10月。

【生　　　　境】生于山野间阴湿处、山谷林下及路旁。

【采 收 加 工】立夏或清明前后采挖剪下块根，晒干。

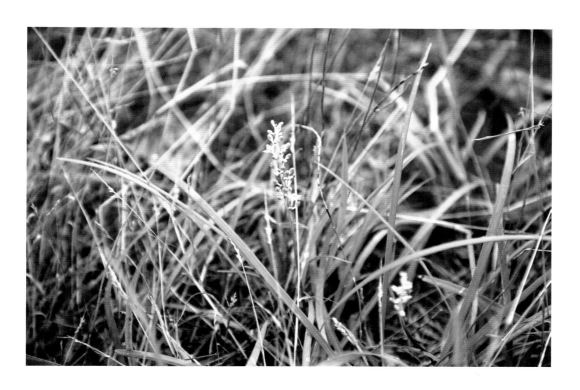

【药 用 部 位】块根（土麦冬）。

【化 学 成 分】含皂苷类、黄酮类、多糖、萜类、甾体类等成分。

【性　　　　味】甘、微苦，微寒。

【功　　　　用】养阴生津，润肺清心。主治肺燥干咳，阴虚痨嗽，喉痹咽痛，津伤口渴，内热消渴，心烦失眠，肠燥便秘。

【用 法 用 量】煎汤，9~15g。

麦 冬

别名：沿阶草、麦门冬

Ophiopogon japonicus (L. f.) Ker-Gawl.

【识 别 要 点】多年生草本。须根中部或先端常膨大形成肉质小块根。叶丛生，叶柄鞘状，叶片窄长线形。总状花序穗状；花小，淡紫色。浆果球形，成熟后暗蓝色。花期5~8月，果期7~9月。

【生　　　　境】生于山坡阴湿处、林下或溪旁。

【采 收 加 工】夏季采挖，反复暴晒、堆置，至七八成干，除去须根，干燥。

【药 用 部 位】块根（麦门冬）。

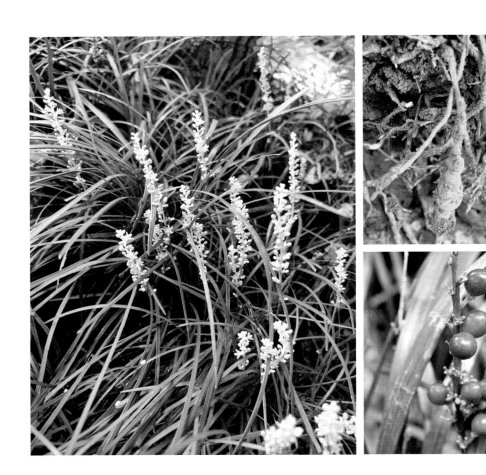

【化 学 成 分】含甾体皂苷类、高异黄酮类、多糖、挥发油等成分。

【性　　　味】甘、微苦，微寒。

【功　　　用】养阴生津，润肺清心。主治肺燥干咳，阴虚痨嗽，喉痹咽痛，津伤
口渴，内热消渴，心烦失眠，肠燥便秘。

【用 法 用 量】煎汤，6~15g；或入丸、散、膏。外用适量，研末调敷，煎汤涂，或
鲜品捣汁搽。

【使 用 注 意】虚寒泄泻、湿浊中阻、风寒或寒痰咳喘者均禁服。

【营 养 成 分】含蛋白质、脂肪、糖类、维生素、微量元素等。

【地方食用习俗】鲜根可配以肉菜类烧食，亦可做汤、粥、饮料等。常见菜品有麦冬
黄瓜塞肉、蛤蜊麦冬汤。

黄 独

别名：零余子、黄药子

Dioscorea bulbifera L.

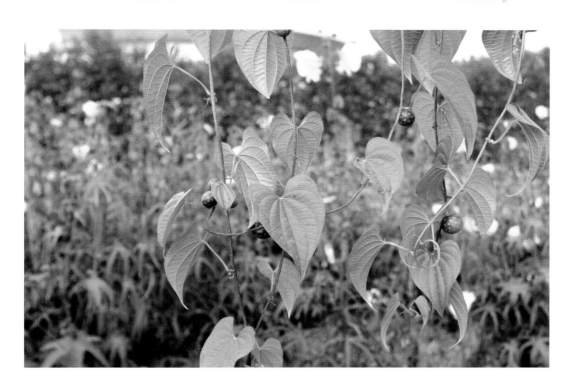

【识别要点】缠绕草质藤本。块茎卵圆形或梨形，表面密生须根。茎左旋。叶腋内有紫棕色、球形或卵圆形珠芽，表面有圆形斑点。单叶互生，叶片宽卵状心形或卵状心形。雄花序穗状，雄花单生，花被片披针形，新鲜时紫色；雌花序与雄花序相似。蒴果三棱状长圆形。种子扁卵形。花期7~10月，果期8~11月。

【生　　　境】生于河谷边、山谷阴沟或杂木林缘。

【采 收 加 工】冬季采挖栽种2~3年的块茎，30cm以上的加工做药，其余的可继续栽培1年。块茎剪去须根后，横切成厚1cm的片，晒干或烘干，或鲜用。夏末秋初采收珠芽，鲜用或切片晒干。

【药用部位】块茎（黄药子）、叶腋内生长的紫褐色珠芽（黄独零余子）。

【化学成分】含甾体皂苷类、黄酮类、二芳基庚烷类、二萜内酯类、菲类、香豆素类、芪类、生物碱类及核苷类等成分。

【性　　　味】（1）黄药子：苦，寒。有小毒。

（2）黄独零余子：苦、辛，寒。有小毒。

【功　　　用】（1）黄药子：散结消瘿，清热解毒，凉血止血。主治瘿瘤，喉痹，痈肿疮毒，毒蛇咬伤，肿瘤，吐血，衄血，咯血，百日咳，肺热咳喘。

（2）黄独零余子：清热化痰，止咳化痰，散结解毒。主治痰热咳喘，百日咳，咽喉肿痛，瘿瘤，瘰疬，疮疡肿毒，蛇犬咬伤。

【用 法 用 量】（1）黄药子：煎汤，3~9g；或浸酒；或研末，1~2g。外用适量，鲜品捣敷或研末调敷，或磨汁涂。

（2）黄独零余子：煎汤，6~15g；或磨汁；或浸酒。外用适量，切片贴或捣敷。

【使 用 注 意】黄药子内服剂量不宜过大。黄独零余子不宜过量或久服，脾胃虚弱者不宜磨汁服。

薯　蓣

别名：山药、山薯蓣

Dioscorea opposita Thunb.

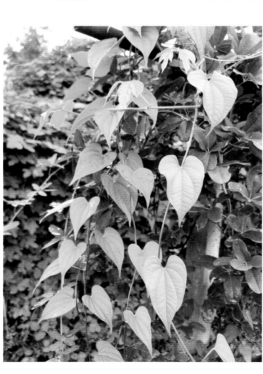
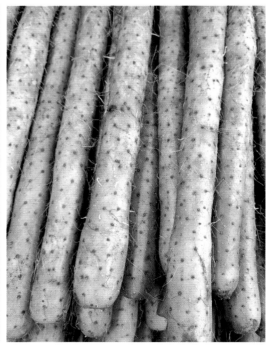

【识 别 要 点】缠绕草质藤本。块茎长圆柱形，断面干时白色。茎右旋。单叶，下部互生，中部以上对生，少轮生；叶片卵状三角形至宽卵形或戟形；叶腋内常有珠芽。雌雄异株；雄、雌花序为穗状花序。蒴果三棱状扁圆形或三棱状圆形。种子四周有膜质翅。花期6~9月，果期7~11月。

【生　　　　　　境】生于山坡、山谷林下、溪边、路旁的灌丛中或杂草中。或为栽培。

【采 收 加 工】冬季茎叶枯萎后采挖块茎，切去根头，除去外皮和须根，干燥，习称"毛山药"；或除去外皮，趁鲜切厚片，干燥，称为"山药片"；也有选择肥大顺直的干燥山药，置清水中，浸至无干心，闷透，切齐两端，用木板搓成圆柱状，晒干，打光，习称"光山药"。秋季采收珠芽，切片晒干或鲜用。夏、秋季采收茎叶，切段晒干或鲜用。

【药 用 部 位】块茎（山药）、珠芽（零余子）、茎叶（山药藤）。

【化 学 成 分】含黄酮类、苷类、甾体类、萜类等成分。

【性　　　　　味】（1）山药：甘，平。

（2）零余子：甘，平。

（3）山药藤：微苦、微甘，凉。

【功　　　　　用】（1）山药：补脾，养肺，固肾，益精。主治脾虚泄泻，食少浮肿，肺虚咳喘，消渴，遗精，带下病，肾虚尿频；外治痈肿，瘰疬。

（2）零余子：补虚益肾强腰。主治虚劳羸瘦，腰膝酸软。

（3）山药藤：清利湿热，凉血解毒。主治湿疹，丹毒。

【用 法 用 量】（1）山药：煎汤，15~30g，大剂量60~250g；或入丸、散剂。外用适量，捣敷。补阴，宜生用；健脾止泻，宜炒黄用。

（2）零余子：煎汤，15~30g。

（3）山药藤：外用适量，煎汤熏洗，或捣数。

【使 用 注 意】山药湿盛中满或有实邪、积滞者禁服。

【营 养 成 分】含蛋白质、淀粉、糖类和矿物质等。

【地方食用习俗】新鲜山药切开后极黏滑，可用清水加少许醋洗，以减少黏液。山药切片后需立即浸泡在盐水中，防止氧化发黑。山药可炖、炒、蒸、煮、炸，亦可蒸熟后捣泥做甜品。常见菜品有清蒸山药、拔丝山药、山药炒木耳、山药圆子、蓝莓山药、山药排骨汤、红枣山药粥。

【食 用 注 意】山药食用时应去皮，避免麻、刺感。去皮时抹些盐在手上或戴上手套，防止皮肤过敏。

鸢尾科

射 干

别名：乌扇、鬼扇

Belamcanda chinensis (L.) Redouté

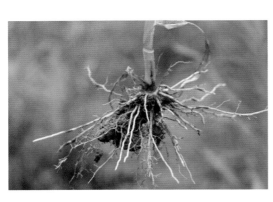
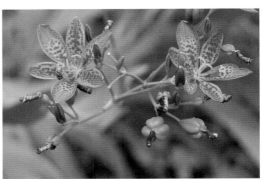

266

【识 别 要 点】多年生草本。根茎鲜黄色。叶互生，扁平，宽剑形，对折，互相嵌叠，基部抱茎。聚伞花序；花被片橘黄色，有暗红色斑点。蒴果倒卵形或长椭圆形。种子近圆形。花期6~8月，果期7~9月。

【生　　　境】生于山坡、草原、田野旷地。

【采 收 加 工】春、秋季挖取根茎，晒干，搓去须根，再晒至全干。

【药 用 部 位】根茎（射干）。

【化 学 成 分】含黄酮类、三萜类、醌类、挥发油、甾体类、有机酸类等成分。

【性　　　味】苦，寒。

【功　　　用】清热解毒，祛痰利咽，消瘀散结。主治咽喉肿痛，痰壅咳喘，瘰疬结核，疟母癥瘕，痈肿疮毒。

【用 法 用 量】煎汤，5~10g；或入丸、散剂；或鲜品捣汁。外用适量，煎汤外洗，或研末吹喉，或捣烂敷。

【使 用 注 意】病无实热，脾虚便溏者及孕妇禁服。

【营 养 成 分】含蛋白质、微量元素等。

【地方食用习俗】枝叶晒干后可泡茶，鲜枝叶可做炖菜配料。

饭包草

别名：狼叶鸭跖草、火柴头

Commelina benghalensis Linnaeus

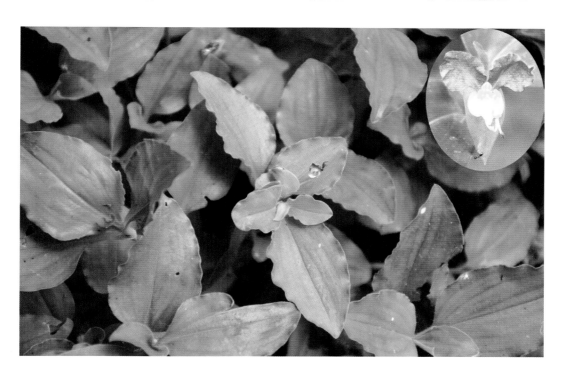

【识 别 要 点】多年生草本。茎基部匍匐，多少被毛。叶互生，叶片椭圆状卵形或
卵形，基部成阔柄状，被毛。聚伞花序，苞片对折，萼片膜质，花
瓣蓝色。蒴果椭圆形。种子肾形。花期6~7月，果期11~12月。

【生　　　　　境】生于田边、沟内或林下阴湿处。

【采 收 加 工】夏、秋季采收，洗净，鲜用或晒干。

【药 用 部 位】全草（马耳草）。

【化 学 成 分】含正二十八醇、豆甾醇、β-谷甾醇、菜油甾醇、苄基腺嘌呤等成
分。叶、花中含花色苷等。

【性　　　　　味】苦，寒。

【功　　　　　用】清热解毒，利湿消肿。主治热病发热，烦渴，咽喉肿痛，热痢，热
淋，痔疮，疔疮痈肿，蛇虫咬伤。

【用 法 用 量】煎汤，15~30g，鲜品30~60g。外用适量，鲜品捣敷，或煎汤外洗。

【营 养 成 分】含维生素、蛋白质、脂肪、微量元素、粗纤维、胡萝卜素等。

【地方食用习俗】嫩叶可炒食、做汤、做馅、煮面条、涮火锅等。常见菜品有炒饭
　　　　　　　　包草。

【食　用　注　意】饭包草性寒，草酸含量高，不宜与寒性食物、牛奶、虾同食。脾胃
　　　　　　　　虚寒、大便溏泄者不宜食用。

鸭跖草

别名：兰花草、竹叶菜

Commelina communis L.

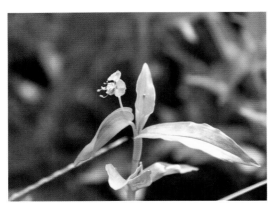 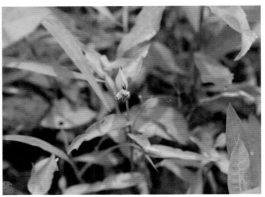

【识　别　要　点】一年生草本。单叶互生；叶片卵圆状披针形或披针形，基部下延成
　　　　　　　　膜质鞘，抱茎。总苞片佛焰苞状，心形，稍镰刀状弯曲；聚伞花序；
　　　　　　　　花瓣 3，深蓝色。蒴果椭圆形。花期 7~9 月，果期 9~10 月。

【生　　　　境】生于沟边、路边、田埂、荒地、宅旁墙角、山坡及林缘草丛中。

【采　收　加　工】6~7 月开花期采收全草，鲜用或阴干。

【药　用　部　位】全草（鸭跖草）。

【化　学　成　分】含黄酮及黄酮苷类、酚酸类、生物碱类、甾醇类、脂肪酸类等成分。

【性　　　　味】甘、淡，寒。

【功　　　　用】清热解毒，利水消肿。主治风热感冒，热病发热，咽喉肿痛，痈肿
　　　　　　　　疔毒，水肿尿少，热淋涩痛。

【用　法　用　量】煎汤，15~30g，鲜品 60~90g；或捣汁。外用适量，捣敷。

【使　用　注　意】脾胃虚寒者慎服。

【营　养　成　分】含蛋白质、脂肪、糖类、粗纤维、微量元素、胡萝卜素、维生素等。

【地方食用习俗】嫩茎叶可烧汤或炒食，亦可制成干菜。常见菜品有红油鸭跖草、鸭
　　　　　　　　跖草炒鱼肉丝、鸭跖草土豆汤。

薏 苡

别名：回回米、苡米、六谷米（如皋习称）

Coix lacryma-jobi L. var. *ma-yuen* (Roman.) Stapf

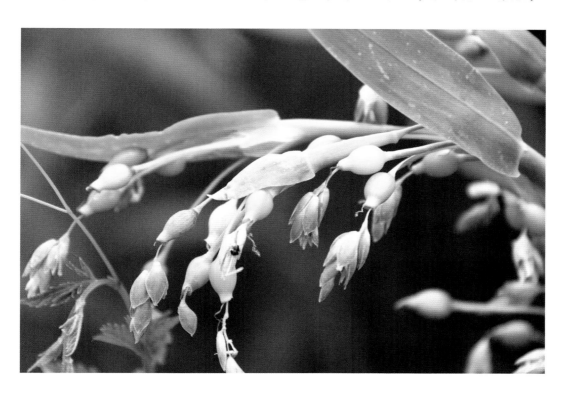

【识 别 要 点】一年生草本。叶片线状披针形，叶舌质硬。总状花序；雌小穗位于花序下部，外面包以骨质念珠状的总苞。颖果外包坚硬的总苞，卵形或卵状球形。花期 7~9 月。果期 9~10 月。

【生　　　境】生于屋旁、荒野、河边、溪涧或阴湿山谷中。

【采 收 加 工】秋季果实成熟时采割植株，晒干，打下果实，再晒干，除去外壳、黄褐色种皮和杂质，收集种仁。夏、秋季采收叶，鲜用或晒干。秋季挖根，晒干。

【药 用 部 位】种仁（薏苡仁）、叶（薏苡叶）、根（薏苡根）。

【化 学 成 分】含黄酮类、甾醇类、生物碱类等成分。

【性　　　味】（1）薏苡仁：甘、淡，凉。

（2）薏苡根：苦、甘，寒。

【功　　　用】（1）薏苡仁：利湿健脾，舒筋除痹，清热排脓。主治水肿，脚气病，小便淋沥，湿温病，泄泻，带下病，风湿痹痛，筋脉拘挛，肺痛，肠痈，扁平疣。

（2）薏苡叶：温中散寒，补益气血。主治胃寒疼痛，气血虚弱。

（3）薏苡根：清热通淋，利湿杀虫。主治热淋，血淋，石淋，黄疸，水肿，白带过多，脚气病，风湿痹痛，蛔虫病。

【用法用量】（1）薏苡仁：煎汤，10~30g；或入丸、散；或浸酒、煮粥、做羹。健脾益胃，宜炒用；利水渗湿、清热排脓、舒筋除痹，均宜生用。

（2）薏苡叶：煎汤，15~30g。外用适量，煎汤洗。

（3）薏苡根：煎汤，15~30g。外用适量，煎汤洗。

【使用注意】薏苡仁力缓，宜多服久服；脾虚无湿，大便燥结及孕妇慎服。薏苡根孕妇禁服。

【营养成分】含蛋白质、脂肪、糖类、粗纤维、微量元素、维生素、淀粉等。

【地方食用习俗】种仁多用为粥料和汤料。常见菜品有红米薏仁粥、冬瓜皮薏仁汤、八宝莲子粽、排骨冬瓜薏仁粥、八宝粥。

牛筋草

别名：蟋蟀草、千斤草

Eleusine indica (L.) Gaertn.

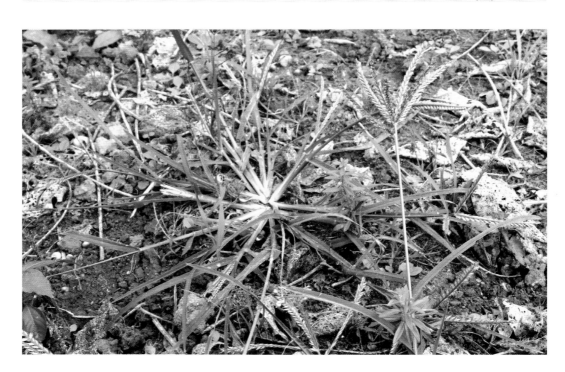

【识 别 要 点】一年生草本。根系极发达。秆丛生。叶鞘两侧压扁而具脊；叶片平展，线形。穗状花序；颖披针形，具脊；第一外稃卵形，具脊；内稃短于外稃。囊果卵形，鳞皮2。花、果期6~10月。

【生　　　境】生于荒芜之地及道路旁。

【采 收 加 工】8~9月采挖，去或不去茎叶，鲜用或晒干。

【药 用 部 位】根或全草（牛筋草）。

【化 学 成 分】含异荭草素、木犀草素 –7–O– 芸香糖苷、小麦黄素等成分。

【性　　　味】甘、淡，凉。

【功　　　用】清热利湿，凉血解毒。主治伤暑发热，小儿惊风，乙型脑炎，流行性脑炎，黄疸，淋证，小便不利，痢疾，便血，疮疡肿痛，跌打损伤。

【用 法 用 量】煎汤，9~15g，鲜品30~90g。

【营 养 成 分】含维生素、微量元素等。

【地方食用习俗】嫩草可煮汤、凉拌、熬粥、炒菜等。常见菜品有牛筋草蒸乌鸡、凉拌牛筋草。

白 茅

别名：茅草、茅针

Imperata cylindrica (L.) P. Beauv.

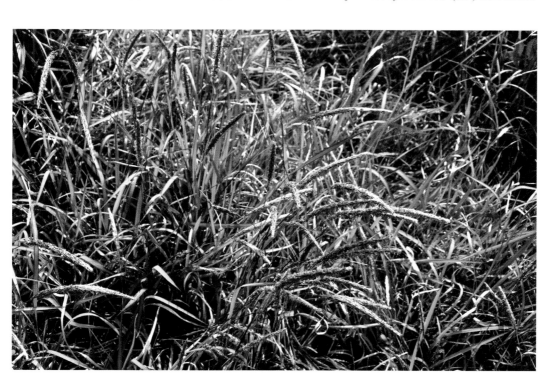

【识 别 要 点】多年生草本。根茎横走。秆直立，具 1~3 节。叶鞘老后破碎呈纤维状；叶舌膜质；秆生叶片窄线形，通常内卷。圆锥花序稠密；具颖和稃。颖果椭圆形。花、果期 4~6 月。

【生　　　境】生于路旁向阳干草地或山坡上。

【采 收 加 工】春、秋两季采挖根茎，除去须根及膜质叶鞘，洗净，晒干，捆成小把。4~5 月采摘初生未开放的花序，鲜用或晒干。4~5 月花盛开前采收带茎的花穗，晒干。叶全年可采。

【药 用 部 位】根茎（白茅根）、初生未放花序（白茅针）、花穗（白茅花）、叶（茅草叶）。

【化 学 成 分】根茎含三萜类、黄酮类、木脂素类、内酯类、甾体类、有机酸类等成分。叶含三萜类等成分。

【性　　　味】（1）白茅根：甘，寒。
（2）白茅针：甘，平。
（3）白茅花：甘，温。
（4）茅草叶：辛、微苦，平。

【功　　　用】（1）白茅根：凉血止血，清热利尿。主治血热吐血，衄血，尿血，热病烦渴，湿热黄疸，水肿尿少，热淋涩痛。
（2）白茅针：止血，解毒。主治衄血，尿血，大便下血，外伤出血，疮痈肿毒。
（3）白茅花：止血，定痛。主治吐血，衄血，刀伤。
（4）茅草叶：祛风除湿。主治风湿痹痛，皮肤风疹。

【用 法 用 量】（1）白茅根：煎汤，9~30g，鲜品 30~60g；或捣汁。外用适量，鲜品捣汁涂。
（2）白茅针：煎汤，9~15g。外用适量，捣敷，或塞鼻。
（3）白茅花：煎汤，9~15g。外用，罨敷，或塞鼻。
（4）茅草叶：煎汤，15~30g。外用适量，煎汤外洗。

【使 用 注 意】白茅根脾胃虚寒、溲多不渴者禁服。

【营 养 成 分】含糖类、柠檬酸、苹果酸等。

【地方食用习俗】根茎及白茅针可直接嚼食。鲜根茎切段用水煎熬或浸泡后放凉，淡饮或酌加白糖，夏季常饮能预防中暑。常见菜品有白茅根粥、白茅根饮、白茅根猪肉汤。

芦 苇

别名：芦茅根、甜梗子

Phragmites communis Trin.

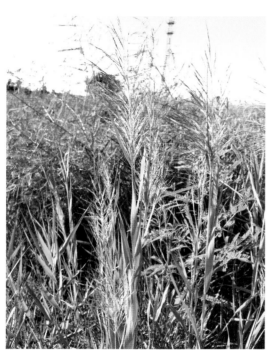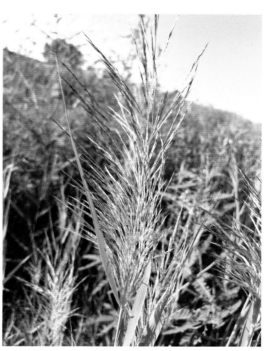

【识 别 要 点】多年生高大草本。地下茎粗壮，横走，节间中空，节上有芽。茎直
立，中空。叶2列，互生；叶鞘圆筒状；叶片扁平。大型圆锥花序；
第一花通常为雄花，颖片披针形；外稃长于内稃；两性花柱头羽状。
颖果椭圆形至长圆形，与内稃分离。花、果期7~10月。

【生　　　　境】生于河流、池沼岸边浅水中。

【采 收 加 工】夏、秋季挖起地下茎，剪去须根，切段，晒干或鲜用。夏、秋季采
收嫩茎，晒干或鲜用。春、夏季采挖嫩苗，晒干或鲜用。春、夏、
秋三季均可采收叶，鲜用或晒干。春、夏、秋三季均可采收箨叶，
晒干。秋后采收花，晒干。

【药 用 部 位】根茎（芦根）、嫩茎（芦茎）、嫩苗（芦笋）、叶（芦叶）、箨叶
（芦竹箨）、花（芦花）。

【化 学 成 分】芦根含多糖、甾醇类、酚类、黄酮类等成分。

【性　　　　味】（1）芦根：甘，寒。

（2）芦茎：甘，寒。

（3）芦笋：甘，寒。

（4）芦叶：甘，寒。

（5）芦竹箨：甘，寒。

（6）芦花：甘，寒。

【功　　用】（1）芦根：清热生津，除烦止呕，利尿，透疹，解河鲀毒素。主治热病烦渴，胃热呕哕，肺热咳嗽，肺痈吐脓，热淋，麻疹。

（2）芦茎：清肺解毒，止咳排脓。主治肺痈吐脓，肺热咳嗽，痈疽。

（3）芦笋：清热生津，利水通淋。主治热病口渴心烦，肺痈，肺痿，淋病，小便不利。

（4）芦叶：清热辟秽，止血，解毒。主治霍乱吐泻，吐血，衄血，肺痈。

（5）芦竹箨：生肌敛疮，止血。主治金疮，吐血。

（6）芦花：止泻，止血，解毒。主治吐泻，衄血，血崩，外伤出血，食鱼蟹中毒。

【用 法 用 量】（1）芦根：煎汤，15~30g，鲜品 60~120g；或鲜品捣汁。外用适量，煎汤洗。

（2）芦茎：煎汤，15~30g，鲜品可用至 60~120g。外用适量，烧灰淋汁，熬膏敷。

（3）芦笋：煎汤，30~60g，或鲜品捣汁。

（4）芦叶：煎汤，30~60g；或烧存性研末。外用适量，研末敷或烧灰淋汁熬膏敷。

（5）芦竹箨：烧灰研末冲，3~6g。外用适量，研末撒。

（6）芦花：煎汤，15~30g。外用适量，捣敷，或烧存性研末吹鼻。

【使 用 注 意】芦根、芦笋脾胃虚寒者慎服。

【营 养 成 分】含蛋白质、脂肪、糖类、维生素等。

【地方食用习俗】芦苇叶包粽子。芦笋宜鲜食，也可用来炒、煮、炖、凉拌。芦苇可以用于造纸行业，编织各种手工产品，如苇席、篓筐、挂帘等。

高　粱

别名：蜀黍、荻粱

Sorghum bicolor (L.) Moench

【识 别 要 点】一年生栽培作物。秆较粗壮，节上无毛。叶鞘无毛或被白粉，叶舌硬纸质，叶片狭长披针形。圆锥花序；无柄小穗卵状椭圆形；有柄

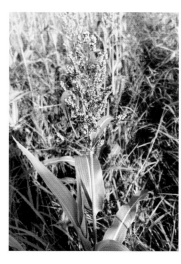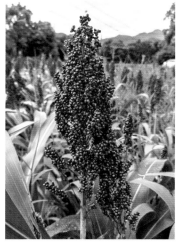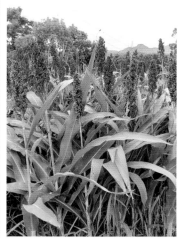

小穗线形至披针形，雄性或中性。颖果倒卵形。花、果期秋季。

【生　　　境】各地栽培。

【采 收 加 工】秋季种子成熟后采收，晒干。收集加工高粱时舂下的种皮，晒干。秋季采挖根，晒干。

【药 用 部 位】种仁（高粱）、种皮（高粱米糠）、根（高粱根）。

【化 学 成 分】含多酚类、甾醇类、甘蔗脂肪醇等成分，多富集于种皮层。幼芽、果实含糖苷类成分。

【性　　　味】（1）高粱：甘、涩，温。

（2）高粱米糠：甘，平。

（3）高粱根：甘，平。

【功　　　用】（1）高粱：健脾止泻，化痰安神。主治脾虚泄泻，霍乱，消化不良，痰湿咳嗽，夜不安眠。

（2）高粱米糠：和胃消食。主治小儿消化不良。

（3）高粱根：平喘，利水，止血，通络。主治咳嗽喘满，小便不利，产后出血，血崩，足膝疼痛。

【用 法 用 量】（1）高粱：煎汤，15~30g；或研末。

（2）高粱米糠：炒香，每次 1.5~3g，每日 3~4 次。

（3）高粱根：煎汤，15~30g；或烧存性研末。

【营 养 成 分】含粗蛋白质、粗脂肪、糖类、粗纤维、维生素和微量元素。

【地方食用习俗】种仁多煮粥或饭食用，亦可磨成粉后食用，还可炒食、做糕。高粱籽粒除了供食用外，还是制粉、酿酒的重要原料。著名的贵州茅台酒、山西汾酒、竹叶青等，都是由优质的高粱酿制的。常见菜品有高粱豆沙饺、五谷饭、高粱米红枣粥。

小　麦

别名：冬小麦、普通小麦

Triticum aestivum L.

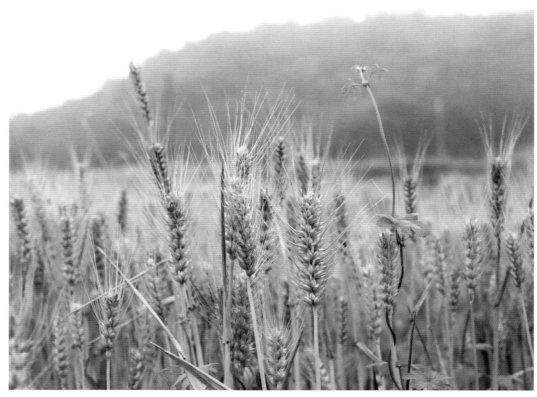

【识 别 要 点】一年生或越年生草本。秆有节。叶鞘光滑；叶舌膜质；叶片扁平，
　　　　　　　长披针形。穗状花序；小穗两侧扁平；颖短，有时延伸成芒；外稃
　　　　　　　膜质，内稃与外稃等长或略短。颖果长圆形或近卵形。花期4~5月，
　　　　　　　果期5~6月。

【生　　　　境】均为栽培。

【采 收 加 工】果实成熟时采收，脱粒晒干，或机成面粉。夏至前后，成熟果实采
　　　　　　　收后，取瘪瘦轻浮与未脱净皮的麦粒，筛去灰屑，用水漂洗，晒干。

【药 用 部 位】种子或面粉（小麦）、干瘪轻浮的颖果（浮小麦）。

【化 学 成 分】含脂肪酸类、谷甾醇、卵磷脂、尿囊素、植物凝集素、甾体类等
　　　　　　　成分。

【性　　　　味】（1）小麦：甘，凉。

　　　　　　　（2）浮小麦：甘，凉。

【功　　　用】（1）小麦：养心，益肾，除热，止渴。主治脏躁，烦热，消渴，泄利，痈肿，外伤出血，烫伤。

（2）浮小麦：除虚热，止汗。主治阴虚发热，盗汗，自汗。

【用 法 用 量】（1）小麦：煎汤，50~100g；或煮粥；或小麦面炒黄温水调服。外用适量，小麦炒黑研末调敷，小麦面干撒或炒黄调敷。

（2）浮小麦：煎汤，15~30g；或研末。止汗，宜微炒用。

【使 用 注 意】小麦面畏汉椒、罗菔。浮小麦无汗而烦躁或虚脱汗出者忌用。

【营 养 成 分】含蛋白质、脂肪、糖类、膳食纤维、维生素、少量矿物质等。

【地方食用习俗】种子加工成面粉可制作面条、面包、馒头等面食品，也可加工成麦片、麦仁等用以制作麦片粥、麦仁饭、麦仁粥。将小麦先炒熟再磨成粉，以沸水冲泡搅匀而食，如皋人俗称为"焦屑"。采小麦初熟带青麦穗，揉去芒刺，在锅中炒熟，再揉搓退麦壳，扬尽糠皮，放进干净的石磨中磨成条状，如皋人习称"冷嫩"或"冷蒸"，可直接食用或与韭菜同炒，或做冷嫩饼。小麦亦是工业生产淀粉、味精，以及制醋、酿酒、制面酱的重要原料。常见菜品有小麦粥、麦麸薏米莲枣羹、麦麸饼、麸肉汤圆。

棕榈科

棕 榈

别名：并桐、棕树

Trachycarpus fortunei (Hook.) H. Wendl.

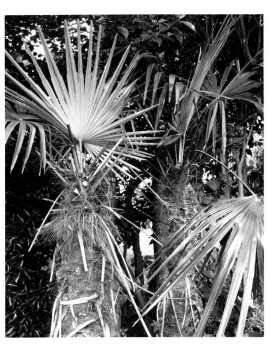
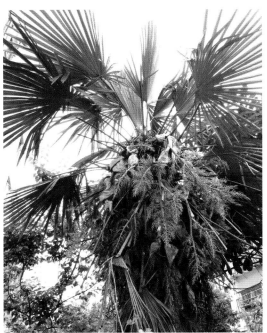

【识 别 要 点】常绿乔木。茎干圆柱形，残留的褐色纤维状老叶鞘层层包被于茎干上。叶簇生于茎顶；叶柄坚硬；叶片近圆扇状，掌状分裂至中部。肉穗花序，具多数大型鞘状苞片，具柔毛；雌雄异株；花宽卵形。核果球形或近肾形。花期4~5月，果期10~12月。

【生　　　　境】生于村边、溪边、田边、丘陵地或山地。多栽培。

【采 收 加 工】全年均可采，多于9~10月间采收其剥下的纤维状鞘片，除去残皮，晒干。

【药 用 部 位】叶柄及叶鞘纤维（棕榈皮）。

【化 学 成 分】含糖苷、鞣质等成分。

【性　　　　味】苦、涩，平。

【功　　　　用】收敛止血。主治吐血，衄血，便血，尿血，血崩，外伤出血。

【用 法 用 量】煎汤，10~15g。外用适量，研末敷。

【使 用 注 意】出血诸证瘀滞未尽者不宜独用。

虎 掌

别名：虎掌南星、掌叶半夏

Pinellia pedatisecta Schott

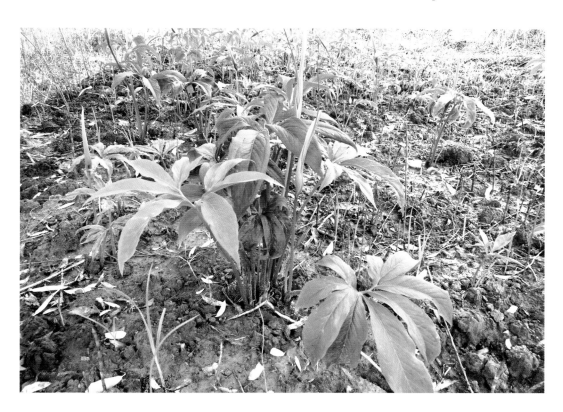

【识别要点】多年生草本。一、二年生块茎近圆球形，二年以上块茎侧生 2~5 个小块茎呈扁柿形。叶片鸟足状分裂，中裂片比侧裂片长而大。肉穗花序；佛焰苞匙状披针形；雌花序轴部分与佛焰苞贴生，雄花序轴部分游离；小花黄色；附属器形如鼠尾。浆果卵形。花期 5~7 月，果期 6~10 月。

【生　　　境】生于林下、山谷或河谷阴湿处。

【采 收 加 工】7~9 月间采挖块茎，除去须根，置筐内浸于水中，搓去外皮，晒干或烘干备用。

【药 用 部 位】块茎（天南星）。

【化 学 成 分】含生物碱、环二肽类、脂肪油类、凝集素类等成分。

【性　　　味】苦、辛，温。有毒。

【功　　用】祛风止痉，化痰散结。主治中风痰壅，口眼㖞斜，半身不遂，手足麻痹，风痰眩晕，癫痫，惊风，破伤风，咳嗽多痰，痈肿，瘰疬，跌扑损伤，毒蛇咬伤。

【用 法 用 量】煎汤，3~9g，一般制后用；或入丸、散剂。外用，生品适量，研末以醋或酒调敷。

【使 用 注 意】阴虚燥咳，热极、血虚动风者禁服，孕妇慎服。生天南星使用不当易致中毒，症状有口腔黏膜糜烂，甚至坏死脱落，唇舌咽喉麻木肿胀，运动失灵，味觉消失，大量流涎，声音嘶哑，言语不清，发热，头昏，心慌，四肢麻木，严重者可出现昏迷，惊厥，窒息，呼吸停止。

江苏如皋
常见中草药图鉴

280

半　夏

别名：守田、野芋头、鸦芋头（如皋习称）

Pinellia ternata (Thunb.) Breit.

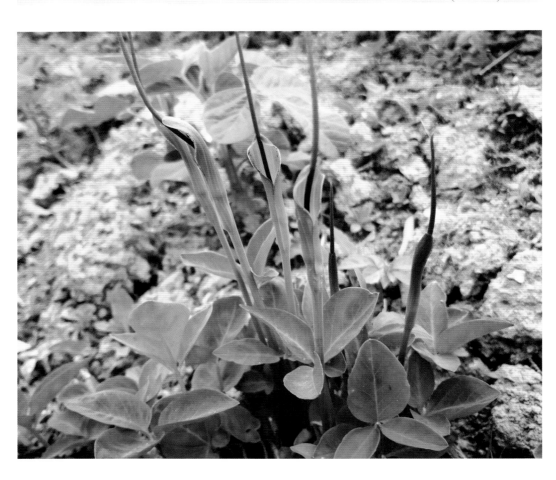

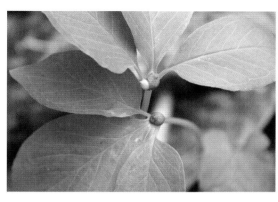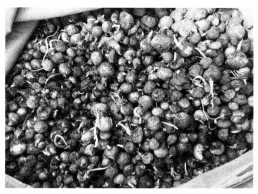

【识 别 要 点】多年生草本。块茎圆球形，具须根。叶幼时单叶，2 年后为三出复
叶；叶鞘中下部或叶片基部有珠芽。肉穗花序；苞片管部狭圆柱形；
雌花下，雄花上。浆果。花期 5~7 月，果熟期 8 月。

【生　　　境】生于山坡、溪边阴湿的草丛中或林下。

【采 收 加 工】夏、秋季采挖块茎，洗净，除去外皮和须根，晒干。

【药 用 部 位】块茎（半夏）。

【化 学 成 分】含生物碱类、挥发油、有机酸类、甾醇类等成分。

【性　　　味】辛，温。有毒。

【功　　　用】燥湿化痰，降逆止呕，消痞散结。主治湿痰寒痰，咳喘痰多，痰饮
眩悸，风痰眩晕，痰厥头痛，呕吐反胃，胸脘痞闷，梅核气；外治
痈肿痰核。

【用 法 用 量】内服一般炮制后使用，3~9g。外用适量，磨汁涂或研末以酒调敷患
处。不宜与川乌、制川乌、草乌、制草乌、附子同用；生品内服
宜慎。

【使 用 注 意】阴虚燥咳、津伤口渴、血证及燥痰者禁服，孕妇慎服。

水烛香蒲

别名：蜡烛草、蒲草黄、蒲棒头（如皋习称）

Typha angustifolia L.

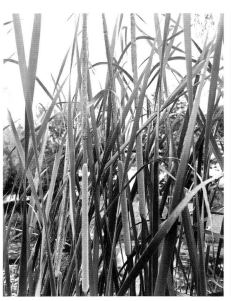
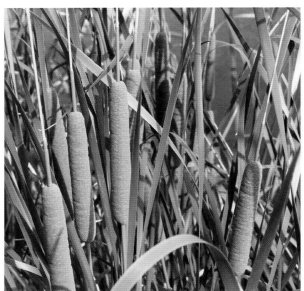

【识别要点】多年生草本。根茎匍匐。叶狭线形。花小，单性，雌雄同株；穗状花序长圆柱形，褐色；雌雄花序离生，雄花序在上部，雌花序在下部，具叶状苞片。坚果。花期6~7月，果期7~8月。

【生　　　境】生于浅水。

【采收加工】夏季采收蒲棒上部的黄色雄花序，晒干后碾轧，筛取花粉。

【药用部位】花粉（蒲黄）。

【化学成分】含黄酮类、有机酸类、挥发油、甾体类、苯丙素类等成分。

【性　　　味】甘、微辛，平。

【功　　　用】止血，化瘀，通淋。主治吐血，衄血，咯血，崩漏，外伤出血，经闭痛经，脘腹刺痛，跌扑肿痛，血淋涩痛。

【用法用量】煎汤，5~9g，包煎；或入丸、散剂。外用适量，研末撒或调敷。散瘀止痛多生用；止血每炒用；血瘀出血，生熟各半。

【使用注意】孕妇慎用。

【营养成分】含蛋白质、脂肪、糖类、膳食纤维、维生素、矿物质等。

【地方食用习俗】嫩茎白和地下嫩芽可食。

莎 草

别名：香附、香头草

Cyperus rotundus L.

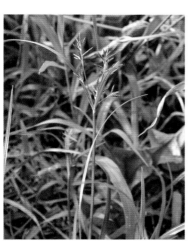 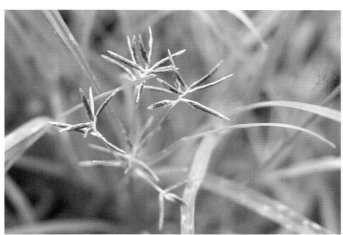

【识 别 要 点】多年生直立草本。茎三棱形，根茎部分膨大成纺锤形。叶丛生于茎
基部，叶鞘闭合；叶片线形。复穗状花序在茎顶排成伞状；颖 2 列，
每颖着生 1 花。小坚果。花期 5~8 月，果期 7~11 月。

【生　　　境】生于山坡荒地草丛中或水边潮湿处。

【采 收 加 工】秋季采挖根茎，燎去毛须，置沸水中略煮或蒸透后晒干，或燎后直
接晒干。春、夏季采收茎叶，洗净，鲜用或晒干。

【药 用 部 位】茎叶（莎草）、根茎（香附）。

【化 学 成 分】含挥发油等成分。

【性　　　味】（1）**香附**：辛、甘、微苦，平。
（2）**莎草**：苦、辛，凉。

【功　　　用】（1）**香附**：疏肝解郁，理气宽中，调经止痛。主治肝郁气滞，胸胁
胀痛，疝气疼痛，乳房胀痛，脾胃气滞，脘腹痞闷，胀满疼痛，月
经不调，经闭痛经。
（2）**莎草**：行气开郁，祛风止痒，宽胸利痰。主治胸闷不舒，风疹
瘙痒，疮痈肿毒。

【用 法 用 量】（1）**香附**：煎汤，5~10g；或入丸、散剂。外用适量，研末撒、调敷。
（2）**莎草**：煎汤，10~30g。外用适量，鲜品捣敷，或煎汤洗浴。

【使 用 注 意】香附气虚无滞，阴虚、血热者慎服。

姜 科

蘘 荷

别名：良姜、阳荷

Zingiber mioga (Thunb.) Rosc.

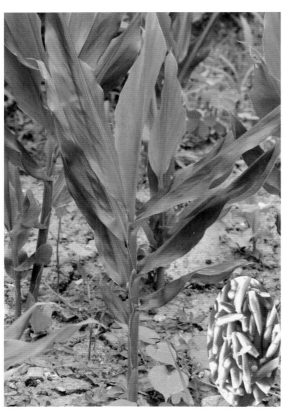
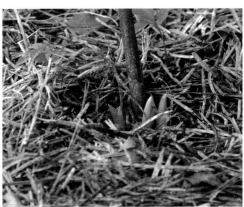
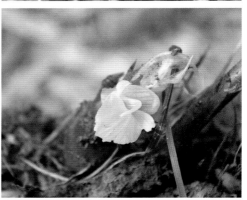

【识别要点】多年生草本。根茎肥厚，淡黄色。叶片披针状椭圆形或线状披针形，
叶舌膜质。穗状花序椭圆形；总花梗被长圆形鳞片状鞘；苞片覆瓦
状排列，椭圆形，红绿色，具紫脉；花萼一侧开裂；花冠管较萼为
长，裂片披针形，淡黄色；唇瓣卵形，3裂，中部黄色，边缘白色。
果倒卵形，熟时裂成3瓣，果皮里面鲜红色。种子黑色，被白色假
种皮。花期8~10月。

【生　　境】生于阴湿处。多栽培。

【采收加工】夏、秋季采收根茎，鲜用或切片晒干。花开时采收，鲜用或烘干。
果实成熟开裂时采收，晒干。

【药 用 部 位】根茎（蘘荷）、花（蘘荷花）、果实（蘘荷子）。

【化 学 成 分】含 α-蒎烯、β-蒎烯、β-水芹烯等成分。

【性　　　　味】（1）**蘘荷**：辛，温。

　　　　　　　　（2）**蘘荷花**：辛，温。

　　　　　　　　（3）**蘘荷子**：辛，温。

【功　　　　用】（1）**蘘荷**：活血调经，祛痰止咳，解毒消肿。主治月经不调，痛
　　　　　　　　经，跌打损伤，咳嗽气喘，痈疽肿毒，瘰疬。

　　　　　　　　（2）**蘘荷花**：温肺化痰。主治肺寒咳嗽。

　　　　　　　　（3）**蘘荷子**：温胃止痛。主治胃痛。

【用 法 用 量】（1）**蘘荷**：煎汤，6~15g；或研末；或鲜品绞汁。外用适量，捣敷，
　　　　　　　　捣汁含漱或点眼。

　　　　　　　　（2）**蘘荷花**：煎汤，3~6g。

　　　　　　　　（3）**蘘荷子**：煎汤，9~15g。

【营 养 成 分】含蛋白质、纤维素等。

【地方食用习俗】蘘荷是一种古人常吃的，且在江苏南通被完整保留着的蔬菜品种。
　　　　　　　　周朝以前人们就开始食用它，西汉《急就篇》中有"老菁蘘荷冬日
　　　　　　　　藏"的句子，提示蘘荷是当时冬季主要的贮藏品种。蘘荷古称覆葅，
　　　　　　　　葅的本意是腌菜，用蘘荷作泡菜。常见菜品有蘘荷炒毛豆、腌渍蘘
　　　　　　　　荷、日料配菜等。

姜

别名：生姜、姜根

Zingiber officinale Roscoe

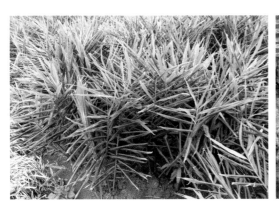
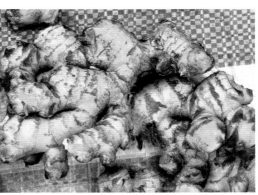

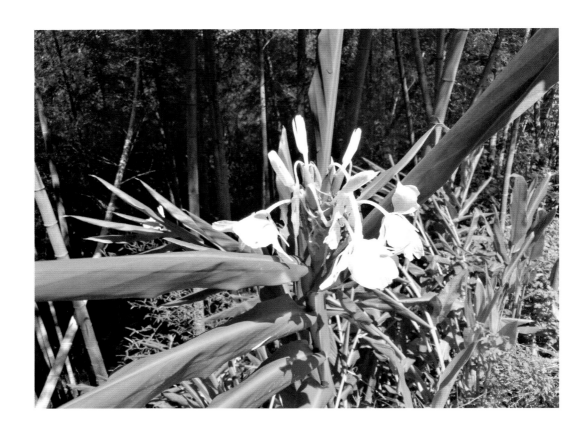

【识 别 要 点】多年生草本。根茎肥厚，断面黄白色，有浓厚的辛辣气味。叶互生，
几抱茎；叶片披针形至线状披针形，叶基鞘状抱茎。穗状花序；苞
片淡绿色，边缘淡黄色；花冠黄绿色。蒴果。种子黑色。花期8月。

【生　　　　境】多为栽培。

【采 收 加 工】10~12月茎叶枯黄时挖取根茎，去掉茎叶、须根，鲜用。10月下旬
至12月下旬茎叶枯萎时挖取根茎，去掉茎叶、须根，烘干后去掉泥
沙、粗皮，扬净即成干姜。秋季挖取根茎，洗净，用竹刀刮取外层
栓皮，晒干。夏、秋季采收叶，切碎，鲜用或晒干。

【制　　　　法】炮姜：取净砂子置锅内，用武火炒热后加入干姜片或块，不断翻
动，炒至鼓起，且表面显棕褐色、内部棕黄色时，取出，筛去砂子，
放凉，即得炮姜。取干姜片或块，置锅内，用武火加热，炒至表面
焦黑色、内部棕褐色时，喷淋清水少许，灭尽火星，取出及时凉透，
即得姜炭。

【药 用 部 位】新鲜根茎（生姜）、干燥根茎（干姜）、干燥根茎炮制品（炮姜）、
干燥根茎经炒炭形成的炮制品（姜炭）、根茎外皮（生姜皮）、茎
叶（姜叶）。

【化 学 成 分】含挥发油、姜辣素、二苯基庚烷等成分。

【性　　　味】（1）生姜：辛，微温。

（2）干姜：辛，热。

（3）炮姜：辛，热。

（4）姜炭：苦、辛、涩，温。

（5）生姜皮：辛，凉。

（6）姜叶：辛，温。

【功　　　用】（1）生姜：解表散寒，温中止呕，化痰止咳，解鱼蟹毒。主治风寒感冒，胃寒呕吐，寒痰咳嗽，食鱼蟹中毒。

（2）干姜：温中散寒，回阳通脉，温肺化饮。主治脘腹冷痛，呕吐泄泻，肢冷脉微，寒饮喘咳。

（3）炮姜：温中散寒，温经止血。主治脾胃虚寒，腹痛吐泻，吐衄崩漏，阳虚失血。

（4）姜炭：温经止血，温脾止泻。主治虚寒性吐血、便血、崩漏，阳虚泄泻。

（5）生姜皮：行水消肿。主治水肿初起，小便不利。

（6）姜叶：活血散结。主治癥积，扑损瘀血。

【用 法 用 量】（1）生姜：煎汤，3~10g；或捣汁冲。外用适量，捣敷，或炒热熨，或绞汁调搽。

（2）干姜：煎汤，3~10g；或入丸、散剂。外用适量，煎汤洗，或研末调敷。

（3）炮姜：煎汤，3~6g；或入丸、散剂。外用适量，研末调敷。

（4）姜炭：煎汤，1~6g；或入丸、散剂。外用适量，研末调敷。

（5）生姜皮：煎汤，2~6g。

（6）姜叶：研末，每次 1.5g；或捣汁。

【使 用 注 意】生姜阴虚内热及实热证禁服。干姜阴虚内热、血热妄行者禁服。炮姜孕妇及阴虚有热者禁服。姜炭阴虚火旺者及孕妇慎服。

【营 养 成 分】含蛋白质、维生素、胡萝卜素、微量元素等。

【地方食用习俗】生姜多作佐菜料。红糖姜汤为家常驱寒良饮。常见菜品有姜丝粥、姜炒子鸭、姜丝炒肉丝等。

美人蕉科

美人蕉

别名：蕉芋、水蕉

Canna indica L.

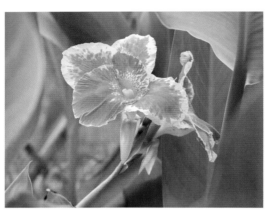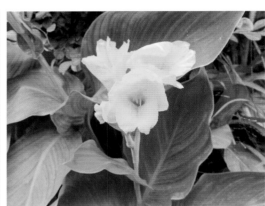

【识别要点】多年生草本。全株绿色，被蜡质白粉。具块状根茎。单叶互生，具鞘状的叶柄，叶片卵状长圆形。总状花序，花冠大多红色。蒴果长卵形，具柔软刺状物。花、果期 3~12 月。

【生　　境】多为栽培。

【采收加工】全年可采挖根茎，切片，晒干或鲜用。花开时采收，阴干。

【药用部位】根或茎（美人蕉根）、花（美人蕉花）。

【化学成分】含黄酮类、萜类、甾体类、生物碱类等成分。

【性　　味】（1）美人蕉根：甘、微苦、涩，凉。

　　　　　　（2）美人蕉花：甘、淡，凉。

【功　　用】（1）美人蕉根：清热解毒，调经，利水。主治月经不调，带下病，黄疸，痢疾，疮疡肿毒。

　　　　　　（2）美人蕉花：凉血止血。主治吐血，衄血，外伤出血。

【用法用量】（1）美人蕉根：煎汤，6~15g，鲜品 30~120g。外用适量，捣敷。

　　　　　　（2）美人蕉花：煎汤，6~15g。

【营养成分】含淀粉、维生素、蛋白质、脂肪等。

【地方食用习俗】根茎可煮食或提取淀粉，可制粉条、酿酒。花亦可炒食。常见菜品有焖美人蕉根茎、美人蕉花炒肉丝、美人蕉花炒鸡蛋。

参考文献

[1] 国家药典委员会 . 中华人民共和国药典 [M]. 2020 年版 . 北京：中国医药科技出版社，2020.

[2] 国家中医药管理局《中华本草》编委会 . 中华本草 [M]. 上海：上海科学技术出版社，1999.

[3] 南京中医药大学 . 中药大辞典 [M]. 2 版 . 上海：上海科学技术出版社，2006.

[4] 刘启新 . 江苏植物志 [M]. 修订版 . 南京：江苏凤凰科学技术出版社，2013-2015.

[5] 陈仁寿，刘训红 . 江苏中药志 [M]. 修订版 . 南京：江苏凤凰科学技术出版社，2019-2020.

索　引

中文名笔画索引

拉丁学名索引

索引
拉丁学名索引

299